Susanne Altmeyer / Friedebert Kröger

Theorie und Praxis der Systemischen Familienmedizin

Unter Mitarbeit von

Lyra Anton, Askan Hendrischke,
Günter und Ingrid Jantschek, Peter Joraschky,
Barbara Ollefs, Arist von Schlippe, Michael Schwab,
Annette Sundermeier, Stephan Theiling,
Ulrike Tietze, Martin von Wachter

Mit 7 Abbildungen, 8 Tabellen und 31 Fallbeispielen

Vandenhoeck & Ruprecht

Bibliografische Information Der Deutschen Bibliothek

Die Deutsche Bibliothek verzeichnet diese Publikation in der Deutschen Nationalbibliografie; detaillierte bibliografische Daten sind im Internet über <http://dnb.ddb.de> abrufbar.

ISBN 3-525-46173-9

Satz: Text und Form, Garbsen
Druck und Bindearbeiten: Hubert & Co., Göttingen

Inhalt

Geleitwort

Familientherapie mit körperlich Kranken und ihren Angehörigen war vor 15 Jahren noch eine Seltenheit. Das Interesse der Familientherapeuten galt Verhaltensstörungen und psychischen Erkrankungen, seit den siebziger Jahren zunehmend auch den Essstörungen.

Zeitgleich mit der Kontaktaufnahme zu amerikanischen Forschergruppen, die Anfang der neunziger Jahre durch Friedebert Kröger und Askan Hendrischke initiiert wurde und in der Übersetzung des Buches von Susan McDaniel, Jeri Hepworth und William Doherty »Medical Family Therapy« 1997 einen ihrer Höhepunkte fand, begann eine bedeutungsvolle Weiterentwicklung dieses Praxisfelds, das in der familientherapeutischen Arbeit in Deutschland bis dahin eher randständig war. Der Bereich der biologischen Medizin eröffnete ein neues und sehr zukunftsträchtiges Anwendungsfeld für die Konzepte der Systemischen Therapie und Familientherapie.

Mit diesem Buch liegt nun erstmals ein Werk vor, das den State of the Art der Systemischen Familienmedizin in Deutschland zusammenfassend darstellt.

Ich möchte Susanne Altmeyer und Friedebert Kröger, mit denen mich viele Jahre intensiver familientherapeutischer Arbeit verbindet, und allen Mitautoren gratulieren. Der Brückenschlag zwischen Familientherapie und Medizin ist ihnen gelungen!

Ich wünsche diesem Buch viele interessierte Leserinnen und Leser, die sich von den Einblicken in die Arbeitsbereiche der Systemischen Familienmedizin anregen und anstecken lassen.

Ernst R. Petzold

Vorwort

Niemand ist allein krank – Patienten haben Familien! Die Behandlung, Betreuung und Begleitung von kranken Menschen und ihren Angehörigen ist *die* gesellschaftliche Herausforderung der Gegenwart. Die steigende Anzahl chronischer Krankheitsverläufe, eine verlängerte Lebenszeit und gleichzeitig der Anspruch auf hohe Lebensqualität erfordern die Bereitstellung geeigneter Rahmenbedingungen, um diesen Anforderungen gerecht werden zu können. Die bisherigen Organisations- und Finanzierungsformen des Gesundheitssystems konnten dies nicht leisten, Korrekturversuche waren eher kurzlebig und wenig wirkungsvoll. Als verbesserungswürdig zeigen sich auch die Kooperationsstrukturen, die den Rahmen für die Beziehungen zwischen Patienten und ihren Behandlern und auch für die Zusammenarbeit der Professionellen bilden. Aus dieser Notlage heraus richtet sich zunehmend mehr Aufmerksamkeit auf das primäre Beziehungsnetz der Patienten, das in der Regel von deren Familienangehörigen gebildet wird. Es wird von Gesetzgebern und Leistungserbringern im Gesundheitssystem als Ressource erkannt, die gefordert und gefördert werden soll.

Die Systemische Familienmedizin bietet auf der Grundlage handlungsorientierter Konzepte Lösungen für diese Herausforderung an. Sie beinhaltet die Anwendung systemisch-familientherapeutischer Theorie und Praxis auf die Themen der biologischen Medizin und stößt damit auf wachsendes Interesse in der Gesundheitspolitik. Dies schlägt sich nicht zuletzt in der Anzahl der aktuellen Publikationen nieder – man könnte geradezu von einer Renaissance familienmedizinischer Konzepte sprechen, die aus dem amerikanischen und englischen Gesundheitssystem kommend die in der medizinischen Grundversorgung tätigen Berufsgruppen erreichen wollen. Mit diesem Lehrbuch möchten wir eine leicht verständliche Darstellung dieses wachsenden Praxisfelds bieten.

Im ersten theoretischen Teil stellen wir nach einem historischen Abriss über die Entstehung und Entwicklung der Systemischen Familienmedizin theoretische Modelle vor, die das Verständnis für die Prozesse in Familien, in denen eines der Familienmitglieder erkrankt ist, erleichtern können. Sinnvolle Interventionstechniken und Besonderheiten der Gesprächsführung werden entwickelt und an praktischen Beispielen erläutert. Reflexionen über die Voraussetzungen gelingender Kooperation zwischen unterschiedlichen Behandlern, zwischen Behandlern und Patienten und zwischen Behandlern und Familien von Friedebert Kröger und unserem langjährigen Kollegen und Freund Askan Hendrischke bilden den Abschluss des ersten Teils.

Im zweiten, praxisorientierten Teil wird die Anwendung familienmedizinischer Konzepte exemplarisch an einigen Krankheitsbildern beschrieben. Wegen der unterschiedlichen Auswirkungen auf die Familien haben wir uns für eine Unterteilung in »Kranke Kinder in der Familie« und »Kranke Erwachsene in der Familie« entschieden. Jedem Kapitel sind Kontaktadressen von Kompetenzzentren und Fachgesellschaften angefügt, an die sich Interessierte wenden können; eine ausführliche Literaturliste findet sich am Ende des Buches.

Martin von Wachter beginnt aus der Perspektive des Psychosomatikers, der in klinischen Bereichen in Aachen und Aalen tätig war beziehungsweise ist, mit der Darstellung der Schmerzkrankheit und ihren Auswirkungen in der Familie. Es folgen Ulrike Tietze und Susanne Altmeyer als Neurologinnen und Psychosomatikerinnen mit der Beschreibung der Mehrfamiliendiskussionsgruppen als familienmedizinisches Behandlungsangebot beim Krankheitsbild der Multiplen Sklerose, die sie in Aachen durchgeführt haben. Michael Schwab, Psychologe und Mediziner, schildert die Familienperspektive bei der Behandlung von Patienten mit Herz-Kreislauf-Erkrankungen in Heidelberg. Annette Sundermeier als Psychologin und Peter Joraschky als Psychosomatiker stellen ein Beratungskonzept für Familien mit vererbbaren Erkrankungen dar, wie es in Dresden angeboten wird.

Den Abschnitt »Kranke Kinder und Jugendliche in der Familie« beginnen die Psychologen Barbara Ollefs und Arist von Schlippe, die in Osnabrück ein familienmedizinisches Angebot für Kinder und Jugendliche, die an Asthma leiden, den »Luftiku(r)s« entwickelt haben.

Ebenfalls von der Osnabrücker Arbeitsgruppe wird die Diabetesbetreuung bei Kindern und Jugendlichen nach systemisch-familienmedizinischem Konzept beschrieben, diesmal unter der Federführung von Stephan Theiling und Arist von Schlippe. Susanne Altmeyer schreibt über die Möglichkeiten und Grenzen familienmedizinischer Konzeptionen bei der psychosozialen Betreuung krebskranker Kinder und ihrer Familien im Aachener Klinikum. Lyra Anton, als Psychologin an einer katholischen Beratungsstelle in Alsdorf tätig und im Erstberuf Physiotherapeutin, stellt ihre Erfahrungen mit körperbehinderten Kindern in Familien vor. Günter und Ingrid Jantschek aus Lübeck arbeiten seit Jahren als klinisch tätige Psychosomatiker mit Patienten, die an entzündlichen Darmerkrankungen leiden, und ihren Familien und stellen Beispiele aus ihrem reichhaltigen Erfahrungsschatz vor.

Die Vernetzung der in Deutschland existierenden Arbeitsgruppen, von denen einige an diesem Buch mitgewirkt haben, und die Weiterentwicklung von Forschungskonzepten für die Systemische Familienmedizin erfolgt derzeit durch die deutsche Sektion der CFHCA (Collaborative Familiy Health Care Association) im Rahmen der kontinuierlichen Arbeitsgruppe Familienpsychosomatik der DKPM (Deutsches Kollegium für Psychosomatische Medizin) und in der Arbeitsgruppe Systemische Familienmedizin der DGSF (Deutsche Gesellschaft für Systemische Therapie und Familientherapie).

Nicht zuletzt möchten wir unseren Mitautorinnen und Mitautoren an dieser Stelle für ihre Mitarbeit und ihr Engagement, mit dem sie ihre praktischen Erfahrungen mit der Systemischen Familientherapie in diesem Buch dargestellt haben, ganz herzlich danken!

Susanne Altmeyer und Friedebert Kröger

Theoretische Grundlagen der Systemischen Familienmedizin

Eine kurze Geschichte der Systemischen Familienmedizin

Friedebert Kröger / Susanne Altmeyer

Es waren nicht die ärztlichen oder psychologischen Psychotherapeuten der unterschiedlichen Schulrichtungen und auch nicht die Familientherapeuten, die die Bedeutung der Familie für medizinische Fragestellungen entdeckten, sondern Sozialarbeiter, Krankenschwestern und -pfleger und die nicht psychotherapeutisch tätigen Ärzte. Die Ursprünge familientherapeutischer Vorgehensweisen reichen bis ins 19. Jahrhundert zurück, als Sozialarbeiter meist im Rahmen des »Social Work Movements« begannen, mit Familien zu arbeiten (Broderick u. Schrader 1981). Die Wurzeln einer systematischen familienorientierten Gesundheitsversorgung finden sich dann im frühen 20. Jahrhundert.

Familie und Gesundheit

Fast zeitgleich wurden in den USA und in Großbritannien zwei Projekte initiiert, die den Beginn einer systematischen familienorientierten Gesundheitsversorgung markieren. Als Peckham-Experiment wird eine Einrichtung bezeichnet, die 1926 im Südwesten Londons als »Familienclub« gegründet wurde und sich – unterstützt durch Forschungsgelder – zu einem Gesundheitszentrum und einer forschungsorientierten Familienberatungseinrichtung entwickelte, die im »Pioneer-Health-Center« weitergeführt wurde. Das Projekt hatte zum Ziel, die wechselseitige Interaktion von körperlicher, psychischer und sozialer Gesundheit in der Familie zu untersuchen. Bloch (2000) kommentiert: »Die Bedeutung von Peckham kann gar nicht hoch genug eingeschätzt werden: Es schuf eine umfassende versorgungs- und gesundheitsvermittelnde soziale Struktur. Dabei stellte es die Familie ins Zentrum und erkannte Bedingungen an, die durch Geschlechter- und Rollenunterschiede festgelegt wurden. Es ging davon aus, dass Gesundheit im Gegensatz zur Abwesenheit von Krankheit als heuristisch brauchbares und erreichbares Ziel definiert werden kann.«

In den Vereinigten Staaten begann 1937 in New York im Rahmen des Macy-Projekts (benannt nach der Josiah-Macy-Jr.-Stiftung) eine Studie über die Gesundheitsversorgung der Familie. Der Direktor des Projekts, H. Richardson, gab dem Abschlussbericht den programmatischen Titel »Patients have Families« (1948). Die Einleitung seines Berichts beginnt mit den bemerkenswerten Worten: »Die Feststellung, daß Patienten Familien haben, ist wie die Feststellung, daß ein krankes Organ Teil eines Menschen ist. Beides scheint zu offensichtlich zu sein, um es zu diskutieren, doch wurde lange keine dieser Feststellungen durch medizinische Berufe anerkannt ... Die Vorstellung von Krankheit als einer Einheit, die auf eine Person begrenzt ist und auf eine andere übertragen werden kann, tritt in den Hintergrund, und Krankheit wird zu einem integralen Bestandteil des kontinuierlichen Lebensprozesses. Die Familie ist die Einheit der Krankheit, weil sie die Einheit des Lebens ist.« Optimistisch schreibt Richardson weiter: »... Die Zeit ist jetzt reif für ein koordiniertes Vorgehen, das Familien bei der Erhaltung von Gesundheit und der Behandlung von Krankheit unterstützt.«

Beide Projekte hatten über den Zweiten Weltkrieg hinaus keinen Bestand. Das Peckham-Centrum wurde ausgebombt und nicht wieder aufgebaut; vielleicht waren es auch die großen Fortschritte der somatischen Medizin (beispielsweise mit der Entdeckung und der breiten Anwendung der antibiotischen Therapie), die dazu beitrugen, dass das Interesse an derartigen familienorientierten biopsychosozial konzipierten Projekten geringer wurde. Zweifelsohne waren sie ihrer Zeit weit voraus und richtungweisend für die Initiativen, die dann in den späten siebziger Jahren zur Entwicklung einer Systemischen Familienmedizin führten.

Familiensomatik

Erste familientherapeutische Konzepte wurden in den späten vierziger und frühen fünfziger Jahren in den USA entwickelt, als neben der intrapsychischen Dynamik nun auch die Bedeutung der familiären Beziehungen – und damit der interaktionellen Dynamik – als Verhaltensdeterminanten entdeckt wurden. Das wissenschaftliche und therapeutische Interesse wandte sich in dieser Zeit vor allem Familien mit psychisch Kranken zu, unglückliche Begriffe wie schizophrenogene Mutter oder schizophrenogene Familie wurden in dieser Zeit entwickelt, aus heutiger Sicht beschreiben sie die persönlichkeitsorientierte und allzu lineare Beobachtung, dass Kommunikations- und Verhaltensmuster eines Einzelnen Auswirkungen auf die Muster der anderen Familienmitglieder haben.

Erst in den siebziger Jahren – als das familientherapeutische Vorgehen ein breites praktisches und ein wachsendes theoretisches Fundament hatte – meldete sich John Weakland (1977) zu Wort. Weakland prägte den Begriff *Familiensomatik* und schrieb in seiner Arbeit »Family Somatics – a neglected edge«: »Obwohl die Perspektive der familiären Interaktion seit ihrer Einführung immer häufiger eingenommen und die Familientherapien in breitem Umfang praktiziert wurden, gab es doch kein entsprechendes Wachstum der praktischen und theoretischen Anwendungsbereiche der interaktionellen Perspektive. Die vorliegende Arbeit setzt sich dafür ein, dass diese Perspektive auch in ihrer Bedeutung für körperliche Erkrankungen anerkannt wird ... Wir sind bisher darum bemüht, die systemisch-interaktionelle Perspektive hauptsächlich, aber nicht ausschließlich auf Familiensysteme anzuwenden, um die Handhabung von Konflikten und Problemen zu untersuchen. Die Beschreibung der potentiellen Bedeutung der familiären Interaktion für Krankheit im Allgemeinen – einschließlich der eindeutig organisch bedingten Pathologie – bedeutet einen ersten Schritt, um diesen zu wenig beachteten Bereich angemessen zu berücksichtigen. Dieses Forschungsgebiet habe ich ›Familiensomatik‹ genannt.«

Bevor diese Initiative Weaklands allerdings von seinen familientherapeutisch arbeitenden Kolleginnen und Kollegen aufgenommen wurde, musste noch einige Zeit vergehen. Quasi in einem Zwischenschritt wandte sich das Interesse der Behandlung psychosomatischer Krankheitsbilder zu, die Essstörungen und insbesondere die Anorexia nervosa wurden zum meistuntersuchten Krankheitsbild, und zumindest ein diagnostisches Familiengespräch gehört heute zum Behandlungsstandard. Das 1983 von Salvatore Minuchin und Mitarbeitern publizierte Buch »Psychosomatische Krankheiten in der Familie« ist heute ein Klassiker und setzte Maßstäbe für die weitere Entwicklung von Praxis und Theorie.

Familienmedizin

Der Hausarzt ist traditionell auch »Familienarzt«, weil er nicht selten zwei oder drei Generationen einer Familie zu seinen Patienten zählt. Die hausärztliche Familienmedizin erlebt heute eine Renaissance, nicht zuletzt weil unter ökonomischen Gesichtspunkten Betreuungsaufgaben bei chronisch kranken Patienten in die Familien zurückverlagert werden müssen. Die Kenntnis der Angehörigen seines Patienten, die »erlebte Anamnese« (vgl. Hegemann et al. 2000) prädestiniert ihn dazu, die Arzt-Patient-Beziehung um die Angehörigen zu erweitern.

In der Bundesrepublik sind die Hausärzte in der Regel als Fachärzte für Allgemeinmedizin tätig und gewährleisten die ambulante Versorgung ihrer Patienten. Sie verfügen über ein großes Erfahrungswissen in der Gestaltung der Arzt-Patienten-Beziehung, jedoch in der Regel nur über eine basale Ausbildung im psychotherapeutischen und kommunikativen Bereich. Entsprechend sind ihre familienmedizinischen Vorgehensweisen im Allgemeinen eher unstrukturiert und folgen keinen explizit systemischen Konzepten. Dies unterscheidet sie nicht unwesentlich von ihren amerikanischen Kolleginnen und Kollegen, die als Family Physician in ihrer Praxis arbeiten und sich während ihrer fachärztlichen Ausbildung eine wesentlich umfangreichere systematische psychosoziale Kompetenz aneignen konnten.

Systemische Familienmedizin

In der Systemischen Familienmedizin gilt die Aufmerksamkeit neben dem Patienten und seinem familiären Bezugssystem den

Strukturen des versorgenden Gesundheitssystems, insbesondere den behandlungsrelevanten Folgen der gelingenden oder nicht gelingenden Kooperation aller an der Therapie Beteiligten. Damit erweitert sich das »therapeutische Dreieck« Arzt-Patient-Familie zum »therapeutischen Quadrat«, das nun die Besonderheiten des Versorgungssystems als bedeutsames Element in die Behandlung mit einbezieht.

Nachdem in den siebziger Jahren einige amerikanische Hausärzte explizit systemische Ansätze in die Behandlung ihrer somatisch erkrankten Patienten integriert hatten, systematisierten und publizierten sie diese Pionierarbeit (Medalee 1978; Carmichael 1976; Doherty u. Baird 1983).

Das Interesse an systemischen Vorgehensweisen in der Medizin stieg in den achtziger Jahren weiter an, als der Zwang zur Kosteneinsparung im US-amerikanischen Gesundheitssystem die Bereitschaft erhöhte, die strukturellen Eigenschaften dieses Systems als Bestandteil der Behandlung zu sehen. Insbesondere die Intensivierung und Optimierung kooperativer Arbeitsstrukturen bei der Behandlung komplexer Krankheitsbilder wurde als Chance zur Ressourcenaktivierung im Gesundheitssystem erkannt. Während in der Bundesrepublik Deutschland Kooperation im Gesundheitssystem weiterhin ganz überwiegend unter funktionalen Gesichtspunkten erfolgt, rückt im US-amerikanischen Gesundheitssystem auch die inhaltliche Ausgestaltung einer intensivierten Kooperation stärker in den Vordergrund. Diese Entwicklung führte 1994 zum Zusammenschluss von 80 interdisziplinären Arbeitsgruppen zur »Collaborative Family Health Care Coalition« (CFHcC), die die Ermöglichung einer biopsychosozialen Gesamtbehandlung unter qualitativ, ethisch und wirtschaftlich vertretbaren Standards zum Ziel hat. Zum Paradigma der CFHcC schreibt Bloch (2000): »Dieses Paradigma repräsentiert eine Weiterentwicklung, die unter dem Banner der Systemischen Familienmedizin begonnen wurde. Anfang der neunziger Jahre war deutlich geworden, dass es die großen Erfolge – aber auch die Überspitzung – der Medizin selbst waren, die den Veränderungsbedarf verstärkten. Es gab keineswegs nur Fehlentwicklungen, dennoch führte der medizinische Erfolg auch zu neuen Problemen. Kliniker sahen sich Mehrfacherkrankungen, mit komplexen Krankheitsbildern und einem unerbittlichen Wandel von akuten zu chronischen Krankheitsbildern konfrontiert ... Die Notwendigkeit, chronisch kranke Patienten sowohl zu Hause als auch im Krankenhaus zu versorgen, setzte Familien mitunter unerträglichen Belastungen aus. Die medizinischen Fortschritte ließen eine Vielzahl neuer Probleme für die Familie entstehen.«

Auch in der Bundesrepublik gab es Arbeitsgruppen, die in den siebziger und frühen achtziger Jahren familientherapeutische Konzepte in der Behandlung körperlich kranker Patienten einsetzten und im deutschsprachigen Raum Pionierarbeit leisteten: Stellvertretend seien E. Petzold (1979) in der Inneren Medizin und M. Wirsching und H. Stierlin mit ihrer Arbeit mit Karzinompatienten (1982) genannt. Die Vernetzung der Arbeitsgruppen erfolgte durch die Gründung der deutschen Sektion der CFHcC 1995 in Aachen sowie im Rahmen der kontinuierlichen Arbeitsgruppen »Familienpsychosomatik« des Deutschen Kollegiums für Psychosomatische Medizin (DKPM) und der Arbeitsgruppe »Systemische Familienmedizin« im Rahmen der Deutschen Gesellschaft für Systemische Therapie und Familientherapie (DGSF).

Eine aktuelle Übersicht zum Stand der familienmedizinischen Praxis und Forschung weltweit findet sich bei Weihs, Fisher und Baird (2002).

Tab. 1: Die Entwicklung der Systemischen Familienmedizin

etwa 1925–1950	Ab 1928: Peckham-Experiment in Großbritannien: Pionier-Gesundheitszentrum. Ab 1937: Macy-Projekt in den USA: H. Richardson, »Patients have families«: Untersuchung der Wirkung von Krankheit und Gesundheit auf die Familie.
etwa 1950–1980	Entwicklung der Familientherapie. 1977: John Weaklands »Familiensomatik«.
seit etwa 1980	1982: Ackerman-Institut in New York: Konferenz zu dem Thema: Therapie von Familien mit körperlichen Erkrankungen. 1983: Gründung der Zeitschrift »Family Systems Medicine« durch D. Bloch, D. Ransom, M. Glenn und B. Dym. 1994: Zusammenschluss von 80 interdisziplinären Arbeitsgruppen zur Collaborative Family Healthcare Coalition (CFHcC). 1995: Gründung der deutschen Sektion der CFHcC in Aachen Kontinuierliche Arbeitsgruppen im Rahmen der Deutschen Gesellschaft für Systemische Therapie und Familientherapie (DGSF) und des Deutschen Kollegiums für Psychosomatische Medizin (DKPM).

Konzepte der Systemischen Familienmedizin

Susanne Altmeyer / Friedebert Kröger

Prinzipielle Vorannahmen

Eine Vielzahl von Studien hat bis heute die Auswirkung von Erkrankungen auf die einzelnen Familienmitglieder untersucht. Was vielen im Gesundheitssystem tätigen Personen aus ihrer täglichen Arbeit heraus evident scheint, konnte in diesen Studien auch wissenschaftlich untermauert werden: Die Erkrankung eines Menschen, die lebensverkürzend, lebensbedrohend oder lebensbegleitend ist, gefährdet die seelische Gesundheit seiner nahen Angehörigen. Dies betrifft die Lebenspartner erkrankter Erwachsener (Buddeberg 1992), Eltern und Geschwister chronisch kranker Kinder (Silver et al. 1998; Cadman et al. 1988) und die Kinder chronisch kranker Eltern (Riedesser u. Schulte-Markwort 1999). Die Zahlen verdeutlichen die Notwendigkeit einer psychosozialen Versorgung auch der Angehörigen von schwer erkrankten Menschen und stellen uns vor die Aufgabe der Entwicklung und Weiterentwicklung geeigneter Konzepte und Versorgungsstrukturen.

Bei der Betreuung und Behandlung von Patienten mit schweren oder chronischen körperlichen Erkrankungen und ihren Familien haben sich die Prinzipien der Systemischen Familienmedizin bewährt (Altmeyer et al. 2002; Kröger u. Altmeyer 2000; Kröger et al. 1998, 2000; McDaniel et al. 1997):

Bei der Diagnostik und Behandlung der Patienten erfahren psychische und somatische Faktoren von Anfang an gleichwertige Berücksichtigung und Einbeziehung.

Petzold und Reindell haben dieses Konzept der Simultandiagnostik und Therapie ausführlich dargestellt (Petzold u. Reindell 1980; Petzold 1990). Die verschiedenen Facetten der diagnostischen und therapeutischen Aufmerksamkeit werden dabei gebündelt und

Symptome werden in ihrer Entstehung nach dem biopsychosozialen Modell auf ein komplexes Zusammenspiel körperlicher, seelischer und sozialer Faktoren zurückgeführt. Diese Einstellung hat Konsequenzen für die Art der Therapeuten-Patientenbeziehung: Patienten machen jetzt die Erfahrung, dass ebenso viel Aufmerksamkeit auf psychosoziale Belange gerichtet wird wie auf körperliche. Körperliche Symptome verlieren damit ihren Charakter als einzige Berechtigung für ein therapeutisches Gespräch, Patienten haben eher die Möglichkeit, auch über andere für sie relevante Lebensbereiche zu sprechen.

In der Systemischen Familienmedizin ist eine enge Kooperation mit den Familien der Patienten erwünscht und ihre routinemäßige Einbeziehung bei der Krankenversorgung die Regel.

In der Ausbildung von Medizinern und von Pflegekräften fehlen bisher Curricula, die den Umgang mit Angehörigen zum Thema machen, Team-Supervisionen auf somatischen Stationen sind bisher die Ausnahme. Dies hat zur Folge, dass der Kontakt zu Familienangehörigen der Patienten von Ärzten und Pflegekräften meist als zusätzliche Belastung erfahren wird. Familienangehörige fühlen sich häufig durch das Behandlungsteam nicht verstanden oder zurückgewiesen; es kann zu negativen Auswirkungen auf das Verhalten auch der Patienten kommen. Andererseits kann die Einbeziehung der Familien der Patienten in die Betreuung der Kranken für die Behandler, für Patienten und für die Familie selbst Entlastung bringen:

- Die Patienten profitieren von ihrer Familie in Situationen, in denen schwierige Entscheidungen notwendig werden. Gleichzeitig erhalten sie von Familienangehörigen emotionale Unterstützung und Trost in belastenden Phasen.
- Ärzten und Pflegekräften können Familienangehörige zusätzliche Informationen zu Krankheits- und Symptomverlauf geben, gleichzeitig dienen sie als Garanten für die fachgerechte Durchführung häuslicher Therapien.
- Für die Familienangehörigen selbst bedeutet die Einbeziehung in die Krankenversorgung in vielen Fällen die Möglichkeit, ein

Gefühl von Kontrolle in einer von ihnen primär nicht kontrollierbaren Situation zurückzugewinnen.

Wichtig ist, dass es nicht zur Überforderung der Familienangehörigen kommt und ihre Verantwortungsübernahme und Handlungsverpflichtung delegierbare Bereiche betrifft. Eine enge Kooperation mit dem medizinischen und psychosozialen Hilfssystem kann verhindern helfen, dass die Belastungen für die Familie ein zu großes Ausmaß erreichen, etwa durch die dauerhafte Übernahme belastender Pflegeaufgaben.

Eine enge Kooperation der Experten des medizinischen, des psychosozialen und des nichtmedizinischen Bereichs ermöglicht eine effektive Behandlungsplanung und Durchführung.

Dies kann durch die Bildung interdisziplinärer Behandlungsteams, die sich regelmäßig austauschen, gefördert werden. Es ist so besser möglich, unnötige diagnostische und therapeutische Maßnahmen zu vermeiden und damit zeitliche und finanzielle Ressourcen einzusparen. Außerdem wird eine ganzheitliche Betrachtung des Patienten dadurch ermöglicht. Da jeweilige Arbeitsstile und theoretische Ausgangspunkte der unterschiedlichen Experten oft sehr verschieden sind, gestaltet sich allerdings die gewünschte Kooperation oft schwieriger und vielschichtiger als die Kooperation der Experten mit den Angehörigen. Ein Zusammenführen der Kompetenzen gelingt meist nur, wenn Erfahrung und Wissen über dem Prozess der Kooperation und dessen Chancen und Grenzen vorhanden sind.

In der systemisch familienmedizinischen Behandlung wird das therapeutische System durch die Hinzuziehung der Angehörigen zu einem frühen Zeitpunkt erweitert – spätestens jedoch, wenn psychosoziale Faktoren Krankheitsverlauf und Krankheitsverarbeitung negativ beeinflussen. Hierbei ist allerdings die Behandlungserwartung des Patienten von großer Bedeutung. Patienten mit primär somatischer Behandlungserwartung profitieren selten von einer Überweisung zum Psychotherapeuten, da sie sich dadurch missverstanden oder sogar stigmatisiert fühlen. Stattdessen sind Veränderungen des Behandlungssettings notwendig, was aber erhebliche Anforderungen an die kommunikativen und kooperativen Fähigkeiten der Behandler, an ihre »Systemkompetenz« (Manteufel u. Schiepek 1998) stellt. So ist im klinischen Alltag beispielsweise die Anwesenheit eines systemisch familienmedizinisch kompetenten Mitarbeiters schon zum Zeitpunkt der Diagnosemitteilung sinnvoll. Damit wird den Patienten und Angehörigen signalisiert, dass es nicht ungewöhnlich ist, dass eine schwere Erkrankung in der Familie psychosoziale Probleme nach sich zieht. So können Gefühle der Unzulänglichkeit und der Scham bei Inanspruchnahme eines Psychotherapeuten vermieden werden. Die psychosoziale Beratung wird für die Patientenfamilie eingeführt als etwas, auf das sie ein Recht haben und das sie unterstützen kann auf dem oft schweren Weg, den sie vor sich haben.

Ziele der Systemischen Familienmedizin

Die zwei grundlegenden Ziele der Systemischen Familienmedizin sind die Förderung von Selbstwirksamkeit (»Agency«) und Verbundenheit (»Communion«) (Bakan 1969). Das bedeutet letztlich individuelle Autonomie im Beziehungskontext (McDaniel et al. 1997).

Selbstwirksamkeit basiert auf der persönlichen Erfahrung, Einfluss nehmen zu können, und dem Gefühl, im Umgang mit Krankheit und Gesundheitssystem eine Wahl treffen zu können. Selbstwirksamkeit wird spürbar in dem Bewusstsein, das eigene Leben trotz seiner Ungewissheit aktiv zu gestalten. Die Aktivierung der Selbstwirksamkeit eines Menschen kann nur in Zusammenarbeit mit ihm erfolgen und hängt eng mit dem Kontakt zu den eigenen Ressourcen zusammen. Die Stärkung der Selbstwirksamkeit von Patienten und ihren Angehörigen zielt auf die Stabilisierung ihres seelischen Gleichgewichts und Erhöhung ihres seelischen Wohlbefindens. Ob und inwieweit dadurch auch körperliche Parameter beeinflusst werden können, ist eine von Patient und Angehörigen häufig gestellte Frage, die zu komplex ist, um mit Ja oder Nein beantwortet werden zu können. Eine Kommunikation mit den Patienten und Familien darüber, dass psychosoziale Wechselwirkungen eine Rolle spielen, ist wichtig, allerdings darf nicht der Eindruck entstehen, als seien emotionale Defizite für den Ausbruch einer körperlichen Erkrankung verantwortlich oder dass emotionale Stärkung allein in der Lage wäre, körperliche Krankheiten zu heilen. Dies hätte die Folge von Schuldgefühlen in Bezug auf die Entstehung von Krankheiten und auf Behandlungsmisserfolge.

Verbundenheit (McDaniel et al. 1997) meint die emotionale Nähe zu Familienmitgliedern, Freunden und Behandlern. Durch Krankheit oder Behinderung werden häufig soziale Kontakte zu anderen Menschen belastet. Andererseits sind die sozialen Beziehungen eines Menschen eine wichtige Ressource gerade im Fall einer Krise. Ein Ziel Systemischer Familienmedizin ist deshalb die Wiederherstellung oder Stärkung der Verbundenheit zu nahe stehenden Menschen, die dem Kranken soziale Unterstützung leisten können. House et al. (1988) haben folgende Komponenten sozialer Unterstützung genannt (s. Tab. 2):

Tab. 2: Die Komponenten sozialer Unterstützung (House et al. 1988)

I.	Instrumentelle Unterstützung	bei alltäglichen Verrichtungen wie Körperpflege, An- oder Auskleiden, der Applikation von Spritzen oder der Hilfe bei Bedienung von Rollstühlen und ähnlichen Hilfsmittel
II.	Informative Unterstützung	durch Informationen und Beratung
III.	Emotionale Unterstützung	beispielsweise in Form von Zuwendung und Trost
IV.	Evaluative Unterstützung	durch Anerkennung und Wertschätzung

Diese Komponenten sozialer Unterstützung werden von unterschiedlichen Personen geleistet. Informative Unterstützung werden beispielsweise der beratende Arzt oder sozialer Hilfsdienst geben können, emotionale häufig nahe Verwandte und Freunde. Insgesamt werden Familienangehörige in den meisten Fällen den größten Anteil zu tragen haben.

Wechselwirkungen zwischen Familie und Krankheit

Krankheiten stellen Anforderungen an Familien. Welcher Art und wie ausgeprägt diese Anforderungen sind, ist abhängig von einer Vielzahl unterschiedlicher Faktoren der Familie und der Krankheit in ihren unterschiedlichen Kontexten. Einige der Faktoren, die beim Aufeinandertreffen eines Familiensystems und eines Krankheitssystems eine wichtige Rolle spielen, sind in Abbildung 1 dargestellt. Es entsteht ein kompliziertes Netzwerk sich gegenseitig beeinflussender Größen, das die Vorhersagbarkeit von familiären Reaktionen auf eine Erkrankung kaum ermöglicht.

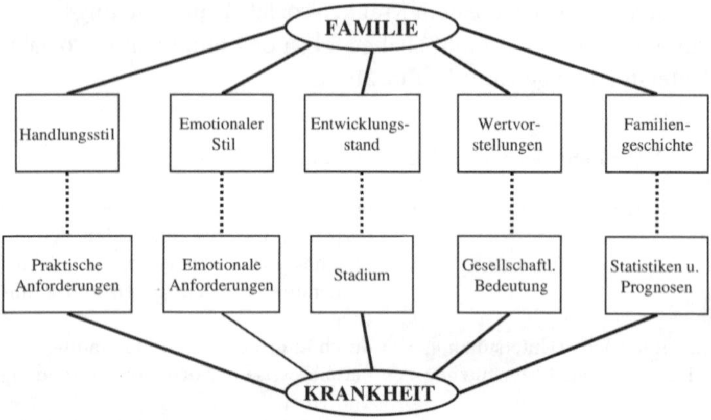

Abb. 1: Vernetzungspunkte des Familiensystems mit dem System der Krankheit (modifiziert nach Rolland 1984, 2000)

Familiärer Stil und krankheitsspezifische Anforderungen

Tabelle 3 zeigt eine Typologie von Krankheiten, die Rolland zusammengestellt hat (Rolland 1984, 2000). Sie beruht nicht nur auf den bekannten pathobiologischen Kriterien, sondern berücksichtigt zusätzlich psychosoziale Belastungsfaktoren. Unterscheidungskriterien sind die Merkmale *Ausbruch, Verlauf, Ergebnis* und *Maß an verbleibender Beeinträchtigung* sowie der *Grad an Unsicherheit über Verlauf und Ausgang* einer Erkrankung. Krankheiten mit ähnlichem Profil dieser psychosozialen Faktoren wirken sich ähnlich auf Familien aus, ganz unabhängig vom biologischen Krankheitsgeschehen.

Tab. 3: Psychosoziale Typisierung von Krankheit (Rolland 1984)

Ausbruch	akut oder protrahiert
Verlauf	progredient oder konstant oder periodisch rezidivierend
Ergebnis	letal oder fraglich letal oder nicht letal
Behinderung	nicht oder leicht oder mäßig oder stark behindernd
Ungewissheit	nicht oder leicht oder mäßig oder sehr ungewiss

Es gibt Krankheiten, die akut auftreten wie Schlaganfälle, und solche, die sich erst nach und nach zeigen wie der Morbus Alzheimer. Bei akut ausbrechenden Krankheiten ereignen sich emotionale und praktische Veränderungen, ohne dass sich Patient oder Familie in irgendeiner Form vorher darauf vorbereiten können. Bei solchen Erkrankungen gelingt zwar in der Regel die praktische Bewältigung, die emotionale Bewältigung ist aber häufig erschwert. Grund dafür ist möglicherweise, dass für praktische Belange eine Reihe unterschiedlicher Hilfssysteme zur Verfügung stehen, wie Nachbarn, Freunde, Hilfsorganisationen oder Sozialdienste. Emotionale Bedürfnisse werden in akuten Fällen hintangestellt, was nicht verwundert, da organisatorische Veränderungen vorgenommen werden müssen, um die direkten körperlichen Auswirkungen zu begrenzen.

- Fallbeispiel 1

  Ein 9-jähriger Junge erleidet einen Fahrradunfall und wird mit Hirnblutungen und diversen Frakturen in ein 70 km entferntes Krankenhaus gebracht. Er liegt drei Wochen im Koma, aus dem er wieder vollständig und ohne gravierende Behinderungen erwacht, und bleibt danach für drei Wochen in der Klinik. Beide Eltern sind ganztags berufstätig. Mit Hilfe von Freunden und Verwandten gelingt es ihnen, die beiden älteren Kinder zu versorgen, um jeden Tag dieser sechs Wochen zu ihrem verunfallten Kind zu fahren. Einige Monate später fällt die Mutter in eine schwere Depression.

Hilfen für die emotionale Bewältigung von akuten Krisen stehen deutlich weniger zur Verfügung. In den letzten Jahren ist das Wissen über die posttraumatischen Belastungsstörungen und Anpassungsstörungen zwar erheblich gewachsen, allerdings gibt es erst wenige Arbeiten über die posttraumatischen Auswirkungen von chronischen Erkrankungen. Eine Ausnahme ist die Pädiatrie, in der der Eltern- und Familienebene bei der Entwicklung von Bewältigungsstrategien mehr Beachtung geschenkt wird. Insbesondere in der pädiatrischen Onkologie steht vielerorts der Familie eine psychologische Betreuung zur Verfügung.

Protrahiert ausbrechende Erkrankungen wie der Morbus Parkinson oder der Morbus Alzheimer erlauben eine ausgedehntere Periode der Anpassung. Diese Erkrankungen wirken sich zunächst oft gar nicht behindernd aus und zeigen nur sehr milde Symptome, so dass sich die Familien schrittweise an Einschränkungen gewöhnen können. Häufig ist allerdings eine Diagnosestellung deshalb zunächst gar nicht möglich und Patienten und Familien müssen lange Zeiten der Unsicherheit aushalten. Ist die Diagnose dann gestellt, können sich die Familien damit auseinander setzen – das wird von vielen als erträglicher als die vorherige Unsicherheit empfunden.

Bei einer chronischen Krankheit kann man die Verlaufsformen *progredient, konstant* und *periodisch rezidivierend* unterscheiden.

Der Morbus Alzheimer beispielsweise ist eine progredient verlaufende Erkrankung, bei dem die Familie mit einem dauerhaft symptomatischen Familienmitglied konfrontiert ist, dessen Behinderung sich schrittweise oder allmählich verschlimmert. Es wird sehr selten Zeiten der Erleichterung von den Belastungen durch die Krankheiten geben und die Familie muss mit der Aussicht leben, dass ständiger Rollenwechsel und ständige Anpassung notwendig sind, wenn die Krankheit fortschreitet. Da es praktisch keine Ruhepausen im Krankheitsverlauf gibt und immer mehr Aufgaben auf die verschiedenen Familienmitglieder zukommen, kann diese Art von Belastung zu Erschöpfungssymptomen führen.

Einen konstanten Verlauf zeigen Krankheiten, bei denen ein initiales Ereignis wie ein einzelner Herzinfarkt oder eine Querschnittslähmung gefolgt ist von einem stabilen biologischen Verlauf. Typischerweise kommt es nach dem initialen Ereignis zu einer Erholungsphase, der eine chronische Phase folgt, die durch ein klar umschriebenes Defizit oder eine Einschränkung charakterisiert ist. Die Familie sieht sich sozusagen mit einer semipermanenten Veränderung konfrontiert, die über eine beträchtliche Zeit hinweg stabil und vorhersehbar ist. Auch hier besteht die Möglichkeit, dass es zu Erschöpfungssymptomen bei den Angehörigen kommt, abhängig davon, wie gravierend die Veränderungen sind. Ein ständiger Wechsel der Rollen innerhalb der Familie ist in diesen Fällen allerdings nicht notwendig.

Bandscheibenprobleme und Asthma bronchiale sind Beispiele für Krankheiten, die periodisch rezidivierend verlaufen. Sie sind charakterisiert durch einen Wechsel von Perioden konstanter, geringerer Symptomatik mit Perioden der Exazerbation oder des Aufflackerns. Ein normaler Alltag kann in den Phasen geringerer Symptomatik weitergeführt werden, allerdings hängt das Damoklesschwert des Rückfalls über den Patienten und Angehörigen. Im Vergleich zu progredient oder konstant verlaufenden Erkrankungen erfordern periodisch rezidivierende Erkrankungen die geringste andauernde Fürsorge oder Rollenneuverteilung. Allerdings ist von den Familien Flexibilität gefordert, da sie sich zwischen zwei Formen familiärer Organisation hin- und herbewegen müssen. Die Familie ist sozusagen rufbereit, eine Krisenstruktur anzunehmen, um das Aufflammen der Erkrankung aufzufangen. Je nachdem, wie häufig die Übergänge zwischen Krise und Nicht-Krise sind, ergeben sich mehr oder weniger große Belastungen für das Familiensystem. Zusätzlich besteht eine dauerhafte Unsicherheit, wann die nächste Krise sich ereignen wird. Diese große psychologische Diskrepanz zwischen Perioden der Normalität und Rückfällen ist eine besonders belastende Eigenschaft von periodisch rezidivierend verlaufenden Erkrankungen.

Von großer psychosozialer Bedeutung ist, wie das Ergebnis einer Erkrankung voraussichtlich sein wird. Ein sehr kritischer Faktor hierbei ist die anfängliche Unsicherheit darüber, ob eine Krankheit ein möglicher Grund zum Sterben sein kann. An einem Ende des Spektrums stehen Krankheiten, die die Lebenszeit nicht notwendig beeinflussen, wie eine Arthritis, am anderen Ende Krankheiten, die sicher progredient und gewöhnlich tödlich verlaufen, wie metastasierende bösartige Tumoren. Mucoviszidose oder Herzerkrankungen, die die Lebenszeit verkürzen, nehmen eine Zwischenstellung ein, da sie bezüglich ihres Verlaufs nicht so leicht vorhersehbar sind, ebenfalls die Hämophilie, bei der die Möglichkeit eines plötzlichen Todes besteht. Die Erwartung des zukünftigen Verlustes kann es extrem schwierig für eine Familie machen, eine ausgewogene Perspektive für sich aufrechtzuerhalten. Oft sind die Familienmitglieder von einer Flut von Gefühlen belastet, die es ihnen schwer macht, ihre praktischen Aufgaben und Problemlösungen zu erfüllen.

Eine der ersten Fragen, die Patienten und Angehörige stellen, wenn ihnen die Diagnose einer schwerwiegenden Erkrankung wie Krebs mitgeteilt wird, ist die nach der statistischen Wahrscheinlichkeit zu überleben. Zahlen stellen für viele Menschen gerade in diesen Situationen der großen Unsicherheit eine Art Stabilität dar, auf die man sich beziehen, auf die man sich verlassen kann. Tatsächlich vermitteln Statistiken nur eine Scheinsicherheit, da sie keinerlei Aussage über den einzelnen Fall machen können. Zudem sind sie sehr abhängig von der Sorgfalt, Genauigkeit und Fragestellung dessen, der sie erhoben hat. Selbst wenn Ärzte ihren Patienten diese Einschränkungen mitteilen, so werden sie von Patienten und ihren Angehörigen häufiger überhört, da die emotionale Betroffenheit in der Zeit der Diagnosestellung sehr hoch ist und die Statistiken als etwas empfunden werden, an das man sich halten kann.

- Fallbeispiel 2
  Eine 50-jährige Frau kommt wegen seit Jahrzehnten rezidivierender depressiver Phasen in die psychosomatische Ambulanz. Sie erzählt, sie sei mit einer Meningocele geboren worden und die Ärzte hätten ihre Mutter angewiesen, das Kind nicht zu stillen und möglichst keine tiefe emotionale Bindung zu ihm einzugehen, da es sowieso nur kurze Zeit leben würde. Das Kind überlebt, die Mutter-Kind-Beziehung jedoch gestaltete sich bis in die Gegenwart sehr problematisch.

Auch die Tendenz zur Resignation kann maladaptive Prozesse in Gang setzen, deren Endresultat strukturelle und emotionale Isolation bedeuten kann. Sie stellt eine Art von psychosozialer Entfremdung dar, die bei lebensbedrohlichen Erkrankungen mit schlechten medizinischen Ergebnissen vergesellschaftet ist (Campbell u. Patterson 1995; Campbell 2000).

Der Begriff *Behinderung* beschreibt sehr unterschiedliche Arten von Beeinträchtigung, Beispiele sind Einschränkungen der kognitiven Leistungen (Morbus Alzheimer), der Sinneswahrnehmungen (Blindheit), des Bewegungsapparats (Halbseitenlähmung beim Schlaganfall), der körperlichen Belastbarkeit (Herzerkrankungen), äußerliche Entstellungen (Amputationen) oder Zustände, die ein soziales Stigma nach sich ziehen (Aids). Auch die Familien sind in unterschiedlichem Maß belastet, je nach Ausmaß, Art und zeitlichen Umständen einer Behinderung. So erfordern kombinierte kognitive und motorische Defizite wie bei einem Schlaganfall einschneidendere familiäre Rollenumverteilungen als eine Rückenmarkverletzung, bei der kognitive Fähigkeiten nicht beeinträchtigt sind. Auch gibt es einen Unterschied darin, wie schnell und ausgeprägt eine Behinderung im Krankheitsverlauf entsteht. Akut ausbrechende Erkrankungen bewirken Behinderungen, die häufig anfangs am gravierendsten sind, während progrediente Erkrankungen Behinderungen zur Folge haben, die in späteren Stadien der Erkrankung immer sichtbarer werden. Die anstehenden Veränderungen können hier von der Familie länger vorbereitet werden, in vielen Fällen hat das Familienmitglied auch die Gelegenheit, sich an den Planungen der Familie zu beteiligen.

Überlagert werden diese Merkmale durch den Grad an Unsicherheit über den Krankheitsverlauf. Typische Beispiele sind bestimmte onkologische Erkrankungen oder auch die Multiple Sklerose: Zukunftsplanungen werden sehr erschwert durch die Angst vor neuen Schüben und die Unsicherheit darüber, wie viel Zeit zwischen zwei Schüben bleibt und zu welcher Behinderung diese Krankheit führt.

Krankheitsstadien

Rolland (1984) hat drei Phasen familiärer Krankheitsverarbeitung unterschieden und sie dem akuten, chronischen und terminalen Krankheitsstadium zugeordnet (s. Abb. 2).

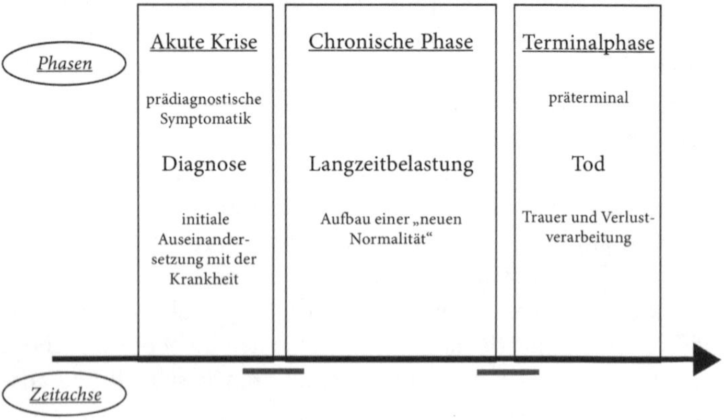

Abb. 2: Phasen familiärer Krankheitsverarbeitung (modifiziert nach Rolland 1984)

Zum *akuten Stadium* einer Krankheit gehört in den meisten Fällen eine prädiagnostische Symptomatik, also Krankheitszeichen, die ganz am Anfang stehen und zum ersten Mal den Gedanken entstehen lassen, dass etwas nicht in Ordnung ist. Diese Symptome lösen abhängig von den Vorerfahrungen der Familien in unterschiedlichem Ausmaß Ängste und Phantasien aus. So litt eine 36-jährige Mutter zum Beispiel unter großen Ängsten, als sie Blut im Urin ihres 3-jährigen Sohnes entdeckte. Ihr eigener Vater war ein halbes Jahr vorher an den Folgen eines Prostatakarzinoms verstorben, in dessen Verlauf er ebenfalls Blut im Urin hatte.

Familienangehörige und Patient wechseln in dieser Zeit der Ungewissheit zwischen Hoffen und Bangen, müssen Hilfe suchen und Ruhe bewahren. Die Kontakte zum medizinischen System in dieser Zeit sind oft entscheidend für Vertrauen oder Skepsis gegenüber den Behandlern und somit prägend für die Kooperationsfähigkeit.

- Fallbeispiel 3
  Eine 56-jährige, bis dahin gesunde Frau bemerkt kurz vor Weihnachten, dass ihre linke Hand schwächer wird. Sie geht zunächst zum Hausarzt, dann zum Neurologen, der sie auf ein HWS-Syndrom untersucht und behandelt. Nach einigen Wochen verschlimmern sich die Symptome, auch die rechte Hand verliert an Kraft und die Patientin bemerkt, dass sie ihre Arme nicht mehr richtig heben kann. Sie wird daraufhin in die neurologische Abteilung eines Krankenhauses eingewiesen und dort vielen Untersuchungen unterzogen. Bei ihrer Entlassung teilt ihr der behandelnde Arzt mit, er könne nicht genau sagen, woran sie leide, und empfiehlt ihr häufige krankengymnastische Behandlungen. Der behandelnde ambulante Neurologe teilt ihr auf ihr Drängen die Diagnose mit: Sie leide an einer amyotrophen Lateralsklerose, da könne man sowieso nichts mehr machen. Die Familie informiert sich im Internet über die Erkrankung und erfährt, dass sie in der Regel innerhalb weniger Jahre tödlich endet. Die Patientin ist daraufhin so erschreckt, dass sie starke Ängste entwickelt und das Haus wochenlang nicht verlassen kann.

Das Wissen um eine schwerwiegende Diagnose stellt eine Bedrohung dar, die zunächst oft sehr diffus wahrgenommen wird. Familien rücken in einer solchen Phase in der Regel eng zueinander und versuchen sich möglichst gut zu unterstützen. Es besteht zu diesem Zeitpunkt einer hoher Bedarf an Information und gut verständliche und ausführliche Aufklärungsgespräche sind ein wichtiger Bestandteil einer guten Kooperation des medizinischen Systems mit der Familie. Auch im Krankheitsfall wirkt ein detailliertes Wissen, womit man es zu tun hat, entängstigend. Außerdem ermöglicht es den Familien, selbst gezielte Aktivitäten zu entwickeln.

- Fortsetzung vom Fallbeispiel 3
  Die Familie wechselte den Neurologen. Die Kollegin empfahl der Familie psychologische Unterstützung in Form von Familiengesprächen. Das erste Familiengespräch fand mit zwei Therapeuten in einem Raum mit Einwegscheibe und einem Team hinter der Scheibe statt. Thema war die bisherige Krankheitsgeschichte, das Wissen über die Prognose und als Hauptthema Möglichkeiten zum Umgang mit der Angst. Im zweiten Teil des Gesprächs bekam das Therapeutenpaar eine Menge Rückmeldungen von Teammitgliedern, die zum Teil auch logopädische

und krankengymnastische Kompetenz hatten. In der Abschlussrunde gaben sie einige der Eindrücke und Tipps dieses Teams weiter, zum Beispiel eine bestimmte logopädische Methode bei dieser Erkrankung, die von der Familie sehr dankbar aufgenommen wurde.

Sehr schwierig ist die Situation, wenn über längere Zeit keine Diagnose gefunden wird. Wie gut eine Familie damit zurechtkommt, hängt sehr davon ab, in welcher Art und Weise die Familie ihr Alltagsleben gestaltet. Ist sie normalerweise sehr auf sich bezogen und hat wenig Außenkontakte, wird es schwerer sein, Hilfe bei der Krankheitsbewältigung anzunehmen. Familien, die ein reges soziales Leben pflegen und eher nach außen orientiert sind, werden gewohnheitsmäßig Austausch und Hilfe auch in anderen Kontexten als dem engsten familiären Kreis suchen. Auch Faktoren wie die Handlungsorientierung einer Familie entscheidet mit über Kompetenzen in der Krankheitsbewältigung. So kommen Familien, die gewohnt sind, selbst anzupacken, und die handwerkliche Begabungen zeigen, meist besser zurecht mit Krankheiten, die den Umgang mit Hebevorrichtungen und Rollstühlen bei Gehbehinderungen erforderlich machen. Solchen Familien wird es dagegen schwerer fallen, mit Krankheiten zurechtzukommen, bei denen sie weniger aktiv tun können, wie bei Kopfschmerzen, oder bei denen sie Ungewissheit aushalten müssen, wie bei der Multiplen Sklerose. Familien mit eher theoretischen Kompetenzen, die viel und offen über Erkrankungen und ihre Folgen reden, haben manchmal große Probleme mit der Durchführung technischer Anforderungen.

Dies macht sich vor allem in den *chronischen Krankheitsphasen* bemerkbar. Hier werden die Familien mit Langzeitbelastungen konfrontiert, mit notwendigen diagnostischen und therapeutischen Handlungen und regelmäßigen Klinikaufenthalten. Spätestens jetzt stellen sich Fragen nach der Verteilung zusätzlicher Aufgaben in der Familie oder der Übernahme von routinemäßigen Pflegeleistungen. Manchmal werden Umbauten in der Wohnung notwendig oder Umstellungen in der Berufstätigkeit, was zu großen finanziellen Belastungen führen kann. Wenn eine gewisse Ruhe und Routine im Umgang mit der chronischen Erkrankung und ihren Folgen eingetreten ist, wird das häufig als Erleichterung empfunden. Problematisch wird es in diesen Fällen in Zeiten der Verschlechterung, in denen eher Verhaltensweisen, wie sie in der akuten Krise erforderlich waren, gezeigt werden müssen. Menschen können extrem hohe Belastungen oder extremen Stress in der Regel nur eine gewisse Zeit lang gut kompensieren. Deshalb ist es wichtig, dass eine Familie im Lauf einer schweren oder chronischen Erkrankung eine neue Form der Normalität, einen Alltag mit der Krankheit findet. Beschreibt man Krankheit als ungebetenen Gast im Haus einer Familie, so bedeutet »neue Normalität«, den Gast nicht im Zentrum des Hauses sitzen zu lassen, also an dem Platz, an dem sich alle treffen, sondern ihm ein peripher gelegenes Gästezimmer zuzuweisen.

Die *terminale Phase* ist gekennzeichnet durch den Gedanken an den endgültigen Abschied und die Auseinandersetzung damit. Die pflegerischen Anforderungen intensivieren sich in der Regel und es stehen Entscheidungen darüber an, in welchem Maß noch medizinische Interventionen stattfinden sollen und ob die letzte Lebensphase zu Hause ermöglicht werden kann. Oft gibt es Unausgesprochenes und Unerledigtes zwischen Familienmitgliedern. Der nahende Tod bedeutet gleichzeitig auch die letzte Möglichkeit zur Aussprache. Es muss entschieden werden, ob diese notwendig ist oder den Kranken nicht mehr zugemutet werden kann. Im Fall von kranken Kindern ist der Schmerz der zurückbleibenden Eltern häufig unaussprechlich groß. Sie empfinden es als unnatürlich, ihre Kinder vor sich sterben zu sehen, so dass die Kontinuität des Lebens gestört ist. Der Umgang mit dem Tod und dem Sterben ist unserer westlichen Kultur ungewohnt und fremd, den meisten Menschen sind keine Rituale zugänglich, mit denen sie das Sterben begleiten und miterleben können. Gleichzeitig gibt es wenige Experten, die Rat geben können. Die Empfehlung, den Abschied bewusst zu gestalten und mit dem Familienangehörigen darüber zu sprechen, wie er sich das Ende wünscht und was er noch zu erledigen hat, hilft in vielen Fällen.

Die Zeit der Trauer und der Verlustverarbeitung kann sehr schmerzhaft und langwierig sein. Gemeinsame Gespräche über das verstorbene Familienmitglied, Rituale, die an es erinnern, und die stille Zwiesprache mit ihm werden oft als hilfreich erlebt. Gesprächskreise von Betroffenen, die von kirchlichen und staatlichen Trägern vielerorts angeboten werden, sowie Religion und Spiritualität erleichtern Familien die Verarbeitung und sind ein wichtiges Element der individuellen Trauergestaltung.

Die Zeiten des Übergangs der Krankheitsstadien stellen zusätzliche Anforderungen an Familien. Sie müssen neue Organisationsmuster finden, um den veränderten Aufgaben gerecht zu werden. War in der akuten Phase der enge Zusammenhalt der Familie von großem Wert, so kann er sich in der chronischen Phase eher hinderlich auf die Selbständigkeit des Patienten und als Blockade für den Normalisierungsprozess auswirken. Beim Übergang von der chronischen zur terminalen Phase steht der Abschied von der neuen Normalität und den mit ihr verbundenen, inzwischen vertraut gewordenen Aufgaben an, um die letzte Zeit mit dem kranken Familienangehörigen bewusst erleben zu können.

Krankheitsattributionen

Attribution ist ein Begriff, der von F. Heider 1958 geprägt wurde. Gemeint sind damit bewusst oder unbewusst vorgenommene Ursachenzuschreibungen, im Fall von Krankheit also die von Patienten und ihren Familienangehörigen explizit oder implizit angenommenen Gründe für die Erkrankung (s. a. Wälte 1999). Eng damit verbunden ist die gesellschaftliche Bedeutung von Krankheiten. Beispiele sind Alkoholismus und Aids, denen ein gesellschaftliches Stigma anhaftet: dem Alkoholismus das der Kontroll- und Haltlosigkeit, Aids das der Drogenabhängigkeit oder der Homosexualität. In den Familien kann dies Schamgefühle wachrufen, zu Verheimlichungstendenzen führen und einen effektiven Umgang mit der Erkrankung verhindern. Diese gesellschaftliche Bedeutungsgebung verändert sich: Der Herzinfarkt hatte noch bis in die siebziger Jahre bei Männern im mittleren Lebensalter eine Art Vorzeigecharakter, sie wurden in gewisser Weise bewundert, da sie »heldenhaft«, ohne Rücksicht auf ihre Gesundheit scheinbar alles für ihre Familien oder die Gesellschaft gegeben hatten. Heute ist mit Herzinfarkt deutlich weniger Anerkennung verbunden, ein gesunder sportlicher Körper ist für einen erfolgreichen Mann oder eine erfolgreiche Frau dagegen fast ein soziales Muss geworden. Heute werden mit Herzinfarkt viel eher Risikofaktoren wie Rauchen, Hypertonus oder Hypercholesterinämie assoziiert und Attributionen wie Willensschwäche und Unkontrolliertheit werden verwendet. Krankheitsattributionen sind auch eng verbunden mit familiären Wertvorstellungen. Eine eher konservative Familie wird größere Schwierigkeiten im Umgang mit der Aids-Erkrankung ihres homosexuellen Sohnes haben als eine liberal eingestellte, da die Krankheit als Infragestellung ihres Wertesystems erlebt werden kann.

Familienzyklen

Die dargestellte Lebensspirale der Familie (s. Abb. 3) zeigt die verschiedenen Entwicklungsphasen, die eine Person im familiären Kontext im Lauf ihres Lebens durchläuft. Diese Entwicklungsphasen sind gekennzeichnet durch unterschiedliche Grade der Abhängigkeit und des Aufeinander-Bezogenseins der Familienmitglieder – sie unterscheiden sich auch darin, ob in den verschiedenen Entwicklungsphasen die Aktivitäten der Einzelpersonen eher nach innen gerichtet sind in den so genannten *zentripetalen* Entwicklungsphasen oder eher nach außen gerichtet sind in den *zentrifugalen* Entwicklungsphasen. Je nachdem in welche Phase dieses Zyklus eine schwere Krankheit fällt, wird sie sich unterschiedlich gravierend auswirken. Fällt eine schwere Krankheit in eine zentripetale Phase, so wird sie diese Phase des engen Familienzusammenhalts wahrscheinlich verlängern, aber sie wird nicht so phasenfremd sein, wie eine schwere Krankheit, die in einer zentrifugalen Phase auftritt.

- Fallbeispiel 4
  Ein 20-jähriger Mann erleidet bei der Ausübung einer Ferienarbeit schwere Verbrennungen an Armen und Beinen, so dass ein Krankenhausaufenthalt notwendig wird, der mindestens mehrere Wochen dauern wird und an den sich eine Rehabilitationsphase anschließen muss. Die Familie fällt dadurch auf, dass sie sehr häufig auf Station kommt und anruft und immer wieder Fragen stellt, wann er entlassen werden kann, um wie viel Zeit der Studienbeginn verschoben werden muss. Der Druck der Eltern auf das Team der Intensivstation wird so groß,

dass ein Familienmediziner hinzugezogen wird. Im gemeinsamen Gespräch mit den Eltern wird deutlich, dass der junge Mann kurz vor Beginn seines Studiums steht und gerade dabei war, mit seiner Freundin in die erste gemeinsame Wohnung zu ziehen. Dieser geplante Auszug aus dem Elternhaus hat für die Familie eine ganz besondere Bedeutung insoweit, als der Patient der Älteste von fünf Geschwistern ist und der Erste, der diese sehr eng zusammenhaltende Familie verlässt. Auf diese Abschiedsphase hatte sich die Familie schon lange vorbereitet und fühlte sich jetzt durch den eingetretenen Unfall massiv irritiert.

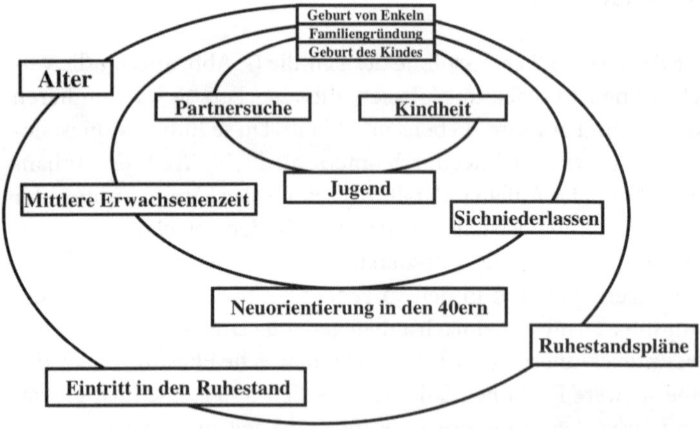

Abb. 3: Die Lebensspirale der Familie (Combrinck-Graham 1985)

Schwere Krankheit bedeutet zunächst meist ein Herausgerissenwerden aus den normalen Lebenszyklen. Insbesondere in der chronischen Phase von Erkrankungen sollten Familienmediziner darauf achten, dass die Kranken und die Familienmitglieder darin bestärkt werden, ihre geplante Entwicklung eventuell in modifizierter Form wieder aufzunehmen. Die Familien sollten dazu ermutigt werden, sich sowohl den Herausforderungen der normalen Entwicklung als auch den Erfordernissen der Krankheit zu stellen.

Krankheit als Verlusterfahrung

Um ein besseres Verständnis für die Bedeutung von Krankheit für Patienten und ihre Familien zu erlangen, ist es hilfreich, sich die Verluste bewusst zu machen, die Krankheit nach sich zieht. Dies erleichtert es, scheinbar dysfunktionale Verhaltensweisen von Patienten und Familienangehörigen besser zu verstehen, und ermöglicht eine Wertschätzung der Coping-Strategien, mit deren Hilfe die Familie ihr gemeinsames Leben gestaltet.

Aus der Fülle der möglichen Verlusterfahrungen möchten wir einige prägnante Aspekte aufführen:

Patienten können durch Krankheit verlieren:
- körperliche Integrität,
- Autonomie,
- beruflichen Kontext,
- soziale Kontakte,
- soziale Sicherheiten,
- Intimität,
- Kontrolle, Flexibilität und Entscheidungsfreiheit.

Der Partner oder die Partnerin eines Patienten können durch Krankheit verlieren:
- vertraute Kommunikation,
- emotionale und körperliche Nähe,
- gemeinsame Sexualität,
- gemeinsame Interessen,
- bisherigen Lebensstandard,
- Bewegungsfreiheit und Freizeit.

Kinder von kranken Eltern verlieren durch die Krankheit möglicherweise:
- Indentifikationsmöglichkeiten,
- Unbefangenheit (durch das Miterleben von Krankheitssymptomen),
- emotionalen Kontakt zu ihren Eltern,
- Sicherheit,
- Zeit für Freizeitaktivitäten,
- Zukunftspläne.

Verloren geht immer auch eine vorher bestehende Leichtigkeit im Umgang mit den Anforderungen des »normalen« Alltags, die sich in einer Veränderung des individuellen Erlebens zeigt.

Eltern von kranken Kindern erleben möglicherweise:
- Angst vor Verschlimmerung und Tod des Kindes,
- Schuldgefühle in Bezug auf die Erkrankung,
- Aufgabe von Zukunftsplänen und Träumen,
- weniger Zeit für die anderen Familienangehörigen,
- berufliche Umstellung,
- finanzielle Einbußen,
- Reduktion von sozialen Kontakten.

Geschwister von kranken Kindern erleben möglicherweise:
- Sorgen um das kranke Geschwisterkind,
- Schuldgefühle wegen der eigenen Gesundheit,
- weniger Sorge und Zuwendung durch die Eltern,
- Übernahme von zusätzlichen Pflichten,
- Übernahme der Rolle des Hoffnungsträgers in der Familie,
- das Gefühl, von den Eltern vernachlässigt zu werden.

Die Aufgabe von Therapeuten besteht unter anderem darin, der Familie dabei zu helfen, ihre Einfluss- und Kontrollmöglichkeiten zu erkennen und sie zu vergrößern. Ermunterung zur Kreativität und Mut Alternativmodelle auszuprobieren kann Anstöße geben.

Salutogenetische Aspekte der Systemischen Familienmedizin

Weshalb kann ein Kind, das bei einem Unfall beide Beine verloren hat, nach einiger Zeit wieder die Schule besuchen und Abitur machen? Wie schafft es ein berufstätiger Familienvater, nach einem Herzinfarkt weiterzuarbeiten und seine Familie ausreichend zu versorgen? Woher nimmt eine Mutter die Kraft, trotz der Leukämieerkrankung ihrer Tochter, die mit vielen praktischen und emotionalen Anstrengungen verbunden war und an der die Tochter schließlich gestorben ist, für ihre anderen gesunden Kinder weiterhin eine liebevolle und fröhliche Mutter zu sein? Wieso sind die Reaktionen auf solche Belastungen bei Menschen so unterschiedlich?

Diese Fragen nach dem, was gesund macht und gesund erhält, sind noch immer für viele Behandler ungewohnt, obgleich sie schon vor mehr als 20 Jahren von dem Soziologen Aaron Antonovsky formuliert wurden (Antonovsky 1979). Im »Handbuch der Salutogenese« (Schüffel et al. 1998) werden die Grundelemente des Salutogenesekonzepts folgendermaßen beschrieben: »Das Konzept der Salutogenese (von lat. salus: gesund, griech. Genese: Entstehung) beschreibt Kräfte, die dem Individuum helfen, Gesundheit zu entwickeln. Diese Kräfte fördern die Fähigkeit des Individuums, mit den Belastungen des Lebens erfolgreich, eben kreativ, umzugehen. Dadurch entwickelt es den von Antonovsky so bezeichneten Sense of Coherence (SOC) ... [das] ›Kohärenzgefühl‹ ... Es scheint bereits in den Kindheitsjahren in seinen Grundzügen angelegt zu sein und bewirkt, dass wir mit den täglichen Belastungen wie auch mit schweren Traumata menschlichen Lebens in einer uns eigenen Weise umgehen.«

Als Kohärenzgefühl wird bezeichnet:

- das Vertrauen darauf, dass die Dinge, die geschehen, strukturiert, vorhersehbar und erklärbar sind (Comprehensibility/Verstehbarkeit),
- dass die Ressourcen verfügbar sind, um den aus den Ereignissen stammenden Anforderungen gerecht zu werden (Manageability/Handhabbarkeit), und
- dass diese Anforderungen Herausforderungen sind, die Interventionen und Engagement lohnen (Meaningfulness/Sinnhaftigkeit).

Somit kann von einem kognitiven, pragmatischen und emotionalen Aspekt des *Sense of Coherence* gesprochen werden.

Aaron Antonovsky hat neben dem individuellen von Kohärenzgefühl als einer Eigenschaft von Gruppen gesprochen. Er führte den Sense of Coherence von Gruppen ein als eine wichtige Größe, die den individuellen Sense of Coherence formen und verändern kann, und weitete 1988 mit Sourani das Konstrukt auf den Familiären Kohärenzsinn aus.

Es stellt sich die wichtige Frage, ob es möglich ist, mit therapeutischen Mitteln das Maß des Familiären Kohärenzsinns zu verändern, um somit auf Parameter wie die Lebensqualität und die Anpassungsfähigkeit einer Familie im Falle schwerer Krankheit Einfluss zu haben.

Ein anderes Konzept, das bei der Arbeit mit Patienten und ihren Familien als Grundannahme von Bedeutung ist, ist das der Selbstwirksamkeit. Es wurde 1977 von Albert Bandura entwickelt und gehört zu den Konzepten der Stressresistenz. Selbstwirksamkeit versucht eine stabile Persönlichkeitseigenschaft zu beschreiben, die mit der subjektiven Überzeugung verbunden ist, durch das eigene Handeln schwierige Anforderungen meistern zu können. Schwer zu erkranken wird von Patienten und Angehörigen als einschneidender Kontrollverlust empfunden. Möglichkeiten der Einflussnahme sind zunächst in vielen Fällen nicht sichtbar, ein Eindruck, der durch den Kontakt mit dem medizinischen System in vielen Fällen noch verstärkt wird. Mit Untersuchungs- und Behandlungsterminen, Besuchszeitregelungen und langen Wartezeiten wird über die Zeit der Familien verfügt. Sie haben in der Regel keine Wahl, was Diagnostik und Therapie des kranken Familienmitglieds angeht. Vieles, was um sie herum geschieht, verstehen sie nicht und zudem fühlen sie sich vermeintlichen Launen des überarbeiteten Personals ausgesetzt. Der Therapeut kann in Zusammenhang mit dem Behandlungsteam den Patienten und seine Familie dabei unterstützen, eine aktive Rolle im Management der Erkrankung zu übernehmen. Wieder ein Stück Kontrolle zu haben bedeutet, Verantwortung für den eigenen Körper übernehmen zu können, zumindest in Teilbereichen. Das erleichtert die Akzeptanz dessen, worauf Patienten und Familien keinen Einfluss nehmen können. Auch das Gefühl, dass der Therapeut der Familie zutraut, die richtigen Entscheidungen zu treffen, erhöht das Empfinden von Kontrolle und Selbstwirksamkeit.

Interventionstechniken und Gesprächsführung

Susanne Altmeyer / Friedebert Kröger

Stufen der Integration von Familien

Je nach Grad und Schwere einer Erkrankung unterscheidet sich die Notwendigkeit und die Art der Einbeziehung der Familie in den Behandlungsprozess. Sehr anschaulich wird dies in dem von Doherty und Baird 1987 entwickelten Stufenmodell zur Integration von Familien in den Behandlungsablauf (s. Abb. 4).

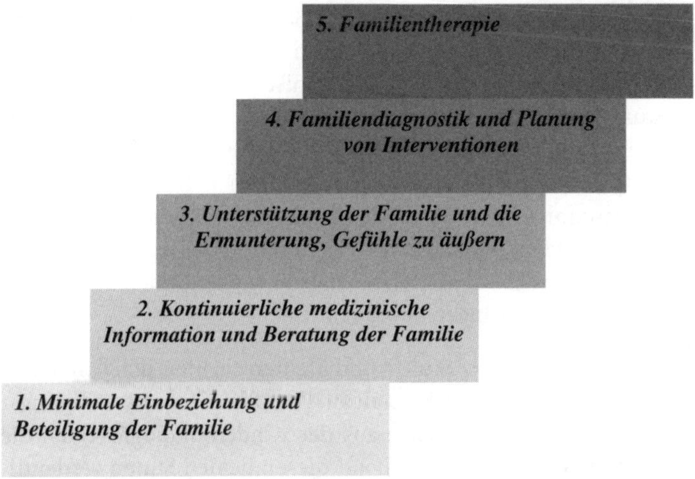

Abb. 4: Stufen der Integration der Familie (Doherty u. Baird 1987)

- Stufe 1: Hier erfolgt eine geringe Einbeziehung der Familie im Rahmen der medizinischen Routineversorgungen. Es finden kaum biopsychosoziale Wechselwirkungen bei weitgehend komplikationslosem Behandlungsverlauf statt. Ein Beispiel hierfür ist eine unkomplizierte Sportverletzung.

- Stufe 2: Auf dieser Stufe wird die Familie zunehmend integriert und erhält ständig medizinische Informationen und Rat. Dies ist notwendig bei schwerwiegenden Erkrankungen, die aber nur geringe psychosoziale Wechselwirkungen nach sich ziehen und einen günstigen Behandlungsverlauf zeigen. Ein Beispiel ist eine unkompliziert verlaufende Lungenentzündung.
- Stufe 3: Auf dieser Stufe soll die Familie dabei unterstützt werden, Gefühle zum Krankheitsgeschehen zu äußern. Die familiären Bewältigungsprozesse erfahren eine Begleitung. Dies ist indiziert bei schwerwiegenden somatischen Erkrankungen mit erheblichen psychosozialen Wechselwirkungen, wie bei einem Herzinfarkt oder einem Apoplex.
- Stufe 4: Eine systematische Familiendiagnostik und geplante Interventionen werden dann notwendig, wenn es zu fortdauernden und schwerwiegenden biopsychosozialen Wechselwirkungen mit unbefriedigendem Behandlungsmanagement oder ausbleibendem Behandlungserfolg kommt. Dies sind oft Erkrankungen mit schlechter Prognose oder sehr ungewissem Verlauf. Die Stufe 4 ist die Ebene der Systemischen Familienmedizin.
- Stufe 5: Auf dieser Stufe findet eine psychotherapeutische Familienbehandlung, also eine Systemische Familientherapie statt, beispielsweise bei schwer zu führenden Patienten, die überdurchschnittlich viele medizinische Leistungen in Anspruch nehmen, deren Behandlungsverlauf sehr unbefriedigend ist und bei denen erhebliche psychosoziale Komplikationen und familiäre Wechselwirkungen bestehen.

Die Erkrankungen der Stufe 4 und 5 unterscheiden sich von denen der Stufe 3 nur durch die Komplexität der familiären Bewältigungsstrategien. Zwei Fallbeispiele aus der Kinderonkologie sollen die Diagnostik und das Vorgehen auf diesen beiden Stufen verdeutlichen:

- Fallbeispiel 5

  Die Kollegen der Kinderonkologie schicken eine Familie zur konsiliarischen Mitbetreuung in die psychosomatische Poliklinik. Der Patient ist der 9-jährige Sohn, bei dem vier Monate vorher ein Ependymom des lumbalen Rückenmarks festgestellt wurde. Dies ist eine sehr seltene Tumorform, mit deren Behandlung man noch sehr wenig Erfahrung hat. Nach der ersten Chemotherapie verweigert der kleine Patient die weitere Behandlung. Vorausgegangen war eine Operation, von der man ihm versprochen hatte, es sei keine weitere Therapie notwendig, eine erste Bestrahlung, vor der man ihm ebenfalls versprochen hatte, es sei keine weitere Therapie notwendig, eine zweite Bestrahlung, die nun endlich die letzte Therapie sein sollte, und schließlich wurde auf Anraten eines auswärtigen Spezialisten doch noch mit einer Chemotherapie begonnen, die in Abständen von einigen Wochen je einen mehrtägigen Aufenthalt in der Klinik notwendig machte. Diese Chemotherapie ist mit starker Übelkeit und Erbrechen verbunden, der Junge verweigerte daraufhin jede weitere Mitarbeit. Er wolle keine Medikamenten zu sich nehmen und weigerte sich auch, etwas zu trinken, da ihm das ebenfalls Übelkeit verursachte. Die Situation zu Hause eskalierte, die Eltern, die sehr besorgt darüber waren, ihr Sohn könne gesundheitliche Schäden davon tragen, wenn er zu wenig trinken würde, redeten bis zu zwei Stunden verzweifelt auf ihn ein, um ihm zu erklären, wie wichtig das Trinken für ihn sei, und versuchten ihn mit vielen Versprechungen dazu zu bringen – erfolglos. Schließlich brachten sie ihren Sohn wieder in die Klinik, wo er aufgrund schlechter Blutwerte Infusionen bekam. Das unbefriedigende Behandlungsmanagement und die gravierenden psychosozialen und biologischen Wechselwirkungen ließen uns die Indikation zum systemisch-familienmedizinischen Gespräch stellen.

- Fallbeispiel 6
  Der Patient ist ein 8-jähriger Junge, der mit fünf Jahren an einer bei Kindern sehr seltenen Leukämieform erkrankt ist und mit sieben Jahren einer Knochenmarktransplantation unterzogen wurde. Seitdem finden monatliche Blutbildkontrollen statt. Dem medizinischen Personal fiel auf, dass der Junge bei diesen Kontrolluntersuchungen und bei zusätzlichen Untersuchungen zwischen den vereinbarten Terminen sehr schwach und klagend wirkte, obwohl laborchemisch und vom körperlichen Befund her keine Auffälligkeiten bestanden. Außerdem klagt die Mutter darüber, dass die Beziehung zu ihrem Ehemann zunehmend schwierig wird und sie an Scheidung denkt. Wegen der hohen Inanspruchnahme von medizinischen Untersuchungen und der offenbar schwerwiegenden familiären Auswirkungen stellten wir nach einem ersten diagnostischen Gespräch die Indikation zu Paargesprächen mit den Eltern.

Der Unterschied zwischen Fallbeispiel 5 und 6 besteht darin, dass es im letzteren zu einer Beziehungsstörung gekommen ist, die eine Optimierung auf der Verhaltensebene erschwert. Die Mutter spricht von Schwierigkeiten in ihrer Ehe, die so massiv sind, dass der Gedanke an Scheidung im Raum steht. Während sich im Fallbeispiel 5 die familiären Probleme im Wesentlichen auf die Folgen der Erkrankung zurückführen lassen und durch Verhaltensmodifikation behebbar oder zumindest beeinflussbar sind, ist im Fallbeispiel 6 ein Beziehungskonflikt entstanden, der nicht oder nicht mehr nur in unmittelbarem Zusammenhang mit der Erkrankung des Jungens steht und der Bearbeitung in Paargesprächen bedarf.

In der Einteilung von Ludewig, der vier Arten klinischer Hilfssysteme unterscheidet (Ludewig 1992), entsprechen die Auftragskonstellationen der Beratung und der Begleitung, in geringerem Maß die der Anleitung und in seltenen Fällen die der Therapie dem Auftrag der Systemischen Familienmedizin. Aufgaben sind Förderung vorhandener Strukturen (Beratung) und Stabilisierung des Systems (Begleitung), manchmal auch die Zurverfügungstellung von Wissen (Anleitung).

Eine chronische Krankheit wirkt wie ein Vergrößerungsglas auf Alltagsprobleme und Meinungsverschiedenheiten in einer Familie, so dass sich Schuld- und Defizitgefühle zu den Belastungen durch die Erkrankung noch hinzuaddieren. Meinungsverschiedenheiten, die sonst eine regulative Funktion innerhalb des familiären Systems beinhalten, verschärfen nun die Krise. Die Themen der Krankheitsverarbeitung und Bewältigung stehen deshalb bei der familienmedizinischen Betreuung von Paaren und Familien im Vordergrund, ebenso wie die Auswirkung der Erkrankungen auf die einzelnen Familienmitglieder. Kompetenzen und Ressourcen zur Krankheitsverarbeitung werden unterstützt, damit sie es schrittweise ermöglichen, der Krankheit einen angemessenen Stellenwert im familiären Alltag zu geben.

Therapeutische Settings

Arbeiten mit Einzelpersonen: Schwerpunkt bei der Arbeit mit Patienten sind Respekt und Wertschätzung des in der Krankheitsbewältigung bisher geleisteten sowie die Anerkennung des Verlustes, den die Krankheit nach sich zieht. Oft ist ein Angebot einer einzelnen Kontaktaufnahme nach Bedarf sinnvoll. Krisensituationen, in denen das erforderlich ist, können mit dem Patienten besprochen werden, etwa die Angst vor therapeutischen oder diagnostischen Eingriffen, die Verarbeitung von bleibenden Behinderungen bis hin zur Auseinandersetzung mit einer lebensbedrohlichen Situation. Unterschiedliche Techniken können patientenorientiert eingesetzt werden: Gesprächstherapie, Hypnotherapie, Autogenes Training, Progressive Relaxation nach Jacobson, katatym imaginäre Psychotherapie, Traumarbeit. Einzelarbeit ist gelegentlich auch mit Familienangehörigen sinnvoll, insbesondere wenn der Eindruck entsteht, dass Scham- oder Schuldgefühle bei den Einzelnen so stark sind, dass die Anwesenheit der anderen Familienmitglieder, insbesondere des Patienten, das Sprechen über Gefühle verhindert. In diesen Fällen wird das Angebot des Therapeuten zu Einzelgesprächen dankbar wahrgenommen.

Arbeiten mit Subsystemen oder der ganzen Familie: Wenn einer Familie bei oder nach der Mitteilung einer Diagnose das Angebot einer psychosozialen Unterstützung gemacht wird, gibt das das Signal, dass die Berücksichtigung emotionaler Faktoren der Erkrankung ernst genommen wird. Familien sind zu diesem Zeitpunkt in erster Linie an Informationsvermittlung interessiert, auch was das Angebot an Unterstützung im psychosozialen Bereich betrifft. Im weiteren Verlauf werden Therapeuten auch hier in der Regel in Krisenzeiten in Anspruch genommen, zum Beispiel wenn Geschwister eines kranken Kindes Verhaltensauffälligkeiten zeigen oder Paarkonflikte auftreten, die durch eine Erkrankung ausgelöst oder verstärkt wurden.

Arbeiten mit mehreren Familien: Gonzales et al. (1989) und Steinglass (1998) entwickelten ein modifiziertes familientherapeutisches Behandlungssetting für Familien mit körperlich kranken Mitgliedern, die so genannten Multiple Family Discussion Groups (MFDG). Diese Gruppen bestehen in der Regel aus drei bis fünf

Familien und zwei Therapeuten. Sie haben eine inhaltlich und formal vorgegebene Struktur. Themenschwerpunkte sind zum einen informative und psychoedukative Inhalte, zum anderen die emotionalen Aspekte von Krankheit und ihrer praktischen und psychosozialen Auswirkungen. Die Gruppe hat das Ziel, den Familien die Möglichkeit zu geben, sich über Schwierigkeiten in Zusammenhang mit der Erkrankung auszutauschen und Ideen, Haltungen und Handlungsmöglichkeiten mit anderen Familienmitgliedern zu besprechen. Sie sollen die Familien darin unterstützen, Fähigkeiten und Fertigkeiten der eigenen Familie zu erkennen und Wege zu finden, wie mehr Handlungsspielraum für den Einzelnen entstehen kann. Ganz im Vordergrund der Gruppenarbeit steht das Bemühen die Eigenkompetenz der Familie in Bezug auf den Umgang mit der Erkrankung aber auch unabhängig von der Erkrankung zu fördern. Ausführlich beschrieben wurde das Konzept der Multiple Family Discussion Groups von Wambold und Levin (1995).

Therapeutisches Vorgehen in der Beratung und Behandlung

Die Systemische Familienmedizin weist gegenüber der Psychotherapie von Familien einige Besonderheiten auf (s. Tab. 4). Einer der wichtigsten Unterschiede ist, dass dysfunktionale Verhaltensmuster in der Systemischen Familienmedizin primär als Reaktion auf die Krankheitsbelastung angesehen werden. Viele Familien fühlen sich nach wie vor stigmatisiert, wenn ihnen psychotherapeutische Hilfe empfohlen wird. Die Aussage der Therapeuten, dass schwere Krankheiten für alle Familien eine große Belastung darstellen, dass es deshalb sinnvoll sei, der Familie von Anfang an Experten im Umgang mit der Erkrankung zur Seite zu stellen, senkt die Schwelle oft beträchtlich, diese Hilfe auch in Anspruch zu nehmen.

Tab. 4: Unterschiede zwischen der Familienpsychotherapie und der Systemischen Familienmedizin

Familienpsychotherapie	Systemische Familienmedizin
Arbeiten mit Familien, die mit einem Problem nicht oder nur unzureichend zurecht kommen	Arbeiten mit Familien, die mit einer Krankheit nicht oder nur unzureichend zurechtkommen
Im Mittelpunkt stehen die Beziehungen der Familienmitglieder untereinander	Im Mittelpunkt steht die Erkrankung und ihre Auswirkung auf die Familienmitglieder
Therapeutischer Fokus: Anregen von Veränderung von Interaktionsmustern	Therapeutischer Fokus: Unterstützen von Kompetenzen und Ressourcen zur Krankheitsverarbeitung
Eher aufdeckend Die Familie »bestimmt« den Auftrag	Eher supportiv Die Krankheit »bestimmt« den Auftrag

- Fallbeispiel 7

  Ein 13-jähriger Junge entwickelt nach der operativen Entfernung eines gutartigen Hirntumors eine craniale Polyradikulitis mit Ausfall der Facialisnerven, Hörminderung, Schluck- und Sprachstörungen sowie eine rechtsseitige Bewegungsstörung. Trotz ausgiebiger Untersuchungen findet man keine rechte Erklärung für diese Symptome, hat somit auch kein festes Therapieschema, nach dem man ihn behandelt. Alle Therapieversuche, die man unternimmt, haben keinen Einfluss auf das Krankheitsbild. Allein Logopädie und Krankengymnastik bewirken eine gewisse Besserung. Als der Junge einen fieberhaften Infekt bekommt, verschlechtert sich das Bild zunehmend, so dass eine stationäre Therapie erforderlich wird. Bei diesem Krankenhausaufenthalt, der Junge ist inzwischen 14 Jahre alt, kommt es zum Gespräch des Vaters mit einem systemischen Familienmediziner. Der Vater schildert, dass sein Sohn oft sehr lustlos und apathisch sei, dass er manchmal äußere, keine Lust mehr am Leben zu haben, es könne ihm ja sowieso niemand helfen, dass er und seine Frau ständig versuchten, ihn aufzumuntern und zu Aktivitäten zu überreden. Wegen seiner Einschränkungen könnte sein Sohn nicht mehr auf seine alte Schule gehen, wo er zuletzt auch sehr gehänselt worden sei, sondern besuche jetzt eine Körperbehindertenschule, auf der er sich unterfordert und sehr unglücklich füh-

le. Während sein Sohn vor der Erkrankung sehr viele Freunde gehabt habe und sehr aktiv gewesen sei, lebe er inzwischen völlig isoliert und zurückgezogen und habe nur die Eltern und die beiden 11 und 15 Jahre älteren Brüder, die nicht mehr zu Hause wohnen. Seit einigen Monaten sei der Junge in kinderpsychiatrischer Behandlung, lehne diese aber eigentlich ab mit der Begründung, er sei doch nicht verrückt. Vater und Mutter seien inzwischen völlig verzweifelt und erschöpft, weil niemand ihrem Sohn helfen könne und sie beobachten müssen, wie es ihm vor allem seelisch immer schlechter gehe.
In einem Gespräch mit Vater und Sohn fällt dem Therapeuten auf, dass der Vater sehr häufig den Satz »er ist völlig lustlos« über und zu seinem Sohn sagt. Später in einem Einzelgespräch darauf angesprochen, reagiert er gekränkt und mit langen Erklärungen über die langwierige Krankheitsgeschichte, die die Familie nun schon hinter sich hat. Erst einige sehr von Wertschätzung getragene Bemerkung des Therapeuten über das, was er geleistet hat und wie sehr er seinen Sohn unterstützt, veranlassen ihn, weiter zu kooperieren und das beschriebene Verhalten zu beobachten und zu überprüfen.

Dieses Beispiel macht deutlich, wie schon ein geringer Hinweis auf Auffälligkeiten als Kränkung und Kritik erlebt werden kann und zu einem Vertrauensbruch führt. Das therapeutische Vorgehen sollte eher supportiv als aufdeckend sein, Ressourcen und Kompetenzen des Vaters sollten unterstützt werden. Allein durch das Vorliegen dieser schweren Erkrankung ist die Indikation zum Angebot familienmedizinischer Unterstützung schon gegeben. Welche Behandlungstechniken dies für die praktische Umsetzung des familienmedizinischen Ansatzes bedeutet, soll im Folgenden dargestellt werden.

Informationen und psychologische Beratung

Der Bedarf an Informationen ist gerade zu Beginn einer schweren Erkrankung am größten. Die Familien erhalten Informationen über die behandelnden Ärzte, über eigene Recherchen in Literatur und Internet, aber auch über die Laienpresse und Erfahrungsberichte anderer Betroffener. Die Fülle dieser Auskünfte kann sich sehr verwirrend auswirken und zur Verunsicherung führen. Für

Therapeuten ist es sinnvoll, sich bei den Familien über den Informationsstand zu erkundigen und eventuell bei offenen Fragen durch Kontaktaufnahme mit den anderen Behandlern zur Klärung beizutragen.

Beschäftigung mit der Krankheitsgeschichte

Die Erfahrung mit den ersten Symptomen einer Erkrankung, den Ängsten und Ungewissheiten des Anfangs, der Suche nach einer Diagnose, den Erfahrungen mit Behandlern, mit Helfern und mit dem Gesundheitssystem haben in den meisten Fällen eine große Bedeutung, weil sie die erste Begegnung mit der Welt der Krankheit darstellen. Im Gespräch darüber können Kränkungen und Ängste thematisiert werden, der Therapeut kann ein Verständnis dafür entwickeln, wie eine Familie die Krankheit und ihre Folgen erlebt hat und erlebt. Von großer Bedeutung ist auch das familienmedizinische Genogramm (siehe Abb. 5 im Fallbeispiel 8) im Sinne einer Sammlung generationsübergreifender Informationen über die Krankheiten in der Familie, weil darin Ressourcen sichtbar werden, die die Familie sich zu Nutze machen kann.

Menschen reagieren in der Regel auf Krankheit mit Verhaltensweisen, die auf eigenen Erfahrungen oder Erfahrungen wichtiger Bezugspersonen beruhen. Diese Bezugspersonen dienen als Modell dafür, welches Verhalten im Krankheitsfall angebracht scheint.

- Fallbeispiel 8

Ein 12-jähriger Junge, bei dem ein Jahr zuvor ein bösartiger Tumor des Kleinhirns entfernt wurde und der am Ende seiner Bestrahlung steht, berichtet in der kinderonkologischen Ambulanz, dass seine Eltern ihm keinerlei selbständige Unternehmungen erlauben. Er darf nicht einmal zum 100 Meter entfernten Briefkasten ohne die Begleitung Erwachsener gehen. Im Gespräch mit der Mutter wird anhand des erstellten familienmedizinischen Stammbaums deutlich, wie es zu der übergroßen Angst der Eltern kommt. 1988 gebar die damals 30-jährige Mutter in der 39. Schwangerschaftswoche ein wenige Tage vorher durch eine Nabelschnurumschlingung zu Tode gekommenes Mädchen. Sie reagierte mit einer ausgeprägten Depression mit Suizidgedanken und wurde zeitweise mit Psychopharmaka behandelt. Wenige Monate später wurde sie wieder schwanger, erlebt eine nach ihren Aussagen sehr angstbesetzte Zeit bis zur Geburt des Kindes, brachte dann aber ein gesundes Kind, den jetzigen Patienten zur Welt. Sie erinnert sich noch, dass sie ihn von Anfang an sehr beschützte und behütete, »damit ihm nur nichts zustößt«. Zwei Jahre nach der Geburt traf die Familie ein neuer Schicksalsschlag: Die Großmutter mütterlicherseits des Patienten, die sich den Belastungen und Sorgen über die schwere Depression ihres Ehemannes nicht mehr gewachsen fühlte, nahm sich das Leben und wurde von ihrem Schwiegersohn auf dem Dachboden erhängt aufgefunden. Kurz darauf floh ihr Ehemann aus einer geschlossenen psychiatrischen Abteilung und ertränkte sich in einem See. Es dauerte einige Jahre, bis sich die Familie von diesen Ereignissen soweit erholt hatte, dass wieder ein Gefühl von intakter Familie entstand. Mit dazu bei trug die Geburt eines zweiten gesunden Jungen, sechs Jahre nach der Geburt des Patienten. Die Familie erlebt eine sehr glückliche Zeit, die mit der Erkrankung des ältesten Sohnes jäh unterbrochen wurde. Die erneute tödliche Bedrohung reaktivierte die alten Ängste und belastete vor allem die Mutter in einem Maß, dass sie das Gefühl hatte, ihren Sohn keinen Augenblick aus den Augen lassen zu können.

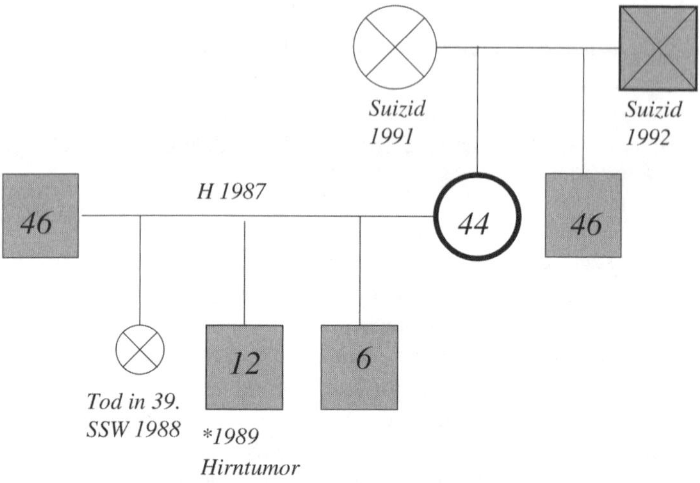

Abb. 5: Genogramm der Familie im Fallbeispiel 8

Die Erarbeitung des Genogramms der Mutter mit dem Fokus der Krankheiten und Bewältigungsstrategien in der Familie machte die Wurzeln ihrer großen Angst deutlich.
Die Therapeutin sprach nach der Genogramm-Arbeit folgende Ressourcen bei der Mutter an: ihre Fähigkeit und Kraft, trotz der Schicksalsschläge weiterzumachen, ihren Mut nach der Todgeburt des ersten Kindes eine weitere Schwangerschaft zu wagen und durchzustehen, ihr großer Wille zu leben trotz der Todessehnsucht ihrer Eltern, ihre herzliche Beziehung zu der Mutter, als diese noch lebte, sowie die spirituelle Beziehung zu ihr seit ihrem Tod, ihre Partnerschaft mit ihrem Mann, der in schlimmen Jahren immer zu ihr hielt und andere mehr. Das Ansprechen ihrer starken Seiten führte bei dieser Frau dazu, dass sie nach diesem Gespräch den Mut entwickelte, ihrem Sohn mehr Freiräume zu geben und ihm zu erlauben, die Dinge wieder zu tun, die Zwölfjährige normalerweise tun, ohne dass von Therapeutenseite eine Empfehlung in dieser Richtung ausgesprochen worden war.

Um zu klären, wie eine Familie eine schwere Krankheit erlebt, empfiehlt Susan McDaniel (McDaniel et al. 1997) 17 Fragen (s. Tab. 5).

Tab. 5: Fragen an den Patienten und an Familienangehörige

Fragen an den Patienten

1. Was verursacht Ihrer Meinung nach Ihre Beschwerden?
2. Warum begann es Ihrer Meinung nach gerade zu diesem Zeitpunkt?
3. Was bewirkt Ihrer Meinung nach die Krankheit bei Ihnen?
4. Wird Ihre Krankheit einen langen oder kurzen Verlauf haben?
5. Welches sind die Hauptprobleme, die Ihnen Ihre Krankheit verursachen?
6. Wovor haben Sie bei Ihrer Krankheit am meisten Angst?
7. Welche Behandlung sollten Sie Ihrer Meinung nach bekommen?
8. Welches sind die wichtigsten Ergebnisse, die Sie sich von dieser Behandlung erhoffen?
9. Sind Komplikationen zu erwarten?
10. Welche Erfahrungen haben Ihre Angehörigen mit Krankheiten?
11. Hatte je ein anderes Familienmitglied eine ähnliche Erkrankung wie Sie jetzt?
12. Wie haben Sie oder Ihre Familie sich in der Vergangenheit von einer Krankheit erholt?
13. Was könnte für Sie den Heilungsprozess erschweren?
14. Ist Ihr Leben Ihrer Meinung nach lebenswert?

Fragen an Familienangehörige

15. Wie wird Ihrer Meinung nach die Verteilung von familiären Pflichten wegen der Krankheit des Patienten verändert werden müssen?
16. Welche Familienmitglieder werden für die Pflege oder spezielle Hilfe verantwortlich sein, falls der Patient diese braucht?
17. Falls die Krankheit bereits chronisch ist oder wahrscheinlich chronisch wird: Welche Pläne haben die einzelnen Familienmitglieder, das Problem auf lange Sicht zu handhaben?

Umgang mit Abwehrhaltungen und Schuldgefühlen

Wenn sich im Gespräch mit der Familie ungünstige Bewältigungsstrategien zeigen, ist es nicht empfehlenswert, diese als dysfunktionale Verhaltensweisen sofort zu verwerfen, sondern es wird der Familie gerechter, das was gut gelingt zu unterstreichen. Die Familien wissen in der Regel, an welcher Stelle sie etwas besser machen könnten, haben aber noch keine für sie passende Verhaltensmöglichkeit gefunden. Es ist wichtig, jedem Familienmitglied die Zeit zur Verarbeitung der Situation zu lassen, die es braucht. Wenn es Phasen gibt, in denen der Patient oder ein Angehöriger sich lieber zurückzieht, so sollte das als zum jetzigen Zeitpunkt vermutlich beste Verarbeitungsmöglichkeit anerkannt werden.

- Fortsetzung von Fallbeispiel 5
  Themen bei dem diagnostischen Familiengespräch sind die Sorgen der Eltern, ihre Schuldgefühle, weil sie es nicht schaffen, den Sohn zum Trinken zu bewegen, und die Wut des Jungen auf alle, die ihn dazu zwingen, die Prozeduren der Therapie über sich ergehen zu lassen. Die Therapeuten bewundern den Jungen dafür, welche Anstrengungen und Leistungen er vollbracht hat, in dem er trotz sich ständig verändernder Informationen bis jetzt alle Therapien mitgemacht hat. Sie drücken ihr Verständnis dafür aus, dass er sich weigert, die Tabletten einzunehmen und zu trinken, weil ihm das solche Übelkeit verursacht, können es gut verstehen, dass es ihm sehr lästig ist, wenn die Eltern ihn stundenlang dazu drängen. Auf der anderen Seite haben die Therapeuten auch volles Verständnis für die Eltern, die ebenfalls seit Erkrankungsbeginn große Anstrengungen und Leistungen vollbracht haben und sich jetzt große Sorgen machen, dass es ihrem Sohn durch sein Trinkverhalten

wieder schlechter geht. Auch die Schuldgefühle können die Therapeuten verstehen, weil sie wissen, dass sehr viele Eltern sich schuldig fühlen, wenn ihr Kind krank ist, obwohl gar kein Grund dazu besteht. Die Therapeuten entwickeln mit der Familie zusammen Strategien, wie mit der Trinksituation umgegangen werden kann: Der Junge versucht, Tabletten und Flüssigkeit eigenständig einzunehmen, und hat zwei Stunden Zeit, sich den für ihn geeigneten Zeitpunkt auszusuchen. Schafft er es in dieser Zeit nicht, dürfen seine Eltern ihm Tabletten und Flüssigkeit verabreichen oder er kommt zur Infusionstherapie für ein bis zwei Tage ins Krankenhaus. Wie die Eltern einige Wochen später berichten, gab es danach mit der Tabletteneinnahme und dem Trinken kaum noch Probleme. Nur wenn die Übelkeit sehr groß war, wollte der Patient nach wie vor nichts zu sich nehmen und die Eltern brachten ihn auf seinen Wunsch für kurze Zeit ins Krankenhaus. Die Gesamtsituation hatte sich deutlich entspannt.

Erleichtern der Kommunikation

Im Lauf einer Krankheit entwickelt jede Familie gewisse »Muster«, wie sie um die Krankheit interagiert und wie sie über sie kommuniziert (zum Musterbegriff siehe Luhmann 1988). Im Fallbeispiel 5 hatte sich zum Beispiel das Muster entwickelt, dass die Eltern versuchten, den an einem Karzinom erkrankten Sohn durch langes Auf-ihn-Einreden dazu zu bewegen, mehr zu trinken. Er reagierte darauf mit der Beteuerung, nichts trinken zu können, die Eltern versuchten durch weitere verbale Argumente ihm die Wichtigkeit des Trinkens klar zu machen, er beteuerte klagend, dass ihm schon übel werde, wenn er nur ans Trinken denke, trank auf weiteres Drängen der Eltern zwei, drei Schlucke, die er zur Hälfte wieder ausspuckte, und dann wiederholte sich das Muster. Zur Entstehung dieser Muster kommt es durch komplexe biopsychosoziale Zusammenhänge. Im Fallbeispiel 5 können folgende Faktoren eine Rolle spielen:

Der Junge bekommt wegen seiner Krebserkrankung Chemotherapie, die die Nieren schädigen kann, weshalb es wichtig ist, dass der Patient viel trinkt, damit das Medikament schnell ausgeschwemmt wird. Gleichzeitig erregt das Chemotherapeutikum

Übelkeit und Brechreiz, so dass es unangenehm ist, Flüssigkeit zu sich zu nehmen. Die Eltern fühlen sich in der Pflicht, dafür zu sorgen, dass der Junge trinkt, weil es wichtig für seine Gesundheit ist. Gleichzeitig ist ihnen klar, dass die Therapie noch sehr lange dauern wird, so dass der Junge grundsätzlich einsehen muss, dass er ihre Aufforderung zum Trinken befolgt und auch zukünftig immer befolgen muss. Sie denken, auf gar keinen Fall nachgeben zu dürfen. Dem Jungen ist übel, er hat Angst vor dem unangenehmen Erbrechen, außerdem fühlt er sich massiv von seinen Eltern unter Druck gesetzt – »die müssten selbst mal fühlen, wie schlecht mir ist« – und reagiert trotzig. Die stundenlange Beschäftigung mit dem unangenehmen Thema führt zur Erschöpfung und Verzweiflung vor allem der Eltern, die sich unfähig fühlen und Angst haben, dass es ihrem Sohn jetzt körperlich schlechter gehen könnte.

Madsen (1992) beschrieb bei einer Untersuchung von Patienten, bei denen Behandlungsschwierigkeiten auftraten, ihren Partnern und ihren Hausärzten folgende Muster: Während die Patienten ihre objektiv ernsthafte Erkrankung entweder als unproblematisch oder von ihnen selbst als unkontrollierbar einschätzten, bewerteten die Ehepartner den Gesundheitszustand als durchaus kritisch und auch durch die Patienten beeinflussbar. Dies führte bei den Ehepartnern zu Schwierigkeiten in der Interaktion, die die unterschiedlichen Positionen noch verfestigten. In den Fällen, in denen die Behandler aktiv Stellung für die Position der Ehepartner und gegen die Patienten bezogen, wurden sie in die Auseinandersetzung des Paares involviert und erreichten in der Regel eher eine weitere Verfestigung des verharmlosenden Verhaltens der Patienten. Eine Empfehlung der Autoren zum Verhalten der Behandler in solchen Fällen ist, statt der Frage »Warum verhält sich dieser Patient nicht gemäß unseren Empfehlungen?« die Frage »Was hält diesen Patienten davon zurück, sich entsprechend zu verhalten?« zu stellen.

Aufrechterhalten der Kommunikation

Nicht nur in der Anfangsphase einer schweren Erkrankung ist es wichtig, dass die Familienangehörigen untereinander kommunizieren. Das ist in vielen Fällen nicht unproblematisch, etwa wenn

Patient und Angehörige sich gegenseitig schonen wollen, indem sie ihr Wissen über die Schwere der Erkrankung verheimlichen. Jedoch kann sich Unausgesprochenes, das dennoch jeder in der Familie spürt, zur Keimzelle von Phantasien und Ängsten entwickeln, die die Kommunikation zusätzlich blockieren. Es ist einfacher, wenn die Familienmitglieder möglichst früh den Mut zur Offenheit finden, so dass sie ihr Wissen, ihre Ängste und ihre Sorgen teilen können. Unterstützen kann ein Therapeut diesen Prozess dadurch, dass er die Schutzfunktion solcher Geheimnisse anerkennt, gleichzeitig aber auch zur Offenheit ermuntert und den Raum dazu zum Beispiel in einem Familiengespräch zur Verfügung stellt.

Die unterschiedlichen Phasen einer Erkrankung bringen immer neue Herausforderungen mit sich. Um diese Phasenübergänge zu bewältigen, müssen die Familienmitglieder immer wieder neue Absprachen treffen, wenn sich etwas verändert hat. Die Vorbereitung darauf, dass Absprachen geändert werden können und müssen, kann von Defizitgefühlen entlasten, wenn »wieder einmal etwas nicht geklappt hat«. Das ist vor allem bei Krankheiten mit progredientem Verlauf von Bedeutung.

Kommunikationsprobleme zwischen Patienten, Familie und den Mitgliedern des medizinischen Systems sind im Verlauf von Erkrankungen eher die Regel als die Ausnahme. Ausgelöst werden sie einmal durch die schlechten Erfahrungen mit dem Gesundheitssystem auf Patienten- und Angehörigenseite sowie auf der Seite der Behandler durch hohe Anspannung und Stress durch Überbelastung. Retzer (1994) beschreibt als Grund für Non-Compliance, also das Nicht-Befolgen ärztlicher Anordnungen, eine Verschränkung der individuellen Patientenüberzeugungen, der familiären Interaktion eines Patienten in seiner Beziehungsgestaltung mit dem Gesundheitssystem. Entsprechend ist eine Berücksichtigung der subjektiven Krankheitstheorien und -überzeugungen der Patienten und ihrer Familien durch die Behandler förderlich für einen befriedigenden Umgang mit den Krankheitsfolgen. Erleichtert werden kann die Kommunikation im Einzelfall durch Anwesenheit eines psychologischen Beraters bei Gesprächen zwischen Arzt und Patient/Familie. Das hat unter anderem auch ganz praktische Gründe: In Gesprächen mit den Ärzten ist die Anspannung der Patienten und ihrer Angehörigen häufig hoch, so dass sie nicht alles, was gesagt wird, auch richtig verstehen. Hier kann ein psychologischer Berater zum einen durch eigenes Nachfragen größere Klarheit und Transparenz erzeugen, zum anderen kann er sich in folgenden Kontakten mit der Familie, auf das was gesagt wurde, beziehen und es eventuell noch einmal verdeutlichen.

Familienidentität

Viele Menschen schöpfen aus ihren gewohnten Abläufen im Alltag Kraft, haben dort ihre Ressourcen. Dazu gehören die Besonderheiten, die eine Familie ausmachen: gemeinsames Essen, gemeinsame Tagesabläufe, gemeinsame Ausflüge, Besuche, Familienfeste oder andere Rituale. Sie vermitteln das Gefühl von Zugehörigkeit und gestalten die Familienidentität. Durch schwere Krankheiten treten Ausnahmesituationen auf, in denen diese Familienrituale außer Kraft gesetzt werden. Therapeuten sollten die Familien darauf hinweisen, dass nach der akuten Phase einer Erkrankung eine Art von neuer Normalität angestrebt werden sollte, in der auch diese Familienrituale wieder ihren Platz haben.

- Fallbeispiel 9
  Eine 50-jährige Frau, deren Mutter seit mehreren Monaten schwer krank und bettlägerig ist, glaubt sich wegen des drohenden Todes der Mutter nicht erlauben zu können, das Haus für die Weihnachtszeit zu schmücken. Ihre Depressionen, wegen derer sie sich seit einiger Zeit in ambulanter Psychotherapie befindet, werden in der Vorweihnachtszeit deutlich stärker. Der Therapeut thematisiert in einem von ihm initiierten Paargespräch mit dem Ehemann die Auswirkungen der Erkrankung der Mutter auf das Paar. Am Ende beschließt das Paar, das Haus wie immer zu schmücken. Einige Wochen später berichtet die Patientin, dass sie eine schöne Vorweihnachtszeit und ein schönes Fest hatten, an dem auch die kranke Mutter sich beteiligen konnte.

Anbindung

Nach Abschluss einer therapeutischen Begleitung in einer Krisensituation ist die Vereinbarung empfehlenswert, dass die Familie sich in einem halben Jahr zu einem Nachgespräch wieder meldet. Diese Vorgehensweise vermittelt den Familien ein Gefühl von Interesse und Verbundenheit und senkt die Schwelle im Falle von neu auftretenden Krisensituationen den therapeutischen Kontakt wieder zu suchen.

Die therapeutische Beziehung in der Systemischen Familienmedizin

Therapeutische Vorerfahrungen: Sehr viele Patienten und Angehörige berichten über Behandlungserfahrungen, die sie als verletzend empfunden haben (Patterson et al. 1997). Die genaue Exploration der Vorerfahrungen der Familie mit dem Gesundheitssystem ist eine der wesentlichen Aufgaben der familienmedizinischen Arbeit. Die Tatsache, dass dieser Thematik im Gespräch mit Therapeuten Raum und Zeit gegeben wird, ist für Familien häufig eine neue Erfahrung. Dass sie über erlittene Kränkungen und Enttäuschungen an »offizieller Stelle« reden können, dass ihnen zugehört wird und sie eine emotionale Begleitung erfahren, wirkt sich vertrauenssteigernd aus.

Therapeutische Beziehung: Der Ansatz der Systemischen Familienmedizin beinhaltet, kranke Menschen dabei zu unterstützen, ihren sozialen Kontext mitzugestalten. Erfahrene Therapeuten wissen um die Macht der Familie bei der Behandlung ihrer Patienten, die »Familiengeister« sind bei diagnostischen und therapeutischen Gesprächen anwesend. Durch die Bevorzugung ambulanter Behandlungssettings hat die Familie eine neue wichtige Bedeutung bekommen. Sie ist in erster Linie gefordert, wenn auf die Krankheit oder Behinderung eines Familienmitgliedes reagiert werden muss, für viele Kranken bildet sie den Mittelpunkt der Betreuung. Gesundheit und Krankheitsverhalten werden in Familien gelernt und von Familien geformt. Die erfolgreiche Behandlung von Patienten steht und fällt häufig mit der Fähigkeit des Therapeuten, die Familie nicht nur einzubeziehen, sondern in gleichem Maß die Ressourcen des Patienten und seiner Familie, deren Kräfte, Kompetenzen und Fähigkeiten zu erkennen, zugänglich zu machen und zu nutzen. Dies kann nur erfolgreich gelingen, wenn auf Dominanz und Abhängigkeit gegründete Beziehungsmuster überwunden und die Krankheitskonzepte der Patienten und ihrer Angehörigen, die sich grundlegend von den medizinischen Konzepten unterscheiden können, verstanden werden (Rolland 1994; Wright et al. 1996; McDaniel 2000). Ganz allgemein geht es darum, Patienten und ihren Angehörigen nicht nur als behandlungsbedürftige Kunden anzusehen, sondern als Kollegen und Partner einer gemeinsamen Behandlung.

Ungeachtet der Bedeutung, die die Einbeziehung wichtiger Bezugspersonen des Patienten für Diagnose und Therapie körperlicher, psychischer und psychosomatischer Störungen hat, wird der Umgang mit den Patientenangehörigen von vielen Ärzten nach wie vor als lästiger Teil ihrer Arbeit angesehen. Levine und Zuckerman (1999) sehen die Ursache für diese unveränderte Tendenz in der Medizin in der Überbetonung des Individuums durch die westliche Medizin. Die Autoren plädieren für eine »Ethik der Übereinstimmung«, die die Fähigkeiten und Grenzen der Familienangehörigen durch rechtzeitige Information, Training, einfühlsames Verständnis, Hilfen bei der Neudefinition von Rollen und Verantwortlichkeiten sowie der Abgrenzung gegenüber dem erkrankten Familienmitglied unterstützt. Diese Ziele lassen sich durchaus erreichen, wenn Patienten und ihre Familienangehörigen als Partner und Kollegen anerkannt werden und an die Stelle der Machtausübung das Teilen der Macht, an die Stelle des Zueinanderredens das Miteinanderreden, an die Stelle der Kritik die Wertschätzung tritt.

Kooperation und ihre Bedingungen

Askan Hendrischke / Friedebert Kröger

Obwohl das Gesundheitswesen ein außerordentlich komplexes Gefüge darstellt, ist der Gedanke an und das Wissen um Kooperation bemerkenswert gering ausgeprägt. Eine Vielzahl von Berufsgruppen mit unterschiedlichsten Aufgaben und Interessen stößt hier aufeinander, ohne dass eine fachübergreifende, gemeinsam geteilte Identität vorhanden wäre. Charakteristisch bei aller Unterschiedlichkeit ist jedoch das Bemühen, die eigenen Ideen, Leitlinien oder professionellen Grundüberzeugungen für legitim zu erklären, wenn es darum geht, Patienten oder Klienten zu beraten, zu pflegen, sie zu behandeln oder zu therapieren, sie zu fördern oder zu versorgen. Gibt es bei so viel Unterschiedlichkeit und divergenten Einzelinteressen ein gemeinsames Fundament abseits allmächtiger Helferphantasien und offener oder verdeckter Profitinteressen? Wie können medizinische oder psychosoziale Behandler und Berater kooperative Arbeitsbeziehungen miteinander entwickeln, wie kann der Kontakt zu Patienten/Klienten gestaltet werden, damit er von den Betroffenen nicht nur als hilfreich, entlastend und effizient erlebt wird, sondern auch ökonomisch vertretbar ist? Gibt es Beispiele, wie im Alltag Kooperation in einem (Wirtschafts-)Bereich gelingen kann, in dem vor dem Hintergrund begrenzter finanzieller Ressourcen der Gedanke der Konkurrenz alle Ebenen zukünftig noch stärker bestimmen wird? Was sind die Anforderungen an die Behandler und die Institutionen, damit Kooperation gelingen kann?

Grundlagen für eine erfolgreiche Kooperation

Symptombesserung, Behandlungszufriedenheit und Wirtschaftlichkeit bilden die tragenden Säulen einer funktionierenden Gesundheitsversorgung. Diesen Qualitätsvorgaben wird derjenige Behandler besonders gerecht, der neben der fachlichen Kompetenz über die Fähigkeit zur Kooperation und zur Kommunikation mit seinen Patienten/Klienten, deren Familien und den beteiligten Mitbehandlern verfügt, der psychosomatisch denken und handeln kann, der einen Zugang zur präventiven Medizin und zur Salutogenese hat und der Kultur-, Alters- und Geschlechtsschranken überbrücken kann. Multilaterale Kooperation ist genuiner Bestandteil seines Behandlungskonzepts, das heißt die systematische Kooperation medizinischer und psychosozialer Behandler sowohl mit den Patienten/Klienten und deren Familien, als auch mit Fachkollegen und über die Grenzen der Fachkollegen hinaus (Hendrischke u. Kröger 1997). Dies betrifft nicht nur das Gesundheitswesen im engeren Sinn in seinen ambulanten und stationären Versorgungsbereichen, sondern auch und insbesondere komplementäre Beratungs- und Therapieeinrichtungen mit psychosozialem Schwerpunkt (Beratungsstellen, Jugendhilfe- und Altenpflegeeinrichtungen, Frühförderstellen).

Grundlage für die erfolgreiche Kooperation im Gesundheitswesen ist allerdings nicht nur das Fachwissen der Behandler, sondern eine kooperative Kompetenz, die insbesondere die Motivation, den Behandlungsauftrag aufzunehmen und den Willen und die Fähigkeit zur Zusammenarbeit in den Vordergrund stellt. Während Fachwissen und Behandlungsmotivation vom jeweiligen Behandler *mitgebracht* werden müssen und diese durch die Struktur der jeweiligen Institution gewährleistet sein sollen, muss die Kooperationsfähigkeit *eingebracht* werden, der organisatorische Handlungsrahmen ist in der Regel nur in Form der Konsultation vorgegeben. Die für eine erfolgreiche, professionelle Kooperation notwendigen Strukturen sind bekannt (vgl. Schweitzer 1998; Manteufel u. Schiepek 1998; Seaburn et al. 1996):

- Die Anzahl der unterschiedlichen Behandler sollte überschaubar sein, was im Gesundheitswesen bei der hohen Fluktuation der unmittelbar Verantwortlichen nicht immer selbstverständlich ist.
- Es sollte ausreichend Zeit für persönliches Kennenlernen und Informationsaustausch zur Verfügung stehen. Kooperation bedeutet auch Verzicht auf Machtausübung und Einflussnahme, was in einer hierarchischen Strukturen, wie sie das Gesundheits-

wesen vorgibt, nur auf der Basis persönlichen Kennens, Wertschätzens und Vertrauens möglich ist.
- Respekt vor der professionellen und persönlichen Identität des anderen und Vermeiden von Konkurrenz- und Machtkämpfen um eigenes oder fremdes Expertentum.
- Skepsis gegenüber Lösungsversuchen, die sich bereits als erfolglos erwiesen haben und die nun, mit verstärkter Intensität verfolgt, doch zum Ziel führen sollen (Muster des »mehr desselben«).
- Kooperation muss sich für alle Beteiligten lohnen, idealistische Motive Einzelner führen mittel- und langfristig nicht zum Kooperationserfolg. Der Gewinn kann dabei für die einzelnen Kooperationspartner sehr unterschiedlich aussehen, er kann die Form von Reputation, Zeit, Geld haben.

Zur erfolgreichen Bewältigung komplexer Aufgaben (wie in der Diagnostik, Therapie oder der Beratung schwer oder chronisch kranker Patienten) besteht die grundlegende Notwendigkeit zur fachübergreifenden Kooperation. Neben der Unsicherheitsbewältigung (zum Beispiel angesichts einer komplexen Aufgabe) ist das Vertrauen in den Kooperationspartner und dessen Wille, angemessen zum gemeinsamen Erfolg beizutragen, zentrale Voraussetzung für die Kooperationsbereitschaft. Dieses Vertrauen wächst vor allem auf dem Boden langfristiger Zusammenarbeit, der gemeinsamen Bewältigung interdependenter Aufgaben und einer engen, respektvollen Wechselbeziehung zwischen den Beteiligten. Konsultations- und Übernahmevereinbarungen entlasten so alle Beteiligten und nicht zuletzt die betroffenen Patienten/Klienten, die sich in integrierten Versorgungseinrichtungen durchweg besser versorgt fühlen als in voneinander getrennten Bereichen.

Fragt man Behandler nach ihren Wünschen und Erwartungen an die komplementäre Berufsgruppe, so steht häufig der Wunsch nach professioneller Entlastung im Vordergrund. Die Mitarbeiter einer Beratungsstelle wünschen sich eine valide Befundmitteilung und Kontaktaufnahme, wenn sie einen Patienten wegen Herzbeschwerden im Lauf einer Paartherapie zum Internisten schicken, nicht die Verordnung von Psychopharmaka, wenn dieser nach ergebnisloser Diagnostik dem Patienten schließlich »Sie sind gesund« mitteilt. Umgekehrt wünscht sich der Arzt im Krankenhaus, dass die Konsilanfrage an den Sozialdienst zeitnah erledigt wird und der Patient innerhalb weniger Tage in die Reha-Behandlung oder in eine Pflegeeinrichtung verlegt werden kann, damit angesichts kurzer Liegezeiten das Bett wieder rasch belegt werden kann, ungeachtet der psychosozialen Konsequenzen, die sich daraus unter Umständen für den Patienten ergeben.

Mag innerhalb der eigenen Berufsgruppe noch Konsens darüber zu erzielen sein, was unter professionellem Handeln zu verstehen ist, so muss dies im interdisziplinären Kontext immer wieder neu ausgehandelt werden, wollen die Beteiligten nicht mehr verlieren als gewinnen. Es macht daher Sinn, dass Kooperationsvereinbarungen getroffen werden, die beinhalten, dass sich die Partner an miteinander ausgehandelte Absprachen halten, die den Entscheidungsprozess strukturieren helfen und die Verantwortungsübernahme regeln.

Zwei Dinge scheinen von Bedeutung für das Entstehen von Zusammenarbeit:

- Knappe Ressourcen können zu einer Verschärfung der Konfrontationen im Verteilungskampf führen. Einerseits erhöht sich damit das potentielle Verlustrisiko, andererseits können sie aber auch die Bereitschaft zur Zusammenarbeit verstärken.
- Die ausgehandelten Regeln der Kooperation haben einen engen Geltungsbereich, so sind Regeln, die die wissenschaftliche Kooperation sichern, wenig nützlich, wenn es um die Kooperation in der Behandlung der Patienten geht. Es bedarf anderer Absprachen, um mit Chirurgen zu kooperieren, als mit Pädiatern, Psychiatern, Psychologen oder Sozialarbeitern oder Pflegekräften der Sozialstation. Unterschiedliche professionelle Kulturen, persönliche Stile und Erfahrung müssen dann zur Zielerreichung koordiniert werden.

Rahmenbedingungen, die das Zustandekommen von Kooperationsbeziehungen fördern, sind demnach:

- die inneren und äußeren Determinanten individueller Kooperationsbereitschaft,
- die situativen Bedingungen und Aufgabenstellungen,

- die Vor- und Nachteile der Kooperation für Einzelne und Organisationen (vgl. Battmann 1989).

Die Entwicklung und Ausbildung kooperativer Arbeitsstrukturen braucht also Zeit, Geduld und Offenheit für den Arbeitskontext des Anderen. Dies ist umso wichtiger, wenn es sich um Arbeitsbereiche handelt, die primär wenig miteinander zu tun haben und sich nur schrittweise aufeinander zu bewegen können.

- Fallbeispiel 10

  Der psychosomatische Arzt wurde sechs Monate nach einem informellen Gespräch mit dem Leiter einer Jugendhilfeeinrichtung von dessen Stellvertreter gebeten, für die leitenden Erzieher und Pädagogen mehrerer Wohngruppen eine fachbezogene Fortbildung zum Thema »Psychosomatik und Psychopharmaka« anzubieten. Hintergrund dieser Anfrage war, dass eine 13-jährige Jugendliche wegen wiederholter Konfliktsituationen in ihrer Wohngruppe Kopfschmerzen und Schwindel entwickelt hatte und der Hausarzt ihr dafür ohne Rücksprache mit der Einrichtung mehrfach Antidepressiva und Tranquilizer verordnet hatte. Die Betreuer reagierten darauf mit Ärger und Empörung, aber auch mit Ratlosigkeit, da sie sich außerstande sahen, die Wirkung und Nebenwirkungen der Medikamente einschätzen zu können. Nach der Fortbildung durch den Psychosomatiker häuften sich die telefonischen Anfragen bei ihm und der Wunsch nach ärztlicher Beratung und diagnostischer Klärung verschiedener Beschwerden nahm zu.

  Ein Jahr später meldete sich der Psychologe einer assoziierten Jugendhilfeeinrichtung, um den Psychosomatiker um ein Konsil bei einem 17-jährigen Jugendlichen zu bitten, der seit einiger Zeit über organisch nicht begründbare Herzbeschwerden klagte. Zum ambulanten Konsilgespräch in der psychosomatischen Akutabteilung erschienen der Patient, der Psychologe, der ihn in der Jugendwohngruppe seit vier Jahren psychotherapeutisch behandelte, und ein Betreuer. Die Begleitpersonen waren teils bei dem Gespräch anwesend, teils warteten sie vor dem Besprechungsraum auf dem Stationsflur. Während der Wartezeit fand auf dem Flur zeitgleich die psychosomatische Visite des Stationsteams statt, das sich offenbar nicht scheute, über Patienten der Station in Hörweite der Mitarbeiter der Jugendhilfeeinrichtung zu sprechen. Als der Psychologe dies zum Anlass nahm, die Stationsärztin auf die Wahrung ihrer Schweigepflicht hinzuweisen, wurde dies von ihr zwar zunächst als Einmischung empfunden, machte aber dem Team der Station deut-

lich, mit welcher Unbekümmertheit im Medizinsystem häufig mit Daten umgegangen wird.
Kurz darauf wurde der inzwischen 18-jährige Patient wegen zunehmender Herzbeschwerden und Ängste auf die psychosomatische Station aufgenommen. Im Rahmen der stationären Psychotherapie fanden regelmäßige Gesprächskontakte zwischen den Betreuern der Jugendhilfe und dem Stationsteam statt. Nach einer anfänglichen Phase konkurrierender Hypothesen über die problemstabilisierenden Faktoren gelang es schrittweise beiden Teams, sich auf gemeinsame Ziele innerhalb und außerhalb der stationären Psychotherapie zu verständigen, unter Einbeziehung des Patienten, der sich offenbar dadurch entlastet fühlte. Zwar bedeutete dies für ihn, sich vermehrt mit Regeln und Grenzen auseinander zu setzen, was er bei seinem alkoholkranken Vater und der drogenabhängigen Mutter früher nur unzureichend gelernt hatte. Andererseits erlebte er den psychotherapeutischen Kontext der Station als wesentlich entlastender, als die Wohngruppe, in der er sich innerhalb seiner Peers behaupten musste. Nach Entlassung aus der stationären Therapie war er circa ein Jahr beschwerdefrei, wie wiederholte Kontakte der Station mit der Wohngruppe ergaben.
Eine erneute akutstationäre Psychotherapie war nötig, als die Mutter des Patienten an einer Heroin-Intoxikation starb und der Patient krisenhaft mit Selbstmordabsichten, erheblichen Somatisierungstendenzen und Diebstahlsdelikten mit Sachbeschädigung reagierte. Dank der bestehenden Kontakte beider Einrichtungen konnte er kurzfristig auf die Psychotherapiestation aufgenommen werden, was unter Verzicht auf die Gabe von Psychopharmaka zur deutlichen Entlastung des jungen Mannes mit Rückgang seiner Symptomatik beitrug. Der Jugendrichter konnte sich anschließend in der strafrechtlichen Beurteilung der Taten einer kontextbezogenen Sichtweise der Jugendhilfeeinrichtung anschließen und machte ihm zur Auflage, an einem Antiaggressionstraining teilzunehmen und Arbeitsstunden im sozialen Bereich abzuleisten.

Wie kann Kooperation gelingen?

Die Nützlichkeit von Kooperation im aktuellen gesundheitspolitischen Diskurs ist so über alle Zweifel erhaben, dass Skepsis angebracht ist. Schweitzer (1998, 2000) weist mit Recht darauf hin, dass die Aufforderung zur Kooperation im Konkurrenzkampf strategisch einsetzbar ist, dass sie ein moralisierendes Druckmittel oder das Passwort für schlechte Nachrichten darstellen kann: Höhere Arbeitsbelastung, geringere finanzielle Mittel, weniger Personal sollen durch dieses »Heilmittel« kompensiert werden. Der vielfältigen, vielseitigen und nachdrücklichen Aufforderung zur Kooperation stehen Vorsicht und Skepsis der Kooperationspartner beim Eingehen dieser Beziehung gegenüber. Ursächlich dafür ist die Befürchtung, mehr zu investieren als zu profitieren. Schließlich unterliegt nur der eigene Beitrag zur Kooperation auch der eigenen Kontrolle. Über den Erfolg der Kooperation entscheiden aber die (nur beschränkt kontrollierbaren) Kooperationspartner mit.

Wie viele Ressourcen Menschen einsetzen, um ihre Ziele zu erreichen, und ob sie dabei allein oder kooperativ mit anderen handeln, ist auch eine Frage der Abwägung der erwarteten Kosten und des erwarteten Nutzens. Der angestrebte persönliche Gewinn unterscheidet dabei Kooperation vom altruistischen Helfen. Kooperationsbereitschaft entsteht dann, wenn mit Hilfe anderer Menschen Ziele erreicht werden können, die anderenfalls unerreichbar blieben, oder wenn durch Kooperation eigene Ressourcen für das Erreichen eines Ziels eingespart werden können (durch die langfristige Arbeitszeitersparnis oder Arbeitserleichterung). Nützlichkeit entscheidet nicht nur darüber, ob Menschen kooperieren, sondern sie beeinflusst auch Form und Ausmaß des kooperativen Handelns.

So beschreiben Manteufel und Schiepek (1998) auch »Kooperation [als] eine besonders elegante Form zwischenmenschlichen Handelns, weil sie unnötige Reibungen und Verzögerungen verhindert und nicht nur auf Ressourcen, wie zwischenmenschliche Ermutigung, Hilfestellung oder konstruktiver Kritik beruht, sondern diese auch erzeugt. Es handelt sich also sowohl um ein ressourcenverbrauchendes (dissipatives) wie um eine ressourcengenerierendes System.« Gelungene Kooperation kann so als ein Emergenzphänomen verstanden werden, denn Arbeitsteilung, miteinander arbeiten, einander zuarbeiten, Interaktion sind zwar Voraussetzungen für gelingende Kooperation, allein aber nicht hinreichend. So ist Teamarbeit allein und die Motivation der Mitarbeiter noch keineswegs ausreichend dafür, dass Kooperation entsteht. Ausreichend ist es auch nicht, dass jedes Teammitglied weiß, dass das Ziel nur gemeinsam erreicht werden kann, Kooperation entsteht erst, wenn der Funke überspringt. Man könnte meinen, dass Kooperation in einem Strukturbildungsprozess entsteht, in dem aus einfachem Tun (Zusammenarbeit) im Sinne der Synergetik komplexes soziales Verhalten entsteht.

Übertragen auf die Situation im Gesundheitswesen entsteht Zusammenarbeit und Kooperation also am ehesten dann, wenn die eigene fachliche Kompetenz zur Behandlung des Patienten/Klienten nicht ausreicht und damit Unsicherheit darüber entsteht, ob die eigenen Möglichkeiten zielführend sind. Wenn weitere Kollegen zur Behandlung hinzugezogen werden, führt dies – insbesondere bei steil hierarchischen Strukturen – jedoch leicht zur Konkurrenz der Behandler untereinander. Im medizinischen Bereich drückt sich dieses Phänomen beispielsweise durch die hohe Anzahl der Wiederholungsuntersuchungen aus. Konkurrieren mehrere Behandler bei der »richtigen Diagnose« oder um die »bestmögliche Behandlung« des Patienten, so ist dieses Verhalten nicht selten durch das individuelle Interesse gesteuert, die Eigenkompetenz zu bestätigen oder doch aufrechtzuerhalten. Wenn alle Behandler das gleiche Ziel (sei es nun die Wiederherstellung der Gesundheit des Patienten oder die Aufrechterhaltung der Eigenkompetenz) erreichen wollen, führt dies schnell zur gegenseitigen Blockade und Konfrontation.

Kooperation bei komplexen biopsychosozialen Behandlungsproblemen

Je komplexer das angestrebte Ziel ist, desto höher ist der Bedarf an interdisziplinären Kooperationen. Wo einfache, vorgezeichnete Lösungswege für die Patienten/Klienten nicht zielführend sind, sich der gewünschte Behandlungserfolg also nicht einstellt, müssen komplexere Behandlungssettings eingesetzt werden, die dann auch eine Vielzahl unterschiedlicher Behandler aktivieren – komplexe Probleme brauchen komplexe Lösungen. Im Bereich gesundheitlicher Problemstellungen ist Kooperation überall dort gefordert, wo ähnliche Ursachen unähnliche (Aus-)Wirkungen haben (also in komplexen Zusammenhängen). Lässt sich bei einem Patienten mit Diabetes mellitus der Blutzucker mit Hilfe einer Diät und der medikamentösen Therapie befriedigend einstellen, haben die Behandler es mit einem linearen Problem zu tun, eine ähnliche Ursache kann durch eine ähnliche Wirkung behoben werden. Das wird für sehr viele Patienten zutreffen, jedoch nicht für alle.

Eine nichtlineare Dynamik entsteht bei denjenigen Patienten, bei denen trotz regelrechter Diagnostik und Therapie der zu erwartende Behandlungserfolg nicht eintritt. So liegt ein komplexes Behandlungsproblem vor, wenn der einfache Zusammenhang zwischen Diagnose und erfolgreicher Therapie nicht besteht, etwa dann, wenn eine Karzinompatientin die nach Ansicht des Arztes lebensrettende Chemotherapie ablehnt und die Behandler vor unauflösliche Behandlungsprobleme stellt. Für die Dekonstruktion und Lösung eines solchen Problems reicht ein linearer Ursache-Wirkungs-Zusammenhang nicht aus. Wie bei komplexen Problemen, die durch Nichtlinearität gekennzeichnet sind, ist die Lösung extrem kontextabhängig und erfordert daher die Kooperation aller Beteiligten. Nur so lässt sich letztlich die Integration der biopsychosozialen Prozesse widerspiegeln, in deren Spannungsfeld sich auch die Patienten mit ihrer Krankheit bewegen.

- Fallbeispiel 11

Eine 58-jährige Patientin wurde zur Teil-Entfernung eines großen Ovarial-Tumors stationär in der gynäkologischen Klinik behandelt. Der postoperative Verlauf gestaltete sich zunächst unauffällig, allerdings fiel den Schwestern auf, dass die Patientin so gut wie nie Besuch hatte, häufig wegen Bagatellen klingelte, schlecht mobilisiert werden konnte und zunehmend depressiv wirkte. In mehreren Gesprächskontakten mit dem hinzugerufenen Psychosomatiker wurde deutlich, dass die Patientin familiär weitgehend isoliert war und sie dies nun in dieser bedrohlichen Lebenssituation sehr belastete. Sie hatte in den letzten Jahren den Kontakt zu ihren älteren Geschwistern bewusst gemieden, weil sie sich zu sehr gegängelt und bevormundet fühlte. Vom Ehemann hatte sie sich vor zehn Jahren wegen seiner Alkoholprobleme getrennt, zur drogenabhängigen Tochter war vor einigen Jahren der Kontakt ebenfalls abgerissen, obwohl sie ebenso wie der Ehemann in relativer Nähe wohnte. Ein 20 Jahre jüngerer Asylant, zu dem sie ein freundschaftliches Verhältnis hatte, kam unregelmäßig zu Besuch. Als Beamtin in öffentlicher Position war die Patientin in ihrem Wohnort beliebt und geschätzt, sie hatte sich ein Umfeld mit vielen alltäglichen Nachbarschaftskontakten aufgebaut, allerdings war sie immer sehr auf ihre Autonomie bedacht und ließ nur äußerst ungern fremde Personen in ihr Einfamilienhaus.

Je näher der Zeitpunkt der Entlassung aus der Gynäkologie rückte, desto pessimistischer schätze die Patientin ihre Situation ein und stellte alle weiteren Behandlungsmaßnahmen (Chemotherapie mit mehreren Zyklen und gegebenenfalls weitere Nachoperationen) massiv infrage. Immer wieder äußerte sie die Befürchtung, man habe sie nicht richtig aufgeklärt, denn es stehe viel schlimmer um sie, als die Ärzte zugeben wollten. In einem langen Gespräch mit der Patientin ging der gynäkologische Chefarzt daher ausführlich auf die keinesfalls ungünstige Prognose ein und erläuterte verständlich die weiteren medizinischen Behandlungsschritte. Dennoch hatte der im Gespräch anwesende Psychosomatiker den Eindruck, dass es damit nicht gelungen war, die Patientin zu erreichen. Im Vordergrund stand weiterhin ihre Angst, in nächster Zeit sterben zu müssen und dabei allein zu sein. Darauf war der Gynäkologe nicht eingegangen, die Fülle von Verständnisfragen, die sie im Anschluss an das Gespräch an den Psychosomatiker richtete, zeigten, wie sehr die psychische Seite der Krankheitsbelastung im Vordergrund stand und ihren Blick für die Situation prägte.

Einige Tage nach Entlassung aus dem Krankenhaus erschien die Patientin zu einem ambulanten Gespräch und berichtete von wiederholten nächtlichen Panikattacken, weshalb sie mehrfach notfallmäßig die Hausärztin in Anspruch nehmen musste. Zu ihr hatte sie großes Vertrauen, seitdem diese ihr in der Phase der Trennung von ihrem Mann vor Jahren sehr beigestanden hatte. Trotz regelmäßiger ambulanter Gespräche mit der Hausärztin und dem Psychosomatiker eskalierten die Panikattacken in den folgenden Tagen und Nächten, wobei die Ängste sich nun mehr und mehr auf den ersten Zyklus der Chemotherapie und die von ihr erwarteten Nebenwirkungen richteten.

In dieser Phase schlug der Psychosomatiker nun allen Beteiligten ein gemeinsames Fallgespräch vor, um das weitere Procedere zu besprechen. Dabei sprach die Patientin über ihre Ängste, die Hausärztin über ihre Hilflosigkeit, die Situation ambulant allein zu stabilisieren, der Gynäkologe betonte aus seiner Sicht die Notwendigkeit, unverzüglich mit der Chemotherapie zu beginnen, und der Psychosomatiker bemühte sich als Moderator, der Gewichtung medizinischer und psychosozialer Aspekte in gleicher Weise gerecht zu werden. Es wurde deutlich, dass die Patientin sich nicht zu einer stationären Chemotherapie in der Gynäkologie entschließen konnte, daher wurde der umgekehrte Weg gewählt. Die Patientin wurde stationär in die Psychosomatik aufgenommen und erhielt dort ihre Chemotherapie, die von den Gynäkologen verabreicht wurde. Die Behandlung wurde von ihr gut vertragen, ohne die befürchteten Nebenwirkungen. Im Rahmen der folgenden stationären psychosomatischen Therapie konnte die Patientin ihre Lebenssituation reflektieren, sich selbst gegenüber wieder mehr Wertschätzung für das entwickeln, was sie in den letzten Jahren für sich an Autonomie erreicht hatte, und sogar mit ihrer Tochter (die inzwischen eine Drogenentzugstherapie absolviert hatte) wieder Kontakt aufnehmen, der sich für sie weitaus positiver gestaltete, als sie erwartet hatte.

Kooperation setzt Flexibilität und Ideenreichtum der Beteiligten voraus. Grenzen der Fachgebiete, aber auch die Grenzen der Versorgungsbereiche ambulant/stationär müssen dabei oft überwunden werden. Im vorliegenden Fall gelang es den Behandlern, unter Einbeziehung der Patientin eine Behandlungsumgebung zu schaffen, in der sowohl ihre Ängste und psychischen Belastungen als auch die chemotherapeutische Behandlung ihrer Krebserkrankung angemessen Berücksichtigung fanden. Dies unterscheidet sich von den gängigen Konsultations- und Überweisungsmodellen, die wir im Gesundheitswesen antreffen. In der Alltagsrealität geben die jeweiligen Spezialisten ihre diagnostische und therapeutische Einschätzung ab, setzen sie selbst um oder überweisen den Patienten an den primär behandelnden Arzt zurück. Diese Art der Konsultation ist bewährt und hocheffektiv, sie führt häufig zum Behandlungserfolg, wenn der Patient sich kooperativ und medizinisch angemessen verhalten kann.

Was aber, wenn das Krankheitsverhalten des Patienten, etwa die regelmäßige Medikamenteneinnahme, das verlässliche Einhalten der Diät oder die Krankheitsverarbeitung nicht der Erwartung der Behandler entspricht? Was, wenn die Diagnose oder die Behandlung für den Patienten keinen Sinn macht und sich damit für ihn als bedeutungslos erweist? Was, wenn der Patient – wie in dem oben geschilderten Beispiel – medizinisch erforderliche Behandlungsschritte ablehnt? Die Komplexität des Behandlungsauftrags erhöht sich beträchtlich, wenn psychosoziale Probleme zu den somatischen hinzutreten, aber auch die Komplexität der erforderlichen Koordination der Behandlung ist eine deutlich höhere. Die Kooperation im Sinne des Patienten kann es nun notwendig erscheinen lassen, zusätzliche psychosoziale Kompetenz mit in das Behandlungssystem einzubeziehen, das heißt, Behandler zu integrieren, die gegenüber den somatischen Kollegen eine professionelles Know-how mitbringen, das der Komplexität des Behandlungsproblems gerecht wird. Die psychosoziale Dimension der Problematik bestimmt nun überwiegend den Krankheits- *und* den Behandlungsverlauf. Gelingt die Einbeziehung aller Beteiligten, wird die medizinische Symptomatik in ihrem Gesamtzusammenhang verstehbar und kann als psychosoziales Problem decodiert werden, dessen Lösung nicht mehr primär im medizinischen Kontext zu suchen ist.

- Fallbeispiel 12

  Der Psychoonkologe wurde konsiliarisch zu einer 62-jährigen Tumorpatientin gerufen, die über Übelkeit und Drehschwindel klagte. Für die Ärzte der onkologischen Station stand fest, dass nicht das Tumorleiden der Patientin dafür verantwortlich zu machen sei, vielmehr wurde eine psychische Ursache der Beschwerden vermutet. Die Patientin war auf der Station gut bekannt, viele Voraufenthalte zeugten von einer langen Krankheitsdauer. Unter den Behandlern war unumstritten, dass die Prognose der Erkrankung schlecht war, die Patientin verlangte immer mehr Schmerz- und Beruhigungsmittel. Sie äußerte wiederholt den Wunsch, endlich nach Hause entlassen zu werden, was bisher daran scheiterte, dass die häusliche Versorgung nicht gesichert war.

  Der Ehemann, ein pensionierter Ingenieur, kam regelmäßig zu Besuch und suchte den Kontakt zu den Pflegekräften und Ärzten, meist um sich über medizinische Fragen zu informieren. Ein weitergehendes Gesprächsangebot hatte er bisher abgelehnt. Die Pflegekräfte und Ärzte hatten den Eindruck, dass er sich bemühte, wenig von dem psychischen Druck zu zeigen, der angesichts der schlechten gesundheitlichen Situation seiner Frau auf ihm lastete.

  Im Konsilgespräch, das der Psychologe am Bett der Patientin führte, klagte Frau F. zunächst über ihre körperlichen Beschwerden, teilte dann aber schnell unter heftigem Weinen mit, dass sie endlich nach Hause wolle, aber das Gefühl habe, ihr Mann wollte sie dort nicht haben. Er kümmere sich zwar seit Wochen bei der Krankenkasse darum, ein häusliches Pflegebett für sie zu organisieren, aber bisher ohne Erfolg, lehne dabei auch die Unterstützung der Sozialstation ab. Inzwischen sei sie sich nicht mehr sicher, ob er sich nur zu ungeschickt anstelle, oder was der Grund dafür sei, dass das Bett immer noch nicht verfügbar sei und sie deshalb nicht nach Hause entlassen werden könne. Der Psychoonkologe schlug der Patientin ein gemeinsames Gespräch mit dem Ehemann vor, das einige Tage später stattfand.

Außer der Patientin, die im Bett liegend an dem Gespräch teilnahm, waren ihr Ehemann, die Stationsärztin, eine Krankenschwester der Krebsstation sowie eine Sozialarbeiterin der ambulanten Pflegeeinrichtung anwesend. Der Psychoonkologe moderierte das Treffen, in dem die Patientin zunächst deutlich ihren Wunsch nach rascher Krankenhausentlassung artikulierte, die Stationsärztin jedoch auf die ungeklärte häusliche Versorgung verwies. Der Ehemann betonte, dass er dafür noch eine Vielzahl von technischen Hilfsmitteln bräuchte, die ihm die Krankenkasse aber nicht bewilligen wolle. Im weiteren Gespräch wurde deutlich, dass der Ehemann offenbar Mühe hatte, professionelle Hilfe in der Pflege seiner Frau anzunehmen, stattdesen auf eine perfekte apparative Ausstattung hoffte, mit deren Hilfe er sämtliche Versorgungsaufgaben allein lösen wollte. Dies entsprach seiner bisherigen Lebenserfahrung. Als Ingenieur hatte er sich auch nie auf andere, sondern immer nur auf sich selbst verlassen. Als seiner Frau dieser Zusammenhang deutlich wurde, entschuldigte sie sich bei ihm unter Tränen, ihn verdächtigt zu haben, dass er sie zu Hause nicht haben wolle. Er hingegen konnte unter heftigem Weinen mitteilen, wie groß seine Sorge seit Wochen sei, apparativ nicht genügend vorbereitet zu sein, um seine Frau zu Hause gut versorgen zu können. Am Ende verabredete er einen weiteren Gesprächstermin mit der Sozialarbeiterin der ambulanten Pflegeeinrichtung, um gemeinsam abzustimmen, welche Aufgaben er konkret zu Hause übernehmen könne und wobei er Hilfe in Anspruch nehmen sollte.

Die Patientin wurde nach sechs Tagen mit deutlich reduzierter Schmerzmedikation ohne die ursprünglich geklagten Beschwerden nach Hause entlassen. Mit Zustimmung des Ehemanns hatte die ambulante Pflegeeinrichtung ein Bett im Wohnzimmer für sie bereitgestellt, wo sie mehrmals täglich von zwei Pflegekräften versorgt wurde (ursprünglich hatte er seine Frau im Schlafzimmer im Souterrain unterbringen wollen, da es ihm unangenehm war, dass Besucher seine Frau so krank im Wohnzimmer antreffen könnten). Ihr Mann wirkte dabei, so war später zu erfahren, sehr kooperativ und hilfsbereit und war offenbar von der Professionalität der Pflegekräfte stark beeindruckt. Die Patientin selbst fühlte sich in ihrer Häuslichkeit wohl und geborgen, sie bekam viel Besuch von Verwandten und befreundeten Nachbarn und verstarb vier Wochen nach ihrer Entlassung aus dem Krankenhaus.

Kooperation zwischen medizinischen und psychosozialen Behandlern

Die Kooperation von medizinischen und psychosozialen Behandlern untereinander gestaltet sich nicht selten schwieriger und vielschichtiger als die der Ärzte mit dem Patienten. Wie alle Spezialisten unterscheiden sie sich in ihrem Fachjargon, in ihren Konzepten von Gesundheit und Krankheit, in der Beurteilung von normalem oder abweichenden Verhalten, in der Diagnostik und Therapie/Beratung, im Gebrauch von Zeit und im Umgang mit vertraulichen Informationen. Während medizinische Behandler ihre Aufgabe in der Regel darin sehen, Pathologisches zu diagnostizieren, zu heilen oder zu entfernen – und das innerhalb kurzer Zeit –, verfügen psychosoziale Behandler über Zeit, um mit ihren Patienten zu sprechen, und können mit ihnen über einen längeren Zeitraum therapeutisch arbeiten, um festgefahrene Grundüberzeugungen und Interaktionsmuster in Bewegung zu bringen. Ohne ein Verständnis für diese unterschiedlichen Berufskulturen und Arbeitsstile enden Kooperationswünsche allzu häufig in gegenseitigen Anschuldigungen und in Machtkämpfen. Deshalb spielen Kommunikation und Absprachen im Prozess der Kooperation psychosozialer und medizinischer Behandler eine zentrale Rolle, sie müssen Folgendes beinhalten:

- das Anliegen der Zusammenarbeit,
- die Behandlungsaufgabe jedes Beteiligten,
- die Regelung des Umgangs mit vertraulichen Informationen,
- eine Regelung des Umgangs mit Meinungsverschiedenheiten zwischen den Behandlern.

Das Zusammenführen der Kompetenzen ist ohne Erfahrung und Wissen über den Prozess der Kooperation, dessen Chancen und Grenzen nicht selten frustran und führt zu den bekannten, klischeehaften Abgrenzungen (»ist ja nie zu erreichen« versus »hat ja nie Zeit«).

Wenn sich psychosoziale Behandler in die primär medizinische Gesundheitsversorgung begeben – was bleibt dann von ihrer Identität übrig? Wird ihnen von der Organmedizin eine Alibifunktion zugeteilt oder können sie ihre fachlichen Standards noch selbst bestimmen? Vieles spricht dafür, dass sich angesichts neuer Abrechnungssysteme zumindest ihr Platz im Krankenhaus drastisch verändern wird: Sie werden – metaphorisch gesprochen – seltener im Hinterhof medizinischer Behandlungsverläufe positioniert sein, sondern mehr in der Frühdiagnostik psychosozialer Komorbidität, in der konsiliarischen Begleitung von Patienten mit komplexen Behandlungsproblemen, in der Überleitung in den poststationären Versorgungs-, Reha- und Pflegebereich, weniger in der Psychotherapie nach vielen erfolglosen organmedizinischen Behandlungsversuchen. Psychosozialen Behandlern wird verstärkt die Aufgabe zufallen, aktiv kooperative Arbeitsbeziehungen mit ihren medizinisch tätigen Kollegen zu gestalten, wollen sie nicht zu bloßen Dienstleistern am Rand einer evidenzbasierten Biomedizin mutieren.

Damit werden sich auch einige Aspekte psychosozialer Arbeitskultur sehr verändern müssen (Kröger et al. 1998). Im Umgang mit Zeit wird man flexibler arbeiten, häufig kürzer. Die klassische Einzeltherapie und -beratung wird zugunsten von Mehrpersonensettings (Gruppenbehandlung, Paar- und Familiengespräche) in den Hintergrund treten, Kurzzeit- und Intervallbehandlungen werden gegenüber Langzeitbehandlungen an Bedeutung zunehmen. Der Umgang mit der Schweigepflicht wird unter organmedizinisch Tätigen meist weniger strikt gehandhabt, von den psychosozialen Behandlern wird schnellere und direktere Kommunikation (auch bessere telefonische Erreichbarkeit) als bisher erwartet werden. Schließlich wird man mehr mit Menschen arbeiten, die psychopathologisch eher unauffällig sind, die aber dennoch nicht mit ihren somatischen Krankheiten oder den Behandlungsmaßnahmen der Organmedizin zurechtkommen oder durch diese chronifiziert oder traumatisiert wurden. Psychiatrische Klassifikations- und Diagnoseschemata werden in diesem Kontext an Bedeutsamkeit verlieren oder sich als hinderlich erweisen.

Damit dies nicht eine defensive, einseitige Anpassung an eine biologisch orientierte Medizin ist, erscheint es wichtig, dass psychosoziale Behandler die Errungenschaften ihrer Kultur offensiv in die Medizin hineintragen: die selbstreflexive Haltung gegenüber der eigenen Beteiligung am Geschehen, das Bereitstellen von geschützter Zeit und geschütztem Raum, die Resistenz gegen unproduktiven Interventionsdruck. Es erscheint wichtig, dass Psychotherapeuten sich auch an jenen zentralen Alltagsritualen in Klinik und Praxis beteiligen und Einfluss nehmen, an denen sich das Behandlungsmilieu definiert: auf Visiten, bei Fallkonferenzen, auf Operationsplanungen, bei Aufklärungsgesprächen, auf Verordnungen und Verschreibungen (Kröger et al. 1998).

Ebenen institutioneller Kooperation

Kooperative Modelle im Gesundheitswesen fokussieren drei Beziehungsebenen:

- Patienten/Klienten in Bezug auf ihre Familien und andere bedeutsame Dritte,
- Behandler in ihren Beziehungen zu den Mitbehandlern,
- Beziehungen zwischen dem Patienten/Klienten-Familien-System und dem Gesundheitswesen (Behandler/Berater in verschiedenen Versorgungsbereichen, Versicherungen, Administration).

Zu hohe oder zu geringe Inanspruchnahme von Leistungen im Gesundheitssystem sind nicht selten Ausdruck der Beziehungsgestaltung zwischen Patienten/Klienten, Behandlern und Kostenträgern. In diesem komplexen biopsychosozialen System kann kein Einzelner alle Aspekte erfassen. Es spricht eher vieles dafür, dass ein ursächlicher Faktor von bis zu 50 Prozent ambulanter und stationärer diagnostischer und therapeutischer Maßnahmen dazu dient, die

Unsicherheit und Angst eines Systemteilnehmers zu »behandeln«, das heißt zu mindern. Unsicherheit und Angst zu identifizieren, zu lokalisieren und zu differenzieren hieße, ein enormes Einsparpotential an Ressourcen aktivieren zu können. Die dafür notwendigen Kooperationsbeziehungen sind dabei von unterschiedlicher Intensität. Mögliche Ebenen der Kooperation sollen im folgenden Stufenmodell unter dem Aspekt ihrer kooperativen Dichte und entsprechend der Ausprägung des Kooperationspotentials einer Institution dargestellt werden (modifiziert nach Doherty u. Baird 1995). Je komplexer die Erkrankung, desto größer der Anspruch an die Fähigkeit eines Systems zu kooperieren, da komplexe Probleme in der Regel einfachen Lösungen nicht zugänglich sind.

Ebene 1 – minimale Kooperation

Psychosoziale und medizinische Behandler arbeiten in getrennten Abteilungen und haben kaum Kontakt über gemeinsame Patienten. Es gibt wenig Berührungspunkte zwischen Ärzten, zwischen Ärzten und Schwestern und wenig Verbindung zu den psychosozialen Diensten. Dies gilt für interdisziplinäre Krankenhauskonferenzen mit eher geringem Grad an fachübergreifender Vernetzung, wie es bei Röntgenbesprechungen oder OP-Konferenzen verschiedener Fachgruppen anzutreffen ist. Die gemeinsame Teamidentität der Behandler ist gering ausgeprägt, es geht vorrangig um einen linearen Wissenstransfer, ohne systematische Einbeziehung nichtlinearer (kommunikativer und psychosozialer) Wechselwirkungen. Bewährt hat sich dieser Ansatz auch bei Routineabläufen im Bereich der Intensivmedizin, allerdings kommt es bei zunehmender Problemkomplexität ohne die verbindliche Verabredung gemeinsamer Fallkonferenzen aller Behandler nicht selten zu Defiziten der Informationsgewinnung und -übermittlung, mit der Konsequenz suboptimaler oder ineffektiver Behandlungsmaßnahmen. Adäquat behandelt werden können Patienten, die einfache (Routine-)Probleme medizinischer oder psychosozialer Art haben, mit geringer biopsychosozialer Wechselwirkung und geringen Führungsproblemen.

Auf dieser Ebene können Patienten, die im Rahmen einer adäquaten Behandlung keine Besserung zeigen, oder bei denen deutliche biopsychosoziale Wechselwirkungen sichtbar werden, nicht erfolgreich behandelt werden.

Ebene 2 – distanzierte Kooperation

Auch hier haben die Behandler getrennte Systeme und getrennte Abteilungen, aber es gibt gelegentliche und regelmäßige Kontakte über gemeinsame Patienten, meist über Telefon und Briefe. Die Verantwortungs- und Entscheidungsbereiche sind jedoch getrennt. Medizinische und psychosoziale Behandler erleben sich gegenseitig als Ergänzung, aber sie arbeiten in ihren eigenen Welten, verstehen wenig von der jeweiligen Kultur und teilen wenig von der jeweiligen Verantwortung und Kompetenz. Es gibt institutionalisierte Überweisungsrituale (Konsildienste).

Effektiv ist dieses Setting für Patienten mit geringen biopsychosozialen Problemstellungen, ineffektiv ist es dann, wenn der Behandlungserfolg im somatischen oder psychosozialen Bereich ausbleibt.

Ebene 3 – gemeinsame Kooperation

Auch hier arbeiten die Behandler in getrennten Abteilungen, jedoch unter dem Dach einer gemeinsamen Institution. Es gibt regelmäßigen fallbezogenen Austausch über die Patienten, meist auch über Telefon oder Briefe, wegen der kurzen Wege gibt es auch gelegentliche persönliche Kontakte. Die Behandler wertschätzen die unterschiedlichen Funktionen, sie haben die Vorstellung, dass sie Teil eines Teams sind, das aber kaum definiert ist. Es gibt noch keine gemeinsame Sprache oder ein tieferes Verständnis für die unterschiedlichen professionellen Welten. Die medizinischen Behandler haben einen größeren Einfluss auf die diagnostischen und therapeutischen Maßnahmen als alle anderen Mitarbeiter. Es gibt keine Systematik der Kooperation und Missverständnisse sind häufig.

Patienten mit mäßigen biopsychosozialen Problemen, die einen gelegentlichen, unmittelbaren Kontakt der psychosozialen Fachleute erfordern, werden hier gut versorgt. Dies gilt auch für die Koordination komplexer Behandlungspläne für Patienten in Reha-Einrichtungen, in Gemeinschaftspraxen oder in Kliniken mit multiprofessionellen Behandlungsteams. Wenig geeignet ist diese Art der Zusammenarbeit für Patienten mit stärkeren biopsychosozialen Problemen oder mit anhaltenden Problemen des Krankheitsmanagements.

Ebene 4 – enge Kooperation in einem teilintegrierten System

Die Behandler teilen die Räume und haben einige gemeinsame Strukturen, beispielsweise die Gestaltung der Dienstpläne. Es gibt regelmäßige persönliche Kontakte, wechselseitige Konsultationen und koordinierte Behandlungspläne für schwierige Fälle. Neben einem grundsätzlichen Verständnis und der Anerkennung unterschiedlicher professioneller Rollen und Kulturen gibt es ein gemeinsames Wissen um komplexe biopsychosoziale Zusammenhänge zur Krankheitsgenese und nötigen Behandlungsschritten. Das Team fühlt sich einer biopsychosozialen Leitidee verbunden, es gibt jedoch wenige Aktivitäten, die dem Team selbst dienen, sondern meist steht der Patient im Mittelpunkt. Auch hier dominiert meist der Einfluss der ärztlichen Entscheidungsträger.

Die Kooperation in teilintegrierten Versorgungssystemen bei Patienten mit signifikanten biopsychosozialen Problemstellungen und Komplikationen beim Krankheitsmanagement hat sich als effektiv erwiesen. Dies betrifft Frühfördereinrichtungen und Reha-Abteilungen, ebenso spezialisierte Klinikbereiche (Palliativabteilung, Schmerzklinik, Hospiz) oder Gemeinschaftspraxen und Beratungsstellen. Patienten werden hier gut behandelt, solang sie nicht Spannungen innerhalb des Teams auslösen (wenn beispielsweise konkurrierende Angehörige verschiedener Berufsgruppen bei komplexen Problemfällen einbezogen sind).

Ebene 5 – enge Kooperation im vollintegrierten System

Räumlichkeiten und Ideen werden geteilt. Die Behandler verstehen sich als Teil eines biopsychosozialen Systems und haben ein Verständnis für die gegenseitigen Rollen und Kulturen entwickelt. Regelmäßige Teamkonferenzen finden statt, in denen sowohl über Patienten als auch über Teamprozesse gesprochen wird. Es gibt gezielte Versuche, Entscheidungsabläufe zu balancieren, das Team kann mit seinen Ängsten und Ohnmachtsgefühlen (beispielsweise durch eine Analyse der Gegenübertragung) konstruktiv umgehen.

Diese Form der verdichteten und fachübergreifenden Kooperation ist zur Behandlung von Patienten mit komplexen biopsychosozialen Problemstellungen indiziert, wie sie im Bereich von spezialisierten klinischen Einrichtungen (psychosomatische Station oder Tagesklinik im Akutkrankenhaus, Verbrennungsstation, Transplantationseinheit, In-vitro-Fertilisationsambulanz, Humangenetische Beratungsstelle, spezialisierte Beratungs- und Behandlungseinrichtungen wie Pro Familia) anzutreffen ist.

Die Kooperationsgrenzen finden sich hier wieder in der Kapazität des Teams, aber auch in der Kooperation mit anderen Systemen, wenn diese problematisch ist.

Welche Kooperationsformen sind denkbar, wo gibt es Erfahrungen?

Im Gesundheitswesen existiert bereits eine Vielzahl von Kooperationsmodellen, teils seit Jahren bewährt, teils durch politische Vorgaben in letzter Zeit begünstigt (Modelle der integrierten Versorgung). Kennzeichnend ist häufig die gestaltete Kooperation medizinischer und psychosozialer Behandler, es sind aber auch Formen der Kooperation gleicher Berufsgruppen (etwa aus getrennten Versorgungsbereichen) denkbar. Für die Gruppe derjenigen Patienten, die neben einer medizinischen Erkrankung auch noch psychosoziale Probleme haben – seien es depressive Störungen, Ängste, Somatisierungsstörungen und Suchterkrankungen, aber auch Copingdefizite bei akuten oder chronischen körperlichen Erkrankungen – zeigt sich, dass dies für die Ursache und die Bewältigung der medizinisch-körperlichen Beschwerden nachhaltige Bedeutung hat. Exemplarisch seien hier Patienten mit chronischen Schmerzsyndromen, mit Herz-Kreislauf-Erkrankungen, mit Stoffwechselstörungen oder mit psychosomatischen Symptomen genannt. Die komplexe biopsychosoziale Problematik dieser Patientengruppe erfordert hinsichtlich der Diagnostik und Therapie einen multidisziplinären Ansatz, der die differentialdiagnostische Identifikation und Einordnung der unterschiedlichen körperlicher und psychosozialer Problemebenen und die Einleitung und Umsetzung differenzierter Behandlungsschritte ermöglicht (Katon 1995).

Formen der Kooperation im Krankenhaus:

- Fachübergreifende Fallkonferenzen (etwa interdisziplinäre Schmerzkonferenzen, onkologisch-psychoonkologische Konferenzen).
- Psychosomatische oder psychoonkologische Konsil- und Liaisondienste im Bereich der somatischen Fächer und auf Tumorabteilungen (Herzog u. Franz 2000; Werner 2001).
- Gemeinsame Sprechstunden medizinischer und psychosozialer Behandler: beispielsweise pädiatrisch-psychosomatische Bauchschmerz-Sprechstunde (Hendrischke u. Skopnik 1996) oder Enuresis-Sprechstunde, urologisch-sexualpsychologische Sprechstunde bei Männern mit Erektionsstörungen (Hendrischke 1998), HNO-ärztlich-psychologische Tinnitus-Sprechstunde, gynäkologisch-paartherapeutische Kinderwunsch-Sprechstunde (McDaniel et al. 1995), chirurgisch-psychosomatische Transplantationssprechstunde (Johann 1996; Johann u. Ernim 2002).

Kooperationsmodelle an der Schnittstelle zwischen Krankenhaus und ambulantem Bereich:

- Modelle der integrierten Versorgung, beispielsweise eine Notfallpraxis im Krankenhaus, Visiten ambulanter Ärzte bei ihren Patienten gemeinsam mit den Behandlern im Krankenhaus (Volz u. Sych 2001).

- Konsilmodell von ambulant nach stationär, beispielsweise die Supervisionsvisite eines ambulanten Psychoonkologen in der Krankenhausonkologie (Werner 2001).
- Fallgespräche zwischen niedergelassenen Ärzten und behandelnden Ärzten im Krankenhaus, bis hin zur gemeinsamen sektorenübergreifenden Patientenbehandlung (Hendrischke et al. 2001).
- Aufbau von geschlossenen Versorgungsnetzen zwischen Kostenträgern, niedergelassenen Ärzten und Krankenhäusern (Versorgungsmodell der Bundesknappschaft in Bochum und im Saarland).
- Kooperation des Krankenhauses mit Einrichtungen der Jugendhilfe und Altenpflege.

Kooperationsmodelle im ambulanten Bereich: Kooperation von psychosozialen Spezialisten (Psychiater, Psychosomatiker, Psychologe, Kinder- und Jugendlichenpsychotherapeut, Sozialarbeiter, Familienberater) mit Behandlern aus somatischen Versorgungsbereichen, in denen ein hohes Maß an biopsychosozialer Komplexität besteht:

- Kooperation von Psychotherapeuten mit Logopäden/Ergotherapeuten,
- Kooperation von Jugendhilfeeinrichtungen mit Pädiatern,
- Kooperation von Kinder- und Jugendlichenpsychotherapeuten und Pädiatern (beispielsweise gemeinsame Familiengespräche oder Fallkonferenzen),
- Kooperation zwischen Psychoonkologe und onkologischen Schwerpunktpraxen,
- Kooperation zwischen psychologischem Schmerztherapeut und schmerzmedizinischen Schwerpunktpraxen,
- Kooperation zwischen Psychosomatiker und diabetologischen Schwerpunktpraxen,
- Kooperation zwischen spezialisierten Teams (Psychosomatiker, Gesundheitspsychologe und Krankenschwester) und allgemeinärztlichen/internistischen Praxen zur Versorgung von speziellen Patientengruppen mit hohem Versorgungsbedarf (Hendrischke u. Kröger 1998).

Kooperation fachspezifischer Behandler im somatischen Bereich:

- Kooperation von Ärzten mit Ärzten in so genannten Praxisnetzen,
- Kooperation von Sozialstationen mit niedergelassenen Ärzten,
- Kooperation von Krankengymnasten, Physiotherapeuten, Ergotherapeuten und Logopäden mit niedergelassenen Ärzten (etwa im Rahmen ambulanter Reha-Projekte),
- Kooperation verschiedener Berufsgruppen im Bereich von sozialpädiatrischen Zentren, Frühförderstellen und heilpädagogischen Einrichtungen.

Praxis der Systemischen Familienmedizin: Kranke Erwachsene in der Familie

Schmerzkrankheit in der Familie

Martin von Wachter

Über sieben Millionen Menschen in Deutschland sind von chronischen Schmerzen betroffen. Chronischer Schmerz ist eine Hauptursache von Erwerbs- und Arbeitsunfähigkeit (Perlitz et al. 1999). Schmerzkranke haben fast immer eine lange Vorgeschichte mit den verschiedensten medizinischen und chirurgischen Interventionen sowie erfolglosen Therapieversuchen. Häufig fallen sie durch die Maschen der Arztpraxen und werden unzureichend behandelt. Vor allem dann, wenn die multifaktorielle Ursache der chronischen Schmerzkrankheit nicht berücksichtigt wird und eine entsprechende interdisziplinäre Behandlung ausbleibt. Oft ist das Selbstwertgefühl der Patienten beeinträchtigt und sie sind durch den frustranen Krankheits- und Behandlungsverlauf und die erlebte Zurückweisung im Gesundheitssystem depressiv und misstrauisch geworden. Neben dem persönlichen Leid der Kranken ist meistens auch das persönliche Umfeld, insbesondere die Partnerschaft und Familie, in Mitleidenschaft gezogen. Gerade aber die Familie ist entscheidend für die emotionale Unterstützung in dem Anpassungsprozess an die chronische Schmerzkrankheit (Turk u. Kerns 1985).

Es gibt differenzierte Angebote für Schmerzpatienten:

- Das Göttinger Rücken Intensiv Programm (GRIP) – ein multimodales Behandlungsprogramm für Patienten mit chronischen Rückenschmerzen (Hildebrandt et al. 1996),
- Chronische Kopf- und Rückenschmerzen. Psychologisches Trainingsprogramm (Basler 2001),
- die psychodynamisch-interaktionelle Gruppentherapie für Patienten mit somatoformer Schmerzstörung der Mainzer Arbeitsgruppe (Nickel u. Egle 1999),
- ein Projekt am ambulanten Zentrum der Medizinischen Universitätsklinik Heidelberg untersucht die Effekte partnerschaftlicher Beteiligung an der Therapieentscheidung bei der Behand-

lung chronischer Schmerzpatienten (Fibromyalgie) (Bieber et al. 2002),
- das des interdisziplinären Bochumer Rückenschmerzzentrums (Hasenbring et al. 2002).

Es fehlt aber an Behandlungsansätzen, die die Familien mehr in die Behandlung integrieren. So gibt es überraschend wenig Untersuchungen zur Familientherapie bei chronischer Schmerzkrankheit (Joraschky 1993). Dies verwundert umso mehr, als die machtvolle Beziehungskontrolle, die über den Schmerz erreicht wird, bereits in der Arzt-Patient-Beziehung zu sehen ist. In unserer familienmedizinischen Ambulanz in Aachen sehen wir regelmäßig chronisch Schmerzkranke und ihre Familien und betrachten dies als einen wichtigen Therapiebaustein in der Behandlung dieser Patienten.

Definition

Im Verlauf der Chronifizierung von Schmerzen entwickelt sich eine eigenständige Schmerzkrankheit, die sich von ihrer Ursache abgekoppelt hat. Folgerichtig haben die Bundeskassenärztliche Vereinigung und die Spitzenverbände der Ersatzkassen 1996 in einem Vertrag zur qualifizierten Schmerztherapie erstmals von einer Schmerzkrankheit gesprochen und diese wie folgt definiert: »Chronisch schmerzkrank sind Patienten, bei denen der Schmerz seine Leit- und Warnfunktion verloren und selbständigen Krankheitswert erlangt hat. In diesen Fällen führt das Schmerzleiden zu psychopathologischen Veränderungen. Der Patient erhebt den Schmerz zum Mittelpunkt seines Denkens und Verhaltens. Dadurch wird er seinem sozialen Umfeld entfremdet, was zu einer Vertiefung des psychopathologischen Krankheitsbildes oder zum algogenen (schmerzbedingten) Psychosyndrom führen kann.«

- Fallbeispiel 13

Herr H., ein 33-jähriger Patient, wird uns aus der Urologie ambulant überwiesen. Er berichtete über seit acht Monaten bestehende kolikartige Unterbauchschmerzen. Die krampfartigen Schmerzen hätten zunächst linksseitig begonnen. Damals sei der Verdacht eines spontan abgegangenen Harnleitersteins geäußert worden. Es erfolgte eine endoskopische Harnleiterbougierung und Polypabtragung. Hierunter sei es zu keiner Beschwerdebesserung gekommen, aber zu einer Verlagerung der Schmerzschübe in den Unterbauch. Es erfolgte eine Leistenhernienoperation sowie eine Nierenbiopsie. Im weiteren Verlauf wurde dann die Diagnose einer chronisch rezidivierenden Prostatitis mit Prostadynie gestellt. Es erfolgte eine ausgedehnt internistische und urologische Diagnostik, letztendlich konnte für das Ausmaß und die Art der Beschwerden kein organisches Korrelat gefunden werden. Es wurde ihm aber die Diagnose eines seltenen Syndroms mitgeteilt. Im Verlauf der Erkrankung sei er immer gereizter und depressiver geworden. Er fühlt sich von den Ärzten unverstanden und drängt auf weitere Diagnostik, um endlich die Ursache der Beschwerden zu finden.

Bei der ausgeprägten somatisch orientierten Vordiagnostik und organischen Fixierung des Patienten gelang es nur langsam, ein biopsychosoziales Krankheitsmodell zu erarbeiten. Immer wieder hatte Herr H. dabei Angst, als Simulant oder psychisch Kranker abgestempelt zu werden. In der Biographie und im gemeinsam erstellten Familiengenogramm zeigt sich, dass er sehr unter dem Verlust des Vaters gelitten hat. So hatten sich die Eltern im 8. Lebensjahr geschieden und die Mutter ihm den Kontakt zum Vater verboten. Bis heute fühle er sich vom Vater nicht ernst genommen. In seiner ersten Ehe habe seine damalige Partnerin ebenfalls unter chronischen Unterbauchschmerzen gelitten, die er, der Patient, damals nicht ernst genommen habe. Mit seiner jetzigen Frau habe er eine gemeinsame Tochter. Durch seine Erkrankung sei das gesamte Familiensystem in Mitleidenschaft gezogen und seine Frau psychisch am Ende. Die 9-jährige Tochter leide unter Konzentrationsstörungen und Schulschwierigkeiten.

Wir stellen die Indikation für ein diagnostisches Paargespräch, um ein Bild davon zu bekommen, wie die Familie mit der Schmerzerkrankung umgeht. Zu Beginn fragen wir nach den Erwartungen des Paars. Die Ehefrau schildert energisch ihren Eindruck, dass es ihrem Mann immer schlechter gehe, er starke Schmerzen habe und psychisch sehr belastet sei. Trotzdem habe sie bisher mit keinem Arzt darüber sprechen können. Sie selbst fühle sich in der Situation sehr hilflos und wisse nicht, wie sie reagieren solle. Auf die Frage nach Auswirkungen der Erkrankung auf die Familie antwortet Herr H., er fühle sich als Partner und Familienvater nutzlos. Sein alltägliches Leben sei sehr eingeschränkt. Auch sein Sexualleben leide aufgrund der Schmerzen. Seine Frau gibt an, dass sie seit der Erkrankung viele Entscheidungen allein treffen müsse und dadurch stärker geworden sei. Dass Frau H. viele Aufgaben übernommen hat, entlastet ihn zwar, belastet aber sein Selbstwertgefühl und verstärkt den sozialen Rückzug. Als weiteres Problem benennt er sein schwieriges Verhältnis zu seinem Vater, der ihn und seine Erkrankung nicht ernst nehme. Auf die Frage, was sie sich für ihre Partnerschaft wünschen, erwidert Frau H., dass sie sich wünsche, wieder einen Partner zu haben, der für sie da sei und an dessen Schulter sie sich anlehnen könne. So sei er, als sie sich kennen lernten, der starke Partner gewesen. Eine erste Krise vor drei Jahren, als er sich aus der Familie zurückzog, hätten sie aber damals überwunden. Nach einer angedrohten Scheidung sei er in der Beziehung wieder aktiver geworden. Ausgehend von dieser positiven Veränderungserfahrung bemerken wir, dass eine Krise ein Wendepunkt sein könne: »Was können Sie heute ändern?« Er möchte etwas ändern, damit sie nicht so hilflos ist, und möchte lernen, mit den Schmerzen besser umzugehen. Seine Frau wünscht, dass sie dabei mithelfen könne, damit sie sich einerseits nicht so hilflos fühle und andererseits ihr Mann weniger Schmerzen habe. Eine Körper- und Atemübung, bei der die Frau ihm über die schmerzhafte Region der Wirbelsäule streicht, empfinden beide als Entlastung und einen neuen Weg der Annäherung.

Akuter Schmerz versus chronischer Schmerz

Akuter Schmerz wird durch äußere (Verletzung) oder innere Prozesse (Entzündung, Tumor, Verspannung) ausgelöst. Er ist zeitlich begrenzt, örtlich umschrieben und wird oft von vegetativen Reaktionen begleitet (Puls und Blutdruckanstieg, Muskelanspannung). Er hat eine Warn- und Rehabilitationsfunktion. Chronischer Schmerz ist von längerer Dauer und oft weniger scharf umschrieben. Während das verbreitete Reiz-Reaktions-Konzept den akuten Schmerz ausreichend beschreibt, ist dieses Modell beim chronischen Schmerz völlig unzureichend. Hier kommen allein schon auf körperlicher Ebene Wechselwirkungen zwischen äußerem Reiz und dem Organismus hinzu.

Schmerzverarbeitung auf neuronaler Ebene

Äußere und innere Schmerzreize werden von Schmerzrezeptoren (Nozizeptoren) in Haut, Muskeln, Gelenken und inneren Organen aufgenommen. Bereits 1965 konnten Melzack und Wall zeigen, dass die Weiterleitung der Schmerzimpulse im Rückenmark sowohl von peripheren als auch von absteigende Bahnen aus dem Gehirn gehemmt werden. Der Organismus verfügt somit über ein körpereigenes Schmerzsystem, das individuell und situationsabhängig mehr oder weniger stark aktiv ist. Erst bei ausreichender Erregung oder bei verminderter Hemmung werden die Schmerzimpulse zum Thalamus und zur Hirnrinde weitergeleitet. In ihrer Gate-Control-Theorie verdeutlichten sie damit den Einfluss des Gehirns auf die periphere Schmerzwahrnehmung (Melzack u. Wall 1965).

Bei starken fortdauernden Schmerzen verändern die schmerzverarbeitenden Nervenzellen in Peripherie, Rückenmark und Gehirn ihre Struktur und damit ihre Funktion (Neuroplastizität) (Knecht u. Ringelstein 1999; Katz u. Melzack 1990). So führt ein anhaltender Schmerzreiz durch wiederholte Reizübertragung der schmerzleitenden Nervenbahnen und Freisetzung der Neurotransmitter an den Synapsen der Neuronen zu einer Erhöhung der synaptischen Übertragungsstärke (Bahnung) mit der Folge, dass die Nervenzellen nun überempfindlich auf Reize reagieren. Dieser Lernvorgang entspricht einem »Schmerzgedächtnis« (Bryant 1993). Geringste Reize lösen jetzt Schmerzen aus und Nervenzellen können spontan feuern, selbst wenn die primäre Schmerzursache beseitigt worden ist. Auf diese Weise kommt es zu einer Chronifizierung. Mit bildgebenden Verfahren konnte gezeigt werden, dass chronische Schmerzen die Repräsentation des betroffenen Körperteils in der Hirnrinde verändern (Huse et al. 2001). Diese Veränderungen sind reversibel und hängen beispielsweise von der Schmerzaufmerksamkeit und sogar von der Interaktion in der Partnerschaft ab (Knost et al. 1999). Neuere Untersuchungen zeigen einen komplexen Zusammenhang zwischen neuronalen, endokrinologischen und immunologischen Systemen sowie eine enge Verbindung zwischen Schmerz- und Stressverarbeitung (»Neuromatrix«, Melzack 1999).

Biopsychosoziales Krankheitsverständnis

Im Gegensatz zum akuten Schmerz sind beim chronischen Schmerz nicht nur der Körper, sondern auch die Psyche und das soziale Umfeld betroffen. Engel hat hierfür den Begriff des biopsychosozialen Modells geprägt (Engel 1977). So bestimmen psychosoziale Wechselwirkungen zwischen dem Individuum, seiner Familie und der Umwelt ganz entscheidend die Entstehung, den Verlauf und die Prognose der chronischen Schmerzkrankheit.

Chronifizierung

Es gibt einerseits eine Reihe psychischer Risikofaktoren, die eine Chronifizierung unterstützen, aber auch protektive Faktoren, die sich günstig auf den Verlauf auswirken (Egle u. Hoffmann 1993; Egle et al. 1999; Hasenbring et al. 2001; Huse et al. 2001; Ruoß 1999).

Psychische Risikofaktoren, die eine Chronifizierung unterstützen:

- anhaltende psychovegetative Spannung,
- primärer und sekundärer Krankheitsgewinn,
- unzureichende analgetische Anfangsbehandlung,
- Angst und Depression in der Vorgeschichte,
- Gewalt- und Schmerzerfahrungen in der Kindheit,
- seelische und körperliche Misshandlung oder Vernachlässigung,
- ebenfalls schmerzkranke Angehörige in der Familie,
- nichtverbales Schmerzverhalten,
- die Tendenz zum »Katastrophisieren«,
- familiäre Konflikte, eingeschränkte Kommunikation,
- soziale Probleme im Umfeld, wie Beruf oder finanzielle Schwierigkeiten,
- ungünstige Bewältigungsstrategien wie Passivität oder Selbstbeschuldigung,
- Konversionsneurosen und Persönlichkeitsstörungen,
- iatrogene Fixierung durch ausschließlich somatisches Diagnostizieren und Behandeln.

Protektive Faktoren sind:

- Unterstützung durch den Partner,
- Suche nach sozialer Unterstützung,
- positive Akzeptanz der Erkrankung mit Lösungsorientierung,
- vorherige konstruktive Krisenbewältigung,
- tragfähige Arzt-Patienten-Beziehung,
- eventuell frühe ausreichende Schmerzmedikation.

Die Schmerzkrankheit zeigt fast immer psychosoziale Folgen. So führt der über Jahre quälende Schmerz zu Depressivität, Vereinsamung, sozialem Rückzug, Aggressivität, Auftauchen von Sinnfragen, Suizidgedanken, Familienkonflikten und Problemen am Arbeitsplatz. Der Alltag wird um den Schmerz herum organisiert und der Schmerz bestimmt oft das Familienleben.

Schmerzkrankheit in der Familie

In vielen Untersuchungen konnte gezeigt werden, dass chronische Schmerzpatienten in ihren Familien vermehrt chronisch schmerzkranke Verwandte haben (Violon u. Giurgea 1984). Eine unbewusste Identifizierung des Patienten mit Krankheitsmodellen in der Ursprungsfamilie kann vorliegen oder es können Muster der Krankheitsbewältigung, der Krankheitsattribution oder der Kommunikation über den Schmerz weitergegeben werden (Perlitz et al. 1999). So greift der Patient in dem Fallbeispiel 13 die Symptomatik seiner ersten Ehefrau auf. Ein anderes Beispiel ist die thorakale Schmerzsymptomatik eines Patienten, dessen Vater an einem Herzinfarkt verstorben war, als er im gleichen Alter war.

Auch die Angehörigen leiden unter der chronischen Erkrankung. Es ist gut untersucht, dass die Ehepartner von Schmerzpatienten vermehrt unter Befindlichkeitsstörungen leiden und erhöhte Depressivitätswerte aufweisen. Es findet sich in diesen Familien auch eine hohe Belastung im Bereich der Sexualität (Joraschky 1993).

Interessant ist ein immer wieder beschriebener Zusammenhang von Schmerzwahrnehmung und erhöhter ehelicher Zufriedenheit.

So kann ein symptomverstärkender Interaktionsmodus (Fürsorge, Aufmerksamkeit, Zuwendung) zu mehr Zufriedenheit in der Partnerschaft führen (sekundärer Krankheitsgewinn). Das Schmerzverhalten stabilisiert dabei die Ehe und vermeidet die Auseinandersetzung mit Beziehungskonflikten. Über den Schmerz lässt sich die Nähe und Distanz in der Paarbeziehung kontrollieren. So erreicht der Schmerzkranke Aufmerksamkeit und Zuwendung, gleichzeitig hält er aber den Partner über die Schutzfunktion des Schmerzes auf Distanz (Joraschky 1993, s. a. die Paarbeziehung im Fallbeispiel 13).

Auffallend ist die Unsicherheit und Hilflosigkeit der Partner im Umgang mit der Schmerzerkrankung. Auch die Ehepartner erwarten eine Behandlung nach dem Reiz-Reaktion-Schema und zeigen Unverständnis dafür, dass keine körperliche Behandlung stattfindet oder anschlägt (Rowat 1985). Der Patient wiederum fühlt sich als Simulant nicht ernst genommen.

Eingeschränkte Kommunikation, starre Verhaltensmuster, harmonisierende Konfliktvermeidung gelten zwar als Chronifizierungsfaktoren (Joraschky 1993), aber ein kausalgenetischer Zusammenhang zwischen Familiendysfunktionalität und bestimmten Schmerzsyndromen findet sich nicht.

Differentialdiagnostik und Indikation

Egle unterscheidet im Rahmen des biopsychosozialen Schmerzverständnisses fünf Krankheitsbereiche, die dem Schmerz zugrunde liegen (Egle et al. 1999, S.21–24):

1. eine körperliche Erkrankung mit adäquater Krankheitsbewältigung (rheumatologische Erkrankungen, Trigeminusneuralgie, Tumore),
2. eine körperliche Erkrankung mit inadäquater Krankheitsbewältigung (somatische Fixierung, Katastrophisieren, Verleugnen, fatalistisches Resignieren),
3. eine körperliche Erkrankung bei gleichzeitig bestehender psychischer Erkrankung (Komorbidität) (Angststörung, Depression),

4. eine funktionelle Störung oder eine Psychosomatose (Rücken- und Kopfschmerz, Fibromyalgie, autonome somatoforme Funktionsstörungen),
5. eine psychische Erkrankung im engeren Sinn (Depression, somatoforme Schmerzstörungen, Somatisierungsstörung, Hypochondrie, zönästhetische Psychose).

Nach dem Stufenmodell zur Integration der Familien in den Behandlungablauf (s. »Interventionstechniken und Gesprächsführung«, S. 43f.) ist bei diesen Krankheitsbereichen eine unterschiedliche psychotherapeutische Behandlungsintensität erforderlich. Bei der körperlichen Erkrankung mit adäquater Krankheitsbewältigung (1. Stufe) ist eine somatische Behandlung indiziert und familiäre Probleme sind selten. Bei den folgenden Stufen 2 bis 5 spielen die psychosozialen Anteile eine größere Rolle und die Einbeziehung der Familien kann sinnvoll sein. Gerade bei der Tendenz zur Somatisierung (4. und 5. Stufe) ist das Arbeiten im familiären Kontext und an der Interaktion erfolgreicher als ein aussichtsloser Kampf zwischen Symptom und Therapie in der Einzeltherapie (McDaniel et al. 1997).

Bewährt hat sich ein frühes *diagnostisches Paargespräch*. Es hilft entscheiden, ob und wann weitere Paargespräche oder eine Familientherapie notwendig sind. Hier stellt sich auch die Frage, ob die Erkrankung auf das ganze Familiensystem übergreift oder nur die Paarbeziehung in Mitleidenschaft gezogen wird. Gibt es Hinweise auf Interaktionen in der Partnerschaft, die zu Aufrechterhaltung oder Verschlimmerung der Schmerzen beitragen? Werden durch den Schmerz Konflikte in der Partnerschaft vermieden?

- Fallbeispiel 14

Frau B., eine 50-jährige Patientin, wird uns aus der Schmerzambulanz überwiesen. Sie berichtet über seit 30 Jahren bestehende Rückenschmerzen. Auslöser sei ein Sturz von der Treppe kurz nach ihrer Eheschließung gewesen. Bei diesem Sturz sei es zu einer Rippen- und Wirbelfraktur gekommen, die aber trotz sofortiger ärztlicher Konsultation erst zwei Monate später diagnostiziert worden sei. Seit dieser Zeit sei mannigfaltig untersucht und behandelt worden, zum Teil durch operative Eingriffe, physikalische und medikamentöse Therapieverfahren. Vor drei Jahren habe im Zusammenhang mit Auffälligkeiten ihres damals 17-jährigen Sohnes ein Familiengespräch mit einem Psychologen stattgefunden. Nach dem Gespräch habe der Psychologe sie selbst als behandlungsbedürftig eingeschätzt und ihr Einzelgespräche angeboten, die sie einige Male wahrnahm. Nach diesen Gesprächen sei sie immer sehr aufgewühlt und ärgerlich gewesen, weil Themen aus ihrer Kindheit zur Sprache gekommen seien, über die sie eigentlich nicht mehr nachdenken wollte. Zu dem jetzigen Gespräch komme sie, weil ihre ständigen Rückenschmerzen trotz hohen Medikamentenverbrauchs kaum zu beeinflussen seien. Sie wolle alles versuchen, um Linderung zu bekommen, vor allem, weil ihre Familie so unter ihr leide. Wir stellen die Indikation zum diagnostischen Familiengespräch, um ein Bild davon zu bekommen, wie die Familie mit der chronischen Schmerzkrankheit umgeht.

Zu dem Gespräch erscheint die gesamte Familie, bestehend aus Frau B., ihrem 53-jährigen Mann, dem 20-jährigen Sohn und der 15-jährigen Tochter. Als Thema wählt die Familie: »Was können wir tun, um der Mutti zu helfen, weniger Schmerzen zu haben?« Herr B. beschreibt, wie bestimmend die Schmerzen in der Familie sind. Er merke oft schon am Gesichtsausdruck seiner Frau, wie sehr sie leide, und sei ständig auf der Suche nach wirksameren Behandlungsmethoden. Die Stimmung in der Familie sei bestimmt durch den Zustand seiner Frau, er selbst erlebe diese Schmerzen als ständige Last. Die Tochter berichtet, dass sie wegen der Mutter, um sie nicht noch zusätzlich aufzuregen, auf eigene außerhäusliche Unternehmungen verzichte, »damit die Mutti nicht alleine bleiben muss«. Der Sohn, der seit einiger Zeit eine Freundin hat, orientiert sich mehr von Zuhause weg, ist aber bereit, gemeinsam mit Freundin und Mutter zum Beispiel schwimmen zu gehen, wenn ihr das hilft. Er beklagt, dass seine Mutter wenig Initiative ergreife, Dinge, die ihr helfen könnten, auszuprobieren. »Sie muss das auch wollen.« Frau B. selbst sieht sich vor zwei große Aufgaben gestellt: einmal, die sehr belastenden Schmerzen zu ertragen, zum anderen, für ihre Familie da zu sein, die sie sehr brauche.

Familiengespräch

Bei Familien, die wenig Psychotherapieerfahrung haben, kann es geschehen, dass das Familiengespräch als Schuldzuweisung erlebt wird. Am Anfang steht der Umgang mit der chronischen Schmerzkrankheit im Mittelpunkt: »Wir haben die Erfahrung gemacht, dass fast immer die ganze Familie unter der Erkrankung leidet und dass das Zusammenleben beeinträchtigt ist.« Die Familien sind nicht für die Krankheit ihrer Angehörigen verantwortlich, sondern Mitbetroffene, und stellen eine Ressource da. Gerade bei der chronischen Schmerzkrankheit ist es wichtig, die subjektive Krankheitstheorie und die bisherigen Behandlungserfahrungen sowie die Meinung früherer Behandler zu erfragen:

- Was glauben Sie was die Ursache des Schmerzes ist?
- Wie viel Prozent ist er psychisch, wie viel Prozent organisch bedingt?
- Was wurde bisher unternommen?

Die Hilflosigkeit und Unsicherheit der Familienangehörigen mit dem Schmerz sollten genug Raum haben. Die Belastungen der Familienmitglieder sollten erfragt werden:

- Welche Belastungen entstehen durch die Schmerzkrankheit für die Familie?
- Was belastet den Partner? Wo geht er mit seinen Beschwerden hin?
- Wie viel Raum nimmt die Schmerzerkrankung im Alltag auf einer Skala von 1–10 ein?

Das Familiengespräch ist ein Forum, um über Dinge zu sprechen, über die sonst nicht gemeinsam gesprochen wird. Da der Schmerzkranke sich oft unverstanden und als Simulant abgestempelt fühlt, sollte dies offen angesprochen werden. Bezüglich dieser Problematik und etwaiger Fragen der Angehörigen ist es sinnvoll, über das biopsychosoziale Schmerzverständnis und den Unterschied zwischen akutem und chronischem Schmerz zu informieren.

Wichtig für die Schmerzerkrankung ist die Auseinandersetzung der Familie mit dem Übergang von akutem Schmerz zur chronischen Schmerzkrankheit und in welchem Entwicklungszyklus dieser stattfindet sowie der Hinweis, dass manche Verhaltensweisen während der akuten Schmerzphase zweckmäßig waren, aber für die chronische Phase weniger geeignet sind. Wie unterscheidet die Familie akuten von chronischem Schmerz?

In der Genogrammarbeit können Familien ihre Erfahrungen mit

Krankheiten darstellen (s. »Interventionstechniken und Gesprächsführung«, S. 43ff.). Über die Generationen weitergegebene Muster der Krankheitsbewältigung, aber auch Erwartungen und Einstellungen hinsichtlich chronischer Erkrankungen werden verdeutlicht. Auch Vorerfahrungen mit der Schmerzkrankheit und ihrer Auswirkung und Bedeutung für die Familie können dabei thematisiert werden. Zeitliche Zusammenhänge und Krankheitsmodelle in der Ursprungsfamilie, mit denen sich der Patient unbewusst identifiziert, werden erkennbar. Veränderungen im Zusammenhang mit der Schmerzkrankheit sollten erfragt werden:

- Welche Veränderung in der Familie haben sich durch die Schmerzen ergeben?
- Was hat sich seit dem Beginn der Schmerzerkrankung in den Beziehungen verändert?
- Wie wirkt sie sich auf die einzelnen Familienmitglieder aus?
- Wer reagiert wie auf den Schmerz?
- Welche Bedeutung hat die Schmerzsymptomatik, welche positive stabilisierende Komponente?
- Können sich die einzelnen Familienmitglieder ein Leben ohne die Schmerzen vorstellen?
- Gab es Zeiten, in denen der Schmerz weniger heftig war?
- Woran würde Ihr Partner merken, dass sich der Schmerz auf der Skala von zum Beispiel 5 nach 4 gebessert hat? Was haben Sie zu dieser Zeit anders gemacht?

Ein wichtiges Thema, vor allem bei der inadäquaten Schmerzverarbeitung und somatoformen Schmerzen, ist die Differenzierung zwischen körperlichem Schmerz und dem Affekt (Egle et al. 1999). Ist der Schmerz in bestimmten emotionalen Situationen (Ärger, Druck) verstärkt? Dient er als Affektersatz? Häufig kommunizieren die Partner über den Schmerz.

Ziel ist es, Alternativen zu Kommunikationsmustern, die auf körperlicher Ebene basieren, zu entwickeln und Raum für einen emotionalen Austausch in der Paarbeziehung und in der Familie zu schaffen.

Einschätzungen und Gedanken übereinander können durch zirkuläre Fragen gefördert werden. Die Familien sollten motiviert werden, auch negative Gefühle offen auszusprechen. Welche Gefühle werden bevorzugt, welche werden nicht wahrgenommen? Was wüschen sich die Partner im Umgang mit dem Schmerz? Was wünschen sie sich für die Beziehung? Gibt es unausgesprochene Beziehungswünsche?

Bedeutend ist auch eine gewisse Balance im Umgang mit der Erkrankung. So führt eine Entlastung des Patienten zwar zu Entspannung und Wahl weniger Schmerz auslösender Tätigkeiten, aber andererseits auch zu vermehrtem Schonverhalten und sozialem Rückzug, wie wir es in den Fallbeispielen 13 und 14 gesehen haben. Eine unreflektierte Entlastung kann so über den sekundärer Krankheitsgewinn die Chronifizierung verstärken. Einerseits sollte die Krankheit akzeptiert werden, anderseits aber auf ihren Platz verwiesen werden, damit Ressourcen zur Geltung kommen können. Auch auf der Beziehungsebene ist Unterstützung und Ernstnehmen der Symptome wichtig, soll aber nicht zu Abhängigkeit und damit verbundenem vermindertem Selbstwertgefühl führen (Stärkung des Gefühls der Selbstwirksamkeit, s. »Konzepte der Systemischen Familienmedizin«, S. 21).

Kontaktadressen und Zeitschriften

Deutsche Gesellschaft zum Studium des Schmerzes e.V. (DGSS)
DGSS-Geschäftsstelle
c/o Klinik für Anaesthesiologie
Universität Köln
Joseph-Stelzmann-Str. 9
50924 Köln
Tel.: 0221-478-6686, Fax: 0221-478-6688
E-Mail: dgss@uni-koeln.de
http://www.medizin.uni-koeln.de/projekte/dgss/

International Association for Study of Pain (IASP)
http://www.iasp-pain.org

Österreichische Schmerzgesellschaft (ÖSG)
http://members.aon.at/oesg/

Deutsche Interdisziplinäre Vereinigung für Schmerztherapie e.V. (DIVS)
http://www.ruhr-uni-bochum.de/anaesthesia/divs/index.html

Deutsche Schmerzhilfe e.V.
Bundesverband
Sietwende 20
21720 Gruenendeich
Tel.: 04142-810434, Fax: 04142-810435
http://www.schmerzselbsthilfe.de

Deutsche Rheuma-Liga
http://www.rheuma-liga.de

»Der Schmerz«, Springer-Verlag
Die Zeitschrift wendet sich an Ärzte aller Fachgebiete, einschließlich der Allgemeinmedizin, an Psychologen sowie an Schmerzforscher. Die Zeitschrift sieht es als ihre Aufgabe an, die Versorgung von Schmerzpatienten langfristig zu verbessern durch Erhöhung der Qualität des ärztlichen Tuns, durch Forschung, durch neue organisatorische Wege sowie durch gesundheitspolitische Veränderungen. Sie ist das offizielles Organ der DGSS und ÖSG.
http://link.springer.de/link/service/journals/00482/index.htm

»Pain«, Elsevier Science
Die Zeitschrift ist das offizielles Organ der IASP und beschäftigt sich mit der Erforschung von Schmerzen und deren Behandlung.
http://www.elsevier.nl/homepage/sah/pain/menu.html

Multiple Sklerose – Mehrfamiliendiskussionsgruppen als familienmedizinisches Versorgungsangebot

Ulrike Tietze / Susanne Altmeyer

In der ärztlichen Versorgung von Patienten mit Multipler Sklerose (MS) werden im Kontakt mit den Betroffenen neben Fragen zur optimalen medikamentösen Behandlung Bedürfnisse nach Unterstützung bei der Krankheitsbewältigung seitens der Patienten sowie ihrer Familienangehörigen deutlich. Als Beispiel für ein familienmedizinisches Therapieangebot können erste Erfahrungen mit Mehrfamiliendiskussionsgruppen (MFDG) mit Patienten und ihren Angehörigen gelten, wie sie in einem Gemeinschaftsprojekt der Klinik für Neurologie und der Klinik für Psychosomatik und Psychotherapeutische Medizin am Universitätsklinikum Aachen gemacht wurden.

Bedeutung der Multiplen Sklerose

Die Multiple Sklerose ist eine chronische Erkrankung des Zentralnervensystems, die neben zunehmender körperlicher Behinderung häufig auch mit psychischen Beeinträchtigungen verbunden ist. Wie bei anderen chronischen Erkrankungen bedeutet die dauerhafte Erkrankung eines Familienmitglieds eine Belastung für das gesamte familiäre Umfeld. Besonderheiten ergeben sich aus dem ausgesprochen unvorhersehbaren Verlauf der Erkrankung.

Die Multiple Sklerose oder auch Enzephalitis disseminata (ED) ist eine der häufigsten Nervenerkrankungen. Etwa 8 Prozent der Patienten, die in einer Neurologischen Klinik in unseren Breitengraden behandelt werden, leiden an Multiple Sklerose (Poeck 1994). Auf 100.000 Einwohner kommt es in Mitteleuropa jährlich zu drei bis sieben Neuerkrankten, meist mit einem Krankheitsbeginn zwischen dem 20. und 40. Lebensjahr. Die Prävalenzrate wird für Deutschland mit circa 70 von 100.000 Einwohnern angegeben. Frauen sind von der Erkrankung zwei- bis dreimal häufiger betroffen als Männer. Das Erkrankungsrisiko nimmt mit wachsender Entfernung vom Äquator zu. Die schwarze Bevölkerung ist dabei im Vergleich zur weißen deutlich seltener betroffen.

Der Erforschung der Multiplen Sklerose werden immense Aktivitäten gewidmet. Trotzdem ist ihre Entstehung nach wie vor ungeklärt. Untersuchungsergebnisse vor allem auf den Gebieten der Epidemiologie, Virologie, Genetik und Immunologie sprechen für eine multifaktorielle Genese. Vermutet wird die Entwicklung einer Autoimmunkrankheit nach Virusinfektion in der Adoleszenz bei entsprechender genetischer Disposition. Ein bestimmtes Virus ließ sich jedoch nicht isolieren. Multiple Sklerose ist nicht übertragbar. In Migrationsstudien konnte der Einfluss genetischer und umweltbedingter Faktoren belegt werden.

Gesellschaftlich ist die Multiple Sklerose durch das Vorurteil stigmatisiert, dass die Erkrankung unweigerlich zum Verlust der Gehfähigkeit führt (»MS = Rollstuhl«) und zu einem Leben in Siechtum verurteilt. Auch Befürchtungen zusätzlicher psychischer Beeinträchtigungen wie »verrückt zu werden« oder Ähnliches verbinden sich mit der Diagnose. Mit diesen äußeren und inneren Vorurteilen müssen sich Neuerkrankte und ihre Familien auseinander setzen. In den wenigsten Fällen nimmt die Krankheit jedoch diesen fatalen Verlauf, der ihr in der Öffentlichkeit zugeschrieben wird. Die Lebenserwartung MS-Kranker ist im letzten Jahrhundert deutlich gestiegen, dies vor allem dadurch, dass Komplikationen im Krankheitsverlauf besser behandelt werden können.

Darstellung des Krankheitsbilds

Die Multiple Sklerose ist eine Entmarkungskrankheit. Infolge einer Entzündung, deren Ursache bislang ungeklärt ist, kommt es zu einem herdförmigen Zerfall der Markscheide, die die einzelnen Nerven, ähnlich einer Isolierschicht eines elektrischen Kabels, umgibt. Die Leitfähigkeit des Nervs wird dadurch an dieser Stelle gestört.

Solch eine Entmarkung tritt herdförmig und an verschiedenen Stellen des Zentralnervensystems auf. Viele Stellen des Gehirns und des Rückenmarks können davon betroffen sein (multipel). Anstelle des Entzündungsherds tritt später ein verhärteter narbiger Plaque (Sklerose).

Die Multiple Sklerose wird als »Chamäleon unter den neurologischen Erkrankungen« bezeichnet. Je nach Lokalisation eines Herds innerhalb des Zentralnervensystems kann es zu den unterschiedlichsten neurologischen und neuropsychologischen Ausfällen kommen. So erklärt sich auch die vielfältige klinische Symptomatik: Es gibt kein für die Multiple Sklerose spezifisches Symptom, weder als Erstsymptom noch im Verlauf. Verständlicher werden so auch die Schwierigkeiten, die sich häufig bei der Diagnosestellung ergeben. Erst die Kombination neurologischer Ausfälle unterschiedlicher Lokalisation mit einer im zeitlichen Verlauf wechselnden Ausprägung der Symptome machen das Vorliegen einer Multiplen Sklerose wahrscheinlich.

Der äußerst wechselvolle Charakter der Erkrankung wird bereits bei der Betrachtung der Erstsymptome deutlich: zu den häufigsten gehören Gefühlsstörungen und Lähmungserscheinungen, die zumeist die Gliedmaßen betreffen und anfangs nur flüchtig auftreten, oder auch Seh- oder Sprechstörungen. Später können ein erhöhter Muskeltonus (Spastik), pathologische Reflexphänomene oder auch Störungen von Koordination und Gleichgewicht hinzutreten. Im weiteren Verlauf der Erkrankung mischen sich die Beschwerden aus verschiedenen betroffenen Bereichen des Zentralnervensystems. Viele Betroffene berichten von Schmerzen unterschiedlichster Ausprägung. Blasenentleerungsstörungen, Inkontinenzprobleme und Störungen des sexuellen Erlebens können die Krankheit begleiten, ebenso Veränderungen der Schweißsekretion, Herz-Kreislauf-Regulation und der Hautdurchblutung. Die Mehrzahl aller Kranken klagen im Verlauf der Erkrankung über eine Verschlechterung ihrer körperlichen Symptome unter Hitzeeinwirkung. Bei dem Fatigue-Syndrom kommt es aus noch ungeklärten Gründen häufig zu einem allgemeinen Leistungsabfall und einer raschen Ermüdbarkeit (Krupp et al. 1988).

Angesichts zunehmender Behinderung werden viele Erkrankte depressiv. Die Abgrenzung zu organisch bedingter Depressivität ist oft schwer zu treffen (McIvor et al. 1984). Eine unangemessene Heiterkeit und Verkennung des eigenen Krankheitszustands (Euphorie), wie sie früher als typisch für an Multiple Sklerose Erkrankte galt, stellt eher ein Symptom späterer Stadien dar und ist nach neueren Erkenntnissen wesentlich seltener als depressive Verstimmungen (Peyser et al. 1980). Über lange Zeit können kognitive Störungen einzige Manifestation sein (Feinstein et al. 1992). Eine dementielle Entwicklung wird mit einer Häufigkeit von 25 Prozent im Spätstadium angegeben (Masuhr u. Neumann 1992).

Die Multiple Sklerose verläuft meist schubförmig rezidivierend mit anschließender mehr oder weniger vollständiger Rückbildung der Symptome. 80 Prozent der Erkrankungen beginnen mit Schüben, nur 10–15 Prozent der Kranken haben einen primär progredienten, also von Anfang an fortschreitenden Verlauf. Der Anteil maligner Verläufe, bei denen es innerhalb der ersten fünf Jahre zu schwerster Behinderung oder Tod kommt, wird mit 3–5 Prozent beziffert. Etwa 30 Prozent der Betroffenen bleiben auf längere Sicht nur minimal oder nicht behindert (benigne MS).

Die mittlere Lebenserwartung beträgt nach Auftreten der ersten Symptome circa 30 Jahre, so dass man die Multiple Sklerose heute eher als lebensbegleitende denn als lebensverkürzende Erkrankung bezeichnen kann. Viele Kranke sind auch Jahre nach Ausbruch der Erkrankung noch berufstätig.

Krankheitsfolgen und ihre Bewältigung in der Familie

Die Diagnose bedeutet nicht nur für den Betroffenen, sondern für die ganze Familie eine Herausforderung, der sich die einzelnen Familienmitglieder nicht entziehen können. Sie sind gezwungen, eine Einstellung zu der Erkrankung zu entwickeln und ihre Folgen in ihre äußere und innere Realität zu integrieren. Das bedeutet zum einen die Überprüfung und gegebenenfalls die Veränderung des Bilds, das die Familie von sich selbst gewonnen hat und welches sie nach außen vertritt. Eine Auseinandersetzung mit wechselnden Gefühlen von Angst und Hoffnung, Verzweiflung und Optimismus, Resignation und Zuversicht wird unumgänglich. Zum anderen muss die Krankheit in die Gestaltung des Familienalltags integriert werden. Die Haushaltsführung muss eventuell neu organisiert, Arbeiten müssen anders verteilt werden. Die Wohnsituation und der Arbeitsplatz müssen überprüft werden, außerdem die Kommunikation: Wann darf über die Multiple Sklerose gesprochen werden und mit wem? Ist Nachfragen erlaubt? Wie weit ist der Austausch über die Erkrankung außerhalb der Familie erlaubt?

Für die weitere Betrachtung und zum besseren Verständnis, wie Familien die Diagnose und die Folgen der Multiplen Sklerose in ihrem Zusammenleben bewältigen, erscheint es sinnvoll, die vier folgenden Aspekte voneinander zu unterscheiden.

Charakter der Erkrankung

In Anlehnung an Rollands psychosoziale Typisierung von Krankheit (s. »Konzepte der Systemischen Familienmedizin«, S. 21) lässt sich die Multiple Sklerose als eine zumeist protrahiert beginnende, periodisch rezidivierende Erkrankung beschreiben, die mit zunehmender Behinderung unterschiedlichsten Ausmaßes einhergeht und deren Verlauf lebensbegleitend und in höchstem Maß unvorhersehbar ist. Rolland unterscheidet drei Phasen familiärer Krankheitsverarbeitung, die ihre jeweils eigenen Anforderungen an Familien stellen. Die durch die Erkrankung hervorgerufene akute Krise beginnt häufig nach einer längeren Vorphase prädiagnostischer Symptomatik, die mit einer erheblichen Verunsicherung der Betroffenen einhergehen kann. Bereits zu diesem Zeitpunkt ist die Familie gefordert, Stellung zu auftretenden Beschwerden zu beziehen. Welche Bedeutung der Bewertung und dem Umgang mit den ersten Symptomen zukommen kann, zeigt das Fallbeispiel 15.

- Fallbeispiel 15

  Frau V., eine 37-jährige, beruflich und familiär sehr eingespannte Bibliothekarin, deren Mann zu diesem Zeitpunkt in finanziellen Schwierigkeiten steckte, bemerkte zunächst flüchtige Störungen ihres Sehvermögens. Diese waren, noch bevor sie einen Arzt aufsuchten konnte, nach wenigen Tagen vollständig rückläufig. Frau V. führte diese kurzfristige Symptomatik auf ihre momentan angespannte Lebenssituation zurück. Nach einer weiteren Episode ähnlicher Beschwerden begab sich Frau V.

ein Jahr später zum Hausarzt, der die beschriebenen Symptome nach einer Untersuchung ebenfalls auf psychische Ursachen zurückführte. Mit ihrem Mann vermied Frau V. das Gespräch über ihre Beschwerden, für die sie sich schämte. Als ein weiteres Jahr später Störungen der Augenmuskelbewegungen mit Doppelbildern und eine Unsicherheit des Gleichgewichtsinns auftraten und außerdem eine mittlerweile eingetretene Einengung des Gesichtsfelds zum Tragen kam, begann Frau V. an ihrem Verstand zu zweifeln. Erneut begab sie sich in ärztliche Behandlung. Ein entzündlicher Prozess des Nervensystems wurde festgestellt und medikamentös behandelt, die Diagnose der Patientin aber nicht mitgeteilt. Entsprechend blieb eine Aufklärung über die Erkrankung aus. Frau V. fühlte sich müde und abgeschlagen und hatte Gleichgewichtsstörungen. Sie schämte sich dafür, von den Nachbarn für alkoholisiert gehalten werden zu können, wenn diese sie beim Gehen beobachteten. Als drei Jahre später endlich die Diagnose Multiple Sklerose gestellt und der Patientin mitgeteilt wurde, war Frau V. erleichtert. Ihr Mann, der sich vorwarf, ihre Symptome nicht ernst genommen zu haben, reagierte mit Depressionen und Schuldgefühlen.

Der Moment der Diagnosestellung kann nach einer langen Phase der Ungewissheit befreiende Aspekte haben. In den meisten Fällen überwiegt der Eindruck, einen Schicksalsschlag erlitten zu haben, das Bedürfnis nach einer Erklärung bleibt oft in höchstem Maß unbefriedigt. Wie ein Damoklesschwert hängt die Diagnose nun über der Familie. Plötzliche Kontrollverluste über verschiedene Körperfunktionen wie das Sehen, Gehen, Fühlen oder Greifen sowie über Blasen- und Darmfunktion können das erkrankte Familienmitglied ohne Vorankündigung ereilen. Charakteristisch ist dabei der immer wieder zu erwartende unvorhersagbare Wechsel zwischen Phasen erneuter akuter Anpassung und nachfolgender Reorientierung in einer mehr oder weniger veränderten und dauerhaften Normalität. All dies erfordert ein Höchstmaß an Flexibilität und Kooperationsbereitschaft.

Das Bemühen der Familie, die Krankheit in den familiären Alltag zu integrieren, kennzeichnet den Übergang des Akutstadiums in die chronische Phase der Krankheitsverarbeitung. Die Realität der Erkrankung mit oft fortschreitender körperlicher Beeinträchtigung des erkrankten Familienmitglieds muss verarbeitet werden, ohne in Resignation zu verfallen und ohne falsche Erwartungen und Hoffnungen an die Möglichkeiten der Medizin. Die Familie muss im Verlauf der Erkrankung zunehmend erkennen, wie beschränkt die eigenen Möglichkeiten sind, auf den Verlauf Einfluss zu nehmen.

Familienstruktur und -dynamik, familienbiographische Aspekte

Wie eine Familie mit den Herausforderung der Erkrankung umgeht, hängt entscheidend von ihrer spezifischen Struktur und Dynamik ab. Jede Familie besitzt ihren eigenen emotionalen Stil und ihre eigene Art, mit den gewohnten Rollenverteilungen umzugehen. Sie verfügt über bestimmte Vorerfahrungen im Umgang mit Krisen und Krankheiten und hat ihren eigenen Wertekodex.

Die einzelnen Familienmitglieder messen der Erkrankung und ihren Folgen unterschiedliche Bedeutungen zu. In der innerfamiliären Auseinandersetzung mit der Multiplen Sklerose kommen wechselseitige Ansprüche und Erwartungen aneinander sowie unterschiedliche Auffassungen und Gefühle zum Tragen. Ob die Erkrankung als gemeinsame Aufgabe der Familie akzeptiert wird, in der Krankheit der Kampf um das Erhalten von Normalität gesehen wird, die Krankheit als zentrales unausweichliches Thema der ganzen Familie oder als einsames Thema des Kranken verstanden wird, hängt von vielen Parametern ab.

Entwicklungsphase der Familie

Einen entscheidenden Einfluss auf die Bewältigung der Multiplen Sklerose innerhalb der Familie hat außer den Besonderheiten der Erkrankung und der Familienstruktur die gegenwärtige Entwicklungsphase, in der sich die Familie zum Zeitpunkt der Erkrankung befindet. Die Erkrankung beginnt häufig im frühen Erwachsenenalter, also zu einem Zeitpunkt, an dem sich eine junge Familie gerade zu konsolidieren beginnt. Mitunter treten erste Symptome oder ein erneuter Schub kurz nach einer Entbindung auf. Auch für die langfristige weitere Bewertung und Betrachtungsweise der Krankheit kann der Erkrankungsbeginn innerhalb der Familie von Bedeutung sein.

- Fallbeispiel 16
  Eine 46-jährige Patientin berichtet im Einzelgespräch von familiären Belastungen durch Drogenprobleme ihres 18-jährigen Sohnes, zu dem eine konflikthafte Beziehung bestehe. Er habe keinerlei Verständnis für ihre Beeinträchtigung durch die Krankheit, wobei die Patientin einräumt, dass die Multiple Sklerose insgesamt in der Familie »kein Thema« sei. Ihr Mann sei als Arzt beruflich sehr eingespannt und meist außer Haus, es gebe kaum noch gemeinsame Berührungspunkte. Am nächsten stehe ihr die 17-jährige Tochter, die sie mit der Krankheit aber möglichst wenig belasten wolle. Die Diagnose sei vor drei Jahren gestellt worden, »Auslöser war jedoch mein Sohn«. Erste Symptome seien bereits kurz nach Geburt des Sohnes aufgetreten, wurden als solche aber nicht erkannt. Vielmehr seien ihre damaligen Bewegungsstörungen und ihre rasche Ermüdbarkeit als Ungeschicklichkeit und psychisch bedingt bewertet worden und als Folge der Belastung durch zwei kleine Kinder. Nun seien ihre Kinder erwachsen und gingen außer Haus, und nun stehe auch die Beziehung zu ihrem Mann infrage.

Ist eine Paarbeziehung bei Krankheitsbeginn noch jung, kommt es nicht selten zur Auflösung des Familiensystems. Eine erhöhte Scheidungsrate ist in diesem Zusammenhang belegt (Russell 1985). Umgekehrt kann es bei hoher Verbindlichkeit der Familienmitglieder untereinander zu einer erschwerten Ablösung der Kinder vom Elternhaus kommen (s. Fallbeispiel 18).Von entscheidender Bedeutung ist, ob eine Familie gemeinsame Zukunftsperspektiven entwickeln kann. Ein Erkrankungsbeginn im späteren Lebensalter, nach Umsetzung vieler gemeinsamer Ziele wie Familiengründung und Erziehung der Kinder, wird in einer Phase der Neuorientierung über den verbleibenden Rest gemeinsamen Lebens die Bewältigung der Erkrankung möglicherweise erleichtern.

Gesellschaftliche Bedeutungsgebung

Als letzter Aspekt bei der Bewältigung der Multiplen Sklerose sei der Einfluss genannt, den die gesellschaftliche Beurteilung der Erkrankung auf betroffene Familien ausübt. Susan Sontag spricht von Krankheit als Metapher (Sontag 1981): Die Multiple Sklerose steht für viele Menschen als ein Synonym für ein Leben im Rollstuhl und ein Ende in qualvollem bewegungsunfähigen Siechtum (vgl. Fallbeispiel 17). So haftet der Erkrankung, trotz ihrer mittlerweile deutlich verbesserten Lebensqualität und verlängerten Lebensdauer das Stigma einer körperlichen Behinderung an, dies mit der Erwartung, dass die Erkrankung unweigerlich zur vollständigen Immobilität und Pflegebedürftigkeit sowie vermutlich zum verfrühten Tod des Betroffenen führt. Nach wie vor bestehen – trotz gegenläufiger Bemühungen – in unserer Gesellschaft erhebliche Vorurteile bezüglich der Möglichkeiten, als Mensch mit einer chronischen körperlichen behindernden Erkrankung ein selbstbestimmtes, zufriedenes Leben führen zu können. Ausdruck dessen ist möglicherweise die momentan vorherrschende Haltung werdender Eltern, ab einem gewissen Lebensalter die pränatale Diagnostik mit all ihren Konsequenzen als Möglichkeit zu nutzen, sich gegen das Risiko einer Behinderung oder schweren Erkrankung ihres Kindes abzusichern. Um ein hierzu konträres Bild bemüht sich, ermutigt durch medikamentöse Therapieerfolge, in jüngster Zeit die pharmazeutische Industrie. Bilder eines Lebens in Unbeschwertheit und Belastbarkeit frühzeitig behandelter, junger Multiple-Sklerose-Patienten halten Einzug in die neurologischen Praxen.

All dies beeinflusst die familiäre Bewertung der Erkrankung: Fühlt sich die Familie im gesellschaftlichen Kontext unterstützt oder eher schutzlos? Kann sie offen mit außerfamiliären Personen über die Erkrankung kommunizieren, finden Ängste und Befürchtungen in der medizinischen Betreuung ihren Platz? Welche Vorerfahrungen bestehen in Bezug auf die chronische Beeinträchtigung am Arbeitsplatz, im Freundeskreis, und welche Wertvorstellungen bestehen in der Familie selbst bezüglich behinderter Menschen?

Eine wichtige Hilfe ist vielen Familien die Zugehörigkeit zu einer Glaubensgemeinschaft, die ihnen erlaubt, die Krankheit in einem Sinnzusammenhang zu sehen.

Therapiemöglichkeiten mit Integration der Familie

Es existieren verschiedene Rahmenbedingungen, innerhalb derer Familien mit einem an Multipler Sklerose erkrankten Mitglied Unterstützung bei der Bewältigung der chronischen Erkrankung angeboten werden kann.

Ebene der haus- und nervenärztlichen Betreuung

Oft begleiten Angehörige den Patienten zum Arzttermin. Ihre Einbeziehung in die Betreuung gehört zum haus- und nervenärztlichen Alltag. Ganz wesentlich ist dabei ein wacher Sinn für mögliche Erleichterungen des alltäglichen Lebens durch medizinische Hilfsgeräte, Umbauten im Haushalt oder durch Aktivierung möglicher Hilfsorganisationen. Hier gilt es abzuwägen zwischen Schamgefühlen wegen des Verlustes an Autonomie einerseits und notwendigen Hilfsmitteln zur Erleichterung des Alltags andererseits. Positive Aspekte wie der Zugewinn an Bewegungsfreiheit durch den Einsatz eines Rollators sollten in den Vordergrund gestellt werden. Die umfassende Aufklärung und Information sind ebenso wichtige Aufgaben wie die emotionale und wertschätzende Begleitung der Familie, das »Mit-Aushalten« der Erkrankung.

Ebene der Familienmedizin und Familientherapie: Mehrfamiliendiskussionsgruppen

Eine besondere Form familientherapeutischer Intervention zur Bewältigung chronischer Krankheit stellt das Arbeiten mit mehreren Familien von Multiple-Sklerose-Patienten dar. Es handelt sich dabei um eine von den Autoren modifiziert angewandte Form der von Peter Steinglass entwickelten Multiple Family Diskussion Groups (MFDG; Steinglass 1998). Dieses Therapiekonzept ermöglicht das Gespräch verschiedener familiärer Subsysteme wie beispielsweise der Ehemänner kranker Frauen, der Kinder betroffener Eltern oder der Patienten selbst, jeweils in Anwesenheit der übrigen Familienangehörigen, die das Gehörte nachfolgend weiterdiskutieren (group within a group-Technik). Die Indikation zur Teilnahme ist durch das Auftreten einer chronischen Erkrankung wie der Multiplen Sklerose innerhalb der Familie bereits gegeben.

Die Familien fanden sich in unserem Konzept in einer ähnlichen Phase familiärer Krankheitsverarbeitung. Das Gruppentherapieprogramm war wie bei Steinglass angelegt auf eine Dauer von insgesamt sechs Doppelstunden und unterteilte sich in drei verschiedene Arbeitsphasen mit folgenden Themen:

- Phase 1: Einfluss der MS auf die Familie
- Phase 2: Individuelle Familienentwicklung
- Phase 3: Integration der MS in die Familie

Viele der in unseren Gruppen verwandten Arbeitselemente lassen sich auch wirkungsvoll in der Arbeit mit einzelnen Familien einsetzen.

Einführung der Metaebene

In der Arbeit mit den Familien erwies es sich als hilfreich, im Austausch über die mit der Krankheit verbundenen Gefühle eine möglichst bildhafte Sprache zu verwenden. Metaphern wie die Bezeichnung der Multiplen Sklerose als »ungebetener Gast« ermöglichen eine Distanzierung von krankheitsbezogenen Ängsten, über die dann gegebenenfalls leichter kommuniziert werden kann.

- Fallbeispiel 17

  Frau D. (31 Jahre) wurde im Rahmen einer Kontrolluntersuchung ein Jahr nach Diagnosestellung die Teilnahme an einer Mehrfamiliendiskussionsgruppe für Multiple-Sklerose-Kranke angeboten. Gleichgewichtsstörungen und Lähmungserscheinungen der Beine, die innerhalb der bisherigen zwei Schübe aufgetreten waren, hatten sich zu diesem Zeitpunkt vollständig zurückgebildet, es bestanden lediglich diskrete Taubheitsgefühle im Bereich der Hände sowie eine nur für sie selbst wahrnehmbare schnellere Ermüdbarkeit. Frau D. entschloss sich zur Teilnahme mit der Begründung, dass sie sich davon mehr Informationen und Unterstützung für ihre Familie, insbesondere auch für ihren Mann erhoffe.

Zur 1. MFDG-Sitzung brachte Frau D. dann jedoch ihre Mutter mit, zu der ein vertrauensvolles Verhältnis bestehe. Ihr Mann müsse zu Hause ihre zwei kleinen Kinder (2,5 und 1 Jahre) hüten. In der ersten Gesprächsrunde unter den Patienten über das Thema »Veränderungen im Alltag« erklärte Frau D., dass sie im Prinzip genauso lebe wie bisher. Sie bemühe sich auch sehr, sich Gefühle der Abgeschlagenheit nicht anmerken zu lassen. Mit ihrem Mann spreche sie so wenig wie möglich über ihre Erkrankung, um ihn nicht unnötig zu beunruhigen. Wenn überhaupt, dann sei ihre Mutter, die in der Altenpflege arbeite, ihr Ansprechpartner in diesen Dingen. Sie wolle jedoch allein zurechtkommen.
In der folgenden Angehörigenrunde zur Reflexion des Gehörten berichtete die Mutter von ihren Erfahrungen als Altenpflegerin im Umgang mit MS-Kranken. Die Krankheit führe bekanntermaßen zu Bettlägerigkeit und völliger Hilflosigkeit, so dass die Kranken im Endstadium schließlich in Heimen versorgt werden müssten. Sie bemühe sich, ihre Tochter, wo sie es nur könne, Hausarbeiten abzunehmen und könne es nicht verstehen, wieso ihre Tochter Schwierigkeiten habe, auf Hilfsangebote von anderen einzugehen. Seitens anderer Angehöriger wurden die Aussagen der Mutter über den Verlauf der Erkrankung relativiert und Informationen zur Richtigstellung seitens der Gruppenleitung ergänzt. Es wurde darauf gedrängt, doch zur nächsten Sitzung auch den Ehemann mitzubringen.
In der 2. MFDG-Sitzung tauschten sich Angehörige jeder Familie im Innenkreis über Veränderungen ihres Familienlebens infolge der Multiplen Sklerose aus. Spontan berichtete der dieses Mal anwesende Herr D. von Ängsten bezüglich der Diagnose, die sich für sein Dafürhalten jedoch vergrößern würden, wenn man darüber spräche.
In der 3. Sitzung bestand die Aufgabe der Familien darin, auf der Metaebene ein möglichst konkretes räumliches Bild davon zu entwickeln, welchen Platz die Krankheit im Haus oder der Wohnung der Familie für sich beanspruche und welcher ihr von der Familie zugeteilt werde. Die Metapher der Krankheit als ungebetener Gast wurde eingeführt. Herr D. beschrieb, dass die Krankheit bei ihnen draußen vor der Tür lauere und sie sie deshalb nicht zu öffnen wagten. Im Gespräch über mögliche Auswege konnte die Familie ihre ausgeprägte Verunsicherung durch den fraglichen weiteren Verlauf, die noch durch Aussagen des sozialen Umfelds verstärkt worden war, und ihre damit verbundenen Ängste erstmalig aussprechen und das Paar darüber miteinander in Austausch gelangen.

Eine weitere verwendete Metapher war in der Gruppe die von der Multiplen Sklerose als beschwerliche Reise durch unüberschaubares Gelände und mit ungewissem Ausgang. Durch dieses Bild konnten sich die betroffenen Familien kreativ und in relativ entspannter Form über ihre momentane Lage und ihre Beziehungen zueinander klarer werden und dabei erste lösungsorientierte Ansätze für anstehende Entwicklungsschritte finden.

- Fallbeispiel 18

  Ein erkrankter 20-jähriger angehender Elektrotechniker, Herr F., meldete sich nach einem Informationsabend mit seiner Mutter zur Teilnahme an einer Mehrfamiliendiskussionsgruppe für Multiple-Sklerose-Kranke an. Insbesondere seine Mutter schien an dem Austausch mit anderen Familien sehr interessiert, ihm selbst war eine informativer Austausch unter gleich Betroffenen wichtig. Bereits hier entstand der Eindruck eines sehr engen, gespannten Verhältnis zwischen einer fürsorgenden gesunden Mutter und ihrem um Eigenständigkeit bemühten körperlich behinderten Sohn. In den ersten Sitzungen erfuhr die Gruppe, dass die Diagnose bei Herrn F. seit drei Jahren bekannt sei und er an einer schubförmigen Verlaufsform mit relativ heftigen und unvollständig remittierenden Schüben litt. Betroffen war vor allem sein Gehvermögen mit zunehmender Schwäche beider Beine und einer anhaltenden Koordinationsstörung der Arm- und Beinbewegungen. Vor seiner Erkrankung hatte er Leistungssport betrieben, inzwischen hatte er sämtliche sportliche Aktivitäten aufgeben müssen. Außerhalb seiner Wohnung war er mittlerweile auf einen Rollator angewiesen. Die Familie war neben der Multiplen Sklerose noch durch eine chronische Muskelkrankheit der 18-jährigen Tochter belastet. Zur Lebenssituation wurde bekannt, dass Frau F. seit zehn Jahren allein erziehend sei. Die Ehe der Eltern war geschieden worden, nachdem die Tochter erkrankt war. Die Mutter war fortan mit der Versorgung ihrer Kinder allein auf sich gestellt. In den ersten zwei Sitzungen wurde im Gespräch zwischen Mutter und Sohn deutlich, wie sich Frau F. aus Besorgtheit heraus vielfach täglich nach dem Befinden ihres Sohnes erkundigte, worauf er jeweils zunehmend unwillig reagierte.

  Auf der Metaebene beschrieb die Familie die Erkrankung als Weg durch völlig undurchdringliches Dickicht, in dem es schwer sei, eine Orientierung zu gewinnen. Die Mutter bemühe sich, mit dem Buschmesser einen Weg frei zu schlagen, gefolgt von ihrer Tochter. Herr F.

beschrieb einen hohen Berg, den er gern bezwingen wolle, woran er aber immer wieder scheitere. Er sehe sich gezwungen, sich dem von der Mutter vorgegebenen Weg anzuschließen, was ihm aber sehr schwer falle. Im Grunde würde er seinen eigenen Weg suchen, komme aber nicht damit zurecht. Seitens der Therapeuten wurde die Familie aufgefordert, nach Lösungen zu suchen, die allen akzeptabel erscheinen. Ein anderes Gruppenmitglied schlug vor, einen Tunnel durch den Berg zu graben. Wie viel und welche Unterstützung würde sich Herr F. dabei wünschen?
In der nächsten Sitzung berichtete die Mutter, dass sie gemeinsam zu dem Entschluss gekommen seien, umzuziehen. Herr F. benötige eine eigene ebenerdige Wohnung, die er mit einem Rollstuhl erreichen könne. Sie selber plane, mit ihrer Tochter in die Nähe zu ziehen. Ihr Haus werde sie verkaufen. Herr F. erzählte von einer Wohnung, die er besichtigt habe, und von seinen Plänen für notwendige Umbaumaßnahmen. Er freue sich auf die anstehenden Verränderungen. Erkennbar war ein veränderter Kommunikationsstil zwischen Mutter und Sohn: Sie hatte ihre Fragen nach seinem Befinden erheblich reduziert, was es ihm ermöglichte, Hilfe besser annehmen zu können.

Familienidentität

Ein wichtiges Element in der Arbeit mit den Familien stellt ihr bisheriges Wertesystem dar. Wir fordern die Familien dazu auf, ihr eigenes »Familienmotto« zu formulieren. Solch ein Kernsatz inneren Familienzusammenhalts kann als Ressource in schwierigen Entscheidungssituationen dienen oder muss vielleicht auch überprüft und den Gegebenheiten der Erkrankung angepasst werden.

- Fortsetzung von Fallbeispiel 18
  Familie F. formulierte für sich drei verschiedene Familienmottos:
  1. Wir packen an, was kommt.
  2. Was man will, das schafft man auch.
  3. Jeder kann auf jeden zählen.
  In der bestehenden Situation der Familie waren diese Kernsätze hilfreich, um den Familienmitgliedern ihre bisherigen Leistungen im Ringen mit der chronischen Krankheit im Alltag aufzuzeigen und die ihr eigene innere Kraft der Familie wertzuschätzen. Besonders der 1. und

der 3. Satz schienen geeignet, die durch zunehmende Behinderung erschwerte Selbständigkeit des Sohnes zu unterstützen. Deutlich wurde in weiteren Gesprächen auch, dass die Familie gefordert ist, das 2. Motto zu verändern. Insbesondere Herr F., dessen phasenhaft auftretende äußerste Übellaunigkeit und Dickköpfigkeit von Mutter und Schwester beklagt wurden, musste seine Grenzen erkennen. So begann er sich im Gespräch zunehmend mit seinen Zukunftsperspektiven zu befassen, da eine Berufstätigkeit in dem von ihm angestrebten Beruf immer utopischer erschien.

Kollagen

Jede Familie bekam die Aufgabe, gemeinsam zwei Kollagen anzufertigen, auf denen sie ihr Leben vor und nach dem Auftreten der Multiplen Sklerose darstellen sollten. Wir hielten sie an, sich mittels dieser Kollagen, auf denen Photos, Zeitungsausschnitte und anderes verwendet werden konnte, mit den krankheitsbedingten Veränderungen in ihrem Zusammenleben auseinander zu setzen und sich gegebenenfalls Freiräume zu schaffen für künftige Entwicklungen.

- Fortsetzung von Fallbeispiel 18
  Familie F. stellte in der Vergangenheitskollage all die Tätigkeiten, die Herrn F. nicht mehr möglich sind, wie Sport oder Autofahren, in den Vordergrund. In der Gegenwartskollage traten hingegen Bilder der aktuellen Familienkonstellation in den Mittelpunkt, die Qualitäten wie innere Verbundenheit und gegenseitige Unterstützung vermittelten. Das Gegenwartsbild konnte als Ressource bei der Entwicklung neuer Zukunftsperspektiven genutzt werden.

Symbole

Vor der letzten Sitzung forderten wir die Familien dazu auf, Symbole für die Erkrankung und ihren Stellenwert in der Familie zu suchen, die zukünftig als »Erinnerungsstücke« an die Multiple Sklerose dienen können. Diese Erinnerungsstücke sollen symbolhaft dafür stehen, dass die Familien im Sinne des Balanced Coping

(Patterson 1991) einerseits den Anforderungen der Erkrankung gerecht werden, andererseits die Möglichkeit sehen sollen, die Krankheit an ihren Platz verweisen zu können.

- Fortsetzung von Fallbeispiel 18
  Familie F. brachte eine Schere und einen Schwamm mit: Die Schere sollte dafür stehen, dass die Krankheit vieles beschnitten habe. Gleichzeitig habe ihnen die Multiple Sklerose bewusst gemacht, wie groß der Rückhalt in ihrer Familie war, wodurch viel Schlimmes ausgeglichen – quasi aufgesogen – werden konnte. Daran sollte der Schwamm sie erinnern.

Zusammenfassung

Die Multiple Sklerose ist eine in ihrer Symptomatik und ihrem Verlauf sehr wechselvolle und unvorhersehbare Erkrankung des Zentralnervensystems, mit deren Folgen sich betroffene Familien meist über Jahrzehnte immer wieder neu auseinander zu setzen haben. Gesellschaftlich wird die Erkrankung zumeist mit dem Verlust der Gehfähigkeit gleichgesetzt, was nicht den tatsächlichen medizinischen Gegebenheiten entspricht. Charakteristisch für die psychosozialen Auswirkungen auf Patienten und ihre Familien sind eine große Verunsicherung in der Anfangsphase und im späteren Verlauf die hohen Anforderungen an ihre Integrations- und Anpassungsfähigkeit.

Mehrfamiliendiskussionsgruppen für MS-betroffene Familien stellen eine gute Möglichkeit dar, die Eigenkompetenz der Familien in Bezug auf den Umgang mit der Erkrankung, aber auch unabhängig von der Erkrankung zu fördern.

Kontaktadressen

Deutsche Multiple Sklerose Gesellschaft
DMSG-Bundesverband e.V.
Vahrenwalder Str. 205–207
30165 Hannover
Tel.: 0511-968340

Lebensnerv
Stiftung zur Förderung der psychosomatischen MS-Forschung
Krantorweg 1
13503 Berlin
Tel.: 030-4363542

Die Familienperspektive in der Behandlung von Patienten mit Herz-Kreislauf-Erkrankungen

Michael Schwab

Warum kann es sinnvoll sein, innerhalb der somatischen Medizin, hier mit kardiologischem Schwerpunkt, paar- oder familienbezogene Diagnostik durchzuführen und gegebenenfalls entsprechende Interventionen anzubieten?

Der hier geschilderte, in der Praxis realisierte Ansatz ist als Versuch zu verstehen, nicht Krankheiten, sondern kranke Menschen zu behandeln und neben der körperlichen Seite des Problems die psychosoziale Perspektive unterstützend mit einzubeziehen.

Die Bedeutung der familienmedizinischen Sichtweise

Die aktuelle Begründung einer solchen Vorgehensweise ergibt sich aus den Ergebnissen einer Reihe von epidemiologischen Untersuchungen über die psychische Komorbidität von Patienten und Patientinnen mit somatischen Grunderkrankungen. Folgende psychische Begleiterkrankungen sind hervorzuheben: Neben Symptomen wie Angst oder Depression können auch so genannte funktionelle oder somatoforme Störungen auftreten. Letztere kommen als alleinige psychische Diagnose oder gleichzeitig mit körperlichen Erkrankungen vor. Im Gebiet der Herz-Kreislauf-Erkrankungen finden sich diese Störungen häufig als Herzneurose oder auch als Herzangstneurose, welche mit subjektiv sehr belastenden Symptomen wie zu schnellem oder unregelmäßigem Herzschlag oder stark schwankenden Blutdruckwerten mit entsprechenden Störungen des Befindens einhergeht.

Bezüglich der Häufigkeit psychischer Störungen bei somatisch Kranken liegt die Prävalenz aufgrund von Metaanalysen zwischen

25 und 30 Prozent. Arolt fand in einer deutschen Studie mit internistischen und chirurgischen Patienten sogar eine Prävalenz von 46,5 Prozent (Arolt et al. 1995). Hier ist zu berücksichtigen, dass die prozentualen Häufigkeiten in Abhängigkeit vom Fachgebiet und damit von der Perspektive und der Qualifikation der Untersucher variieren können. Es ist jedoch offensichtlich, dass im regulären Medizinbetrieb bestimmte Störungen häufig übersehen werden, da die Behandlungszeiten kurz sind und ein intensiveres Kennenlernen des Patienten und seiner Probleme durch ein ausführliches Gespräch nur sehr selten stattfindet. Dies ist eher dann der Fall, wenn der Patient in irgendeiner Form auffällt, sei es durch Non-Compliance oder einfach nur dadurch, dass er heftige und/oder unangenehme Affekte zum Beispiel im Sinne von Gegenübertragungsphänomenen im Team weckt.

Neben psychischen Störungen ist ein Aspekt in diesem Zusammenhang von Bedeutung: das so genannte Complianceproblem, welches neuerdings auch Adherenceproblem genannt wird. Damit ist die geringe Neigung mancher Patienten gemeint, den Anregungen oder auch Anordnungen behandelnder Ärzte Folge zu leisten und beispielsweise Medikamente regelmäßig und vollständig entsprechend der ärztlichen Verordnung einzunehmen.

Bei einer Vielzahl von Patienten in der Inneren Medizin, insbesondere auch bei Patienten mit Herz-Kreislauf-Erkrankungen, beruht ein Großteil erforderlicher ambulanter Akutbehandlungen oder auch stationärer Einweisungen auf den Folgen mangelnder Einnahmetreue der verordneten Medikation oder auf nicht ausreichender Wahrnehmung und Beachtung von Symptomen des eigenen Körpers.

Bei Patienten mit einer Herzinsuffizienz reicht beispielsweise eine tägliche Kontrolle des Körpergewichts aus, um frühzeitig eine drohende Dekompensation zu entdecken. In dieser frühen Phase genügt meist die Erhöhung der Dosis eines entwässernden Medikaments, um einer weiteren Verschlechterung des Zustands vorzubeugen. Wird dies jedoch versäumt, so ist innerhalb kurzer Zeit eine intravenöse Gabe des Wirkstoffs erforderlich, die dann in den allermeisten Fällen wegen des hohen Risikos eines Lungenödems eine Krankenhauseinweisung nach sich zieht, verbunden mit immensen Kosten.

Ähnlich verhält es sich bei Patienten mit arterieller Hypertonie, einer Krankheit, die in der Regel durch die Einnahme der Medikamente nicht in der Weise geheilt wird, dass die Medikation später wieder abgesetzt werden kann; vielmehr ist in den allermeisten Fällen eine Dauerbehandlung erforderlich, mit deren Hilfe der Blutdruck auf den erwünschten Bereich eingestellt wird. Nach Absetzen der Medikamente kehrt der Blutdruck nach kurzer Zeit wieder in den hypertensiven Bereich zurück oder übersteigt die früheren Werte vorübergehend sogar in einer Art überschießender Reaktion. Auch hier hat eine unregelmäßige Medikamenteneinnahme langfristig gesehen ungünstige Folgen.

An diesen Stellen kann sich die Einbeziehung des familiären Systems für den Patienten als hilfreich erweisen, um lebensbedrohliche Risiken zu vermeiden und die vorhandenen Ressourcen des Gesundheitssystems verantwortungsvoll zu nutzen.

Nach unserer Erfahrung im kardiologischen Bereich sind vor allem Patienten mit folgenden Diagnosen zu nennen, die von einer familienmedizinisch orientierten Vorgehensweise profitieren können: Patienten mit koronarer Herzkrankheit, mit chronischer Herzinsuffizienz der verschiedenen Schweregrade einschließlich der Vorbereitung zur Herztransplantation sowie Patienten, bei denen zusätzlich zur somatischen Diagnose eine psychische Problematik vorliegt, beispielsweise eine depressive Störung oder eine Somatisierungsstörung.

Bei Herztransplantationspatienten gibt es einen Zusammenhang zwischen dem Ausmaß an sozialer Unterstützung und der Überlebenswahrscheinlichkeit: Es korreliert die Stabilität der sozialen Beziehungen und die Motivation des Partners zur Herztransplantation mit der Überlebenswahrscheinlichkeit. Auch besteht ein Zusammenhang zwischen Compliance nach erfolgter Transplantation und Qualität der persönlichen Beziehungen im Wohnumfeld der Patienten. So können Depression und fehlende soziale Unterstützung als zwei Risikofaktoren für die Prognose von Patienten mit koronarer Herzkrankheit angesehen werden. Hier kommt der Mobilisierung vorhandener Ressourcen wesentliche Bedeutung zu: Es gibt Hinweise, dass bei diesen Patienten zwar gute Unterstützungssysteme im sozialen Umfeld existieren, diese jedoch nicht in optimaler Weise realisiert werden (Zipfel 2001).

Allen diesen Patienten ist es gemeinsam, dass die Bedeutung sozialer Unterstützung nicht nur für ihr subjektives Befinden, sondern auch für den Krankheitsverlauf und die Prognose sehr hoch einzuschätzen ist. Nun ist die Bereitschaft sozialer Systeme zur Unterstützung von Angehörigen in der Regel zwar vorhanden, dennoch können Familien von ganz unterschiedlichen Ebenen und Intensitäten der Intervention profitieren. Um hier im Einzelfall ein adäquates Angebot machen zu können, ist eine entsprechende Diagnostik hilfreich.

Am Bedarf nach Unterstützung besteht kein Zweifel: Wenn man die Patienten und auch ihre Angehörigen nach ihren Wünschen und Bedürfnissen nach einer intensiveren Betreuung durch »mehr Gesprächsangebot« fragt, das heißt, mehr Information und auch mehr Möglichkeiten der emotionalen Unterstützung durch das betreuende Team, so zeigen sich recht überraschende Ergebnisse zum familienmedizinischen Interventionsbedarf: Von 30 Prozent der befragten Patienten aus verschiedenen Krankheitsgruppen dreier internistischer, einer psychiatrischen und einer psychosomatischen Station wird der Wunsch nach einer über die reine medizinische Sachinformation hinausgehenden Betreuung geäußert (Topp et al. 2001). Als weiteres bemerkenswertes Ergebnis bleibt festzuhalten, dass die Zufriedenheit der Angehörigen mit der Behandlung signifikant höher war, wenn sie die gewünschte emotionale Unterstützung erhielten.

Interventionen nach dem Fünfstufenmodell bei Patienten mit Herz-Kreislauf-Erkrankungen

Das unserer Arbeit zugrunde liegende Fünfstufenmodell familienmedizinischer Interventionen (Doherty u. Baird 1987) ist im Kapitel »Interventionstechniken und Gesprächsführung« (S. 43ff.) dargestellt. Zu den einzelnen Stufen geben wir kurze Beispiele aus dem kardiologischen Bereich, um im Anschluss anhand des Fallbeispiels 19 detailliert verschiedene Interventionsmöglichkeiten mit Zuordnung zu den einzelnen Stufen zu beschreiben.

Stufe 1 – Geringe Einbeziehung der Familie: Ein Beispiel ist ein Patient mit Bluthochdruck, der seine Medikamente nach entsprechender Aufklärung über seine Krankheit und Begründung der erforderlichen Therapie regelmäßig einnimmt. Seine Ehefrau kann informiert werden über die Notwendigkeit regelmäßiger Blutdruckkontrollen.

Stufe 2 – Regelmäßige medizinische Beratung und Information der Familie: Ein Beispiel ist der Patient mit unkompliziertem Verlauf einer koronaren Herzkrankheit. Hier wären Ehepartner und Familie zu informieren, welche Aktivitäten dem Kranken möglich sind und dass körperliche Belastung im Sinne eines mäßigen Ausdauertrainings unter Blutdruck- und Pulskontrolle erwünscht ist. Auch könnte die Familie informiert werden über Anzeichen einer drohenden Komplikation und entsprechende Anweisungen zum Vorgehen bei Thoraxschmerz.

Stufe 3 – Emotionale Unterstützung der Familie: Ein Beispiel auf dieser Stufe ist der Patient mit koronarer Herzkrankheit, bei dem zum ersten Mal eine Komplikation auftritt, etwa ein akuter Herzinfarkt. Falls der Patient zugleich der Ernährer der Familie ist, kann ein Zugang hilfreich sein, der den emotionalen Ausdruck erleichtert. Für den Behandelnden bedeutet das auch die Reflexion der eigenen Übertragungsgefühle gegenüber der Familie.

Stufe 4 – Systematische Familiendiagnostik und geplante Intervention: Ein Beispiel ist ein Familienmitglied, das an einer chronischen Erkrankung des Herzmuskels leidet, die eine zunehmende Einschränkung der Leistungsfähigkeit mit sich bringt. Wenn sich hier Hinweise ergeben, dass einzelne Familienmitglieder in ihren Entwicklungsmöglichkeiten erheblich eingeschränkt werden und gegebenenfalls Symptome entwickeln, ist eine systematische Familiendiagnostik angezeigt. Der therapeutische Ansatz bleibt zunächst auf gezielte diagnostische und therapeutische Maßnahmen begrenzt. Falls sich in der Folge einiger oder auch mehrerer Gespräche mit der Familie keine Stabilisierung erreichen lässt, ist die Überweisung in eine Familientherapie anzustreben.

Stufe 5 – Systemische Familientherapie: Ein Beispiel kann dem von Stufe 4 vergleichbar sein, in dem es zum einen um den somatisch Kranken geht und seine Rolle innerhalb der Familie, zum anderen um die anderen Familienmitglieder, die durch die Situation belastet sind. Im weiteren Verlauf sind hier auch intensiv emotional besetzte Themen möglich wie Abschied, Tod und Sterben und die Auswirkungen und Folgen für jeden Einzelnen.

Die Umsetzung des familienmedizinisch orientierten Vorgehens im Rahmen einer internistischen Abteilung erfordert die Berücksichtigung einer Reihe organisatorischer und logistischer Besonderheiten. Erforderlich ist neben allgemeiner internistischer Feldkompetenz ein guter Zugang zum medizinischen Behandlungsteam, um die praktische Durchführung zu erleichtern. Feldkompetenz bedeutet Erfahrung mit den Besonderheiten stationärer internistischer Diagnostik und Therapie im Kontext einer primär somatisch arbeitenden Organisationseinheit.

Vorbesprechung und Nachbereitung findet im Rahmen von Teamsitzungen und einer psychosomatisch-internistischen Chefarzt-/Oberarztvisite statt. Darüber hinaus steht dem Team einmal monatlich ein systemischer Familientherapeut mit Ausbildungsermächtigung als externer Supervisor zur Verfügung.

Diagnostische Verfahren, Therapieplan und Interventionstechniken

Psychosozialer Screening-Bogen

Dieser Bogen erfasst auf einer Seite Informationen aus dem psychischen, sozialen und familiären Bereich. Folgende Themen werden angesprochen:

- Im ersten Teil geht es um Themen der persönlichen Krankheitsverarbeitung und -bewältigung, Compliance, Umgang mit belastenden Lebensereignissen, psychische Vorerkrankungen, Suchtverhalten.
- Im zweiten Teil geht es um die soziale Situation: Wohnsituation, häusliche und familiäre Versorgung, Belastbarkeit oder Belastung von Angehörigen.
- In einem dritten Teil geht es um das familiäre Klima und um die mögliche emotionale Unterstützung durch das familiäre System

sowie um die Situation von Kindern und Jugendlichen in der Familie.

Familienmedizinisches Interview

Bei Patienten, die im Erstgespräch oder in der Informationserhebung mittels des Screeningbogens Hinweise auf psychosozialen, familienmedizinischen Interventionsbedarf zeigen, folgt in einem weiteren diagnostischen Schritt ein umfangreicheres Interview, welches den familiären Bezugsrahmen und Ressourcen ausführlich ins Blickfeld rückt.

Es werden Informationen sowohl über das gegenwärtige Familiensystem als auch über die Herkunftsfamilie erhoben: Fragen über familiäre Kommunikation, Bindungen und Loyalitäten, Ressourcen und Krisenbewältigungsmuster ermöglichen eine Einschätzung von Regeln, Normen und Werten der Familie. Ziel ist es, Ressourcen zu identifizieren, zu stärken und nutzbar zu machen.

Bestätigt sich während dieses Interviews der Eindruck eines familienmedizinischen Interventionsbedarfs, so folgt das Angebot eines Paar- oder Familiengesprächs.

Therapieplan

Die Gesamtplanung für den Umgang mit der individuellen Problematik findet in einer gemeinsamen Teambesprechung bei Anwesenheit aller Berufsgruppen statt. Das hier festgelegte Vorgehen wird in einem persönlichen Therapieplan niedergelegt.

Das familienorientierte Vorgehen ist in diesen Gesamtplan eingebettet, der unterschiedliche Elemente enthält wie Progressive Muskelrelaxation nach Jacobson, Autogenes Training, Kunsttherapie, Einzelgespräche, Gruppengespräch, Gespräch mit der Sozialarbeiterin, Teilnahme an einer themenzentrierten Gruppe. Dieses Angebot ist ausbaufähig und wird dem individuellen Bedarf der Station sowie den Kompetenzen der Mitarbeiter angepasst.

Im Rahmen dieser Teamsitzung erfolgt auch die Indikationsstellung zum Familiengespräch und die zeitliche Planung desselben. In der anschließenden Visite mit psychosomatischer Schwerpunktsetzung wird dem Patienten die Möglichkeit angeboten, ein Familiengespräch zu führen. Es wird geklärt, wer aus Sicht des Patienten zur Familie gehört, und ein Termin vereinbart, zu dem der Patient die Angehörigen einlädt.

Therapeutisches Setting: Diese Gespräche werden je nach Belastbarkeit des Patienten entweder direkt am Krankenbett in Form einer Familienvisite durchgeführt oder in einem Gruppenraum mit Videodokumentation. In Einzelfällen werden bei entsprechender Mobilität des Patienten auch Gespräche im »klassischen« Setting mit Einwegscheibe nach den Regeln der Mailänder Schule (Selvini Palazzoli et al. 1977) durchgeführt.

Interventionstechniken

Hier kommen familientherapeutische Zugangsmöglichkeiten und Techniken zum Einsatz, wobei die Besonderheiten im Rahmen einer internistischen Akutstation zu berücksichtigen sind. Fokus des Gesprächs ist die Situation des stationär behandelten Patienten. Es kann nicht darum gehen, einer Familie eine Therapie anzubieten, für die kein Behandlungsauftrag besteht.

In dem Fallbeispiel 19 werden die spezifischen Herausforderungen bei einem kardiologischen Krankheitsbild, hier der koronaren Herzkrankheit, exemplarisch dargestellt und entsprechend dem Stufenschema von Doherty und Baird (1987) auf verschiedenen Intensitätsstufen familienmedizinischen Engagements verdeutlicht. Das Vorgehen ist sowohl im klinischen wie auch im ambulanten Setting praktikabel.

- Fallbeispiel 19

Herr B., 63 Jahre, leidet seit mehreren Jahren an einer koronaren Herzkrankheit. Diese Erkrankung führte zu einer ganzen Reihe von Behandlungsmaßnahmen, dennoch traten einige Komplikationen auf. Somatische Diagnosen in der Reihenfolge des zeitlichen Ablaufs:

- Koronare 3-Gefäßerkrankung,
- Zustand nach Bypass-Operation 11/97,

- Zustand nach Ballonkatheterdilatation und Stenteinlage des Bypasses 6/98,
- Zustand nach Hinterwandinfarkt 03/01 mit Lysetherapie,
- Zustand nach Herzschrittmacherimplantation 07/01,
- Arterielle Hypertonie,
- Hypercholesterinämie.

Während der ersten Krankheitsphase litt der Patient unter typischen Beschwerden, die auf der Ebene der hausärztlichen Versorgung zunächst sehr gut gemeistert werden konnten: Brustschmerzen bei mittlerer und stärkerer körperlicher Belastung und bei erhöhten Blutdruckwerten, welche bei übermäßiger körperlicher Belastung, jedoch auch in Stresssituationen auftraten.

Entsprechend Stufe 1 familienmedizinischer Interventionen gelang es dem Hausarzt zunächst sehr gut, den Patienten über die Möglichkeiten einer medikamentösen Behandlung zu informieren und von deren Notwendigkeit zu überzeugen. Darüber hinaus war er zu motivieren, an einer Koronarsportgruppe teilzunehmen und seine körperliche Belastbarkeit durch Ausdauertraining allmählich zu steigern. Auf diesem Weg war in der ersten Krankheitsphase eine Stabilisierung zu erreichen.

Im weiteren Verlauf, bei zunächst weitgehender subjektiver Beschwerdefreiheit, zeigte Herr B. das bei kardiologischen Patienten häufig anzutreffende Risikoverhalten: Er überschritt mehrfach die Grenzen seiner körperlichen Leistungsfähigkeit, weil er »es einfach noch einmal wissen wollte«. In dieser Phase wurde es entsprechend Stufe 2 familienmedizinischer Interventionen erforderlich, die Ehefrau des Patienten miteinzubeziehen. Durch Erweiterung des informierten Personenkreises und damit vermehrter sozialer Kontrolle konnte Herr B. sein Risikoverhalten reduzieren. Gleichzeitig »lernte« er jedoch auch, wie er seine frühere Position als Oberhaupt und Mittelpunkt der Familie wieder stärken konnte: Durch Risikoverhalten konnte er unmittelbar ein Großteil der familiären Beachtung auf sich lenken. Soziale Verstärker durch Aufmerksamkeit und Zuwendung bedeuten einen wichtigen sekundären Krankheitsgewinn, der ein häufig anzutreffendes Hindernis für erforderliche Verhaltensänderungen darstellt.

Leider blieb eine Progression der koronaren Herzkrankheit nicht aus und Herr B. erlitt drei Jahre nach Erstdiagnose und zwei Jahre nach Bypass-Operation einen akuten Hinterwandinfarkt.

Im Anschluss wurde eine Intervention entsprechend Stufe 3 erforderlich: Die emotionale Betroffenheit, Verlustängste der Ehefrau und der

Töchter sowie die mit dem Infarkt auftretende depressive Verstimmung des Patienten konnten in mehreren Sitzungen bearbeitet werden. Im weiteren Verlauf fielen eine zunehmende Ängstlichkeit und soziale Rückzugstendenz des Patienten mit ausgeprägtem sozialem Vermeidungsverhalten auf. In diesen Phasen fühlte Herr B. sich zu keiner Aktivität mehr in der Lage und sah keinen Sinn in den bisher so gern ausgeübten Tätigkeiten wie Gartenarbeit und Arbeiten in seiner kleinen Werkstatt.

In dieser Phase musste die Diagnoseliste erweitert werden:

- Anpassungsstörung mit Angst und depressiver Reaktion, gemischt,
- Verdacht auf somatoforme autonome Funktionsstörung, kardiovaskuläres System.

In folgender Situation wurde die Indikation zum Familiengespräch entsprechend Stufe 4 gestellt: Es fiel auf, dass im letzten Jahr mehrere Krankenhausaufenthalte mit Einweisungsbegründungen des Hausarztes stattgefunden hatten, die jeweils den Verdacht auf einen akuten Myokardinfarkt/Re-Infarkt nahe legten. Mehrfach durchgeführte Herzkatheteruntersuchungen und die Myokardinfarktausschlussdiagnostik ergaben ein negatives Ergebnis, das heißt, es hatte kein Herzinfarkt vorgelegen, obwohl der Patient über entsprechende Symptome klagte. Ziel der Familiensitzung war, neben einem Kennenlernen des sozialen Umfelds des Patienten, Hypothesen zu bilden über mögliche ursächliche Faktoren, die zu den häufig geäußerten »Thoraxschmerzen« und Beklemmungsgefühlen führten.

Verlauf der Familiensitzung mit Ehefrau und Tochter, Eingangssituation: Herr B. äußert sich besorgt über die Bedrohlichkeit seiner Erkrankung, die er situativ nicht immer klar einschätzen könne. Einerseits habe er Symptome gehabt, die sich dann als Zeichen eines Herzinfarkts herausstellten, andererseits treten jetzt immer wieder Symptome auf, die ihn ängstigen und sich jedoch dann als »harmlos« herausstellen; so habe er sich nun mehrfachen Herzkatheteruntersuchungen mit Erweiterungen unterzogen, ohne dauerhafte Besserung dieser Beschwerden.

Verlauf: Es stellt sich im Gespräch heraus, dass sowohl Ehefrau als auch die nicht mehr im Haus lebende Tochter sehr ängstlich und besorgt um ihn sind. Alle wünschen sich eine Sicherheit in der Weise, dass nach Möglichkeit keine Symptome mehr auftreten sollen. Im weiteren Gespräch wird ebenfalls deutlich, wie sehr Herr B. sich zu Hause in Arbeiten stürzt, das Haus renoviert, wenn er sich fit fühlt, wie er sich jedoch beim Auftreten von Beschwerden völlig zurückzieht und dann gar nichts mehr tut; in diesen Phasen fühlt er sich sehr deprimiert, hat keinen Lebensmut und sieht keine Zukunftsperspektive mehr. Er erhält dann ein hohes Maß an sorgenvoller Aufmerksamkeit durch seine Frau und die anderen Familienmitglieder.

Pause: In der Besprechung wird deutlich, wie wenig Zeit das Paar gemeinsam verbringt und dass Zuwendung und gemeinsames Erleben eher in der Phase der Depression entsteht. Zugleich wird hierdurch der depressive Zirkel nicht unterbrochen, sondern eher stabilisiert.

Abschlussphase einschließlich Schlussintervention: Überraschend entspannt kommt die Familie aus der Pause, Herr B. strahlt: »Sie haben mir den Rost heruntergemacht.« Das sollte heißen, dass jenseits aller Schonung eine offene Aussprache möglich war. Dies nahmen wir als geeigneten Anlass, um anknüpfend die geplante Schlussintervention zu vermitteln, die drei Aufträge enthielt:

1. Gemeinsames Mitteilen und damit Teilen von Gefühlen, insbesondere auch der Besorgnis.
2. Gemeinsames Erleben als Paar in Kontexten, die nicht von Arbeit und Pflicht geprägt sind, sondern im Sinne gemeinsamen genussvollen Erlebens.
3. Die Tochter als Heilpraktikerin erhielt den Auftrag, ein beruhigendes pflanzliches Medikament auszusuchen.

In der Folgezeit kam es zu keiner weiteren stationären Aufnahme und auch nicht zu häufigeren Hausarztbesuchen, so dass zunächst von einer Stabilisierung auszugehen ist.

Die Erweiterung der Diagnosen lautet nun:

- Somatoforme autonome Funktionsstörung, kardiovaskuläres System.

Eine Intervention entsprechend Stufe 5 familienmedizinischer Intervention war bisher nicht erforderlich. Sollte es sich jedoch zeigen, dass die gezielte Intervention von Stufe 4 nicht zu dem gewünschten dauerhaften Erfolg führt, dann wäre eine Motivierung der Familie oder des Paars zu einer entsprechenden Therapie anzustreben. Der bisherige, sechsmonatige Verlauf nach der letzten Sitzung zeigte jedoch, dass eine stationäre Aufnahme nicht mehr erforderlich war.

Dieses Fallbeispiel zeigt, wie die Behandlung von Patienten mit einer chronischen, zur Progression neigenden somatischen Erkrankung simultan einer familienmedizinischen Betreuung bedarf, um die begleitenden somatopsychischen und auch psychosomatischen

Krisen zu bewältigen. Ziel ist dabei die adäquate Therapie der auftretenden Störungen auf verschiedenen Ebenen, die in der Folge auch zu ressourcenschonendem Umgang mit dem Gesundheitssystem führen sollte.

Weitere Entwicklungen und Ausblick

Aufgrund der Zunahme von Patienten mit psychischer Komorbidität oder mit Somatisierungsstörungen auch im kardiologischen Fachgebiet versuchen wir derzeit, durch Anpassung unseres Behandlungskonzepts diesem Bedarf gerecht zu werden. Dazu gehört neben einem niederschwelligen, multimodalen Angebot die Integration einer familienmedizinischen Perspektive in das therapeutische Setting.

Ein wesentlicher Aspekt für den Umgang mit diesen Patienten ist die potentielle Lebensbedrohlichkeit der Erkrankung. Hieraus ergeben sich mögliche Ziele für das Einbeziehen der Familie oder anderer Angehöriger in den Behandlungsprozess. Es zeigt sich, dass durch familienbezogene Interventionen faktisch vorhandene Ressourcen mobilisiert oder neue entwickelt werden können; darüber hinaus kann durch intensive Gespräche eine emotionale Unterstützung der Familie verwirklicht und damit die Behandlungszufriedenheit der Patienten und ihrer Angehörigen verbessert werden.

Dieser familienmedizinische Ansatz ist eingebettet in ein Gesamtkonzept, welches verschiedene Elemente eines niederschwelligen psychotherapeutisch-psychosomatischen Angebots integriert und dessen wesentliches Merkmal die interdisziplinäre Zusammenarbeit im Team ist.

Im Bereich der Inneren Medizin, besonders bei Patienten mit Herz-Kreislauf-Erkrankungen bewährt sich nach unserer Erfahrung in vielen Fällen das Miteinbeziehen der Familie in den Behandlungsprozess. Der Bedarf nach familienbezogenem Vorgehen, insbesondere nach der Möglichkeit einer emotionalen Entlastung der Beteiligten ist belegt und die Familien sind zufriedener mit der Behandlung, wenn diesem Bedürfnis im Rahmen der Therapie entsprochen wird.

Es wird zu überprüfen sein, inwieweit durch die sinnvolle Nutzung vorhandener familiärer Ressourcen oder die Entwicklung neuer Potentiale im Gesundheitssystem mittel- und langfristig zu einer Einsparung von Kosten beigetragen werden kann.
Zugleich ist zu erwarten, dass durch familiäre Beziehungen, welche durch Krisen gestärkt sich weiterentfalten können, ein Beitrag zur »Gesamtgesundheit« geleistet wird. Schließlich ist nicht die Familie gesund, in der keine Krankheiten auftreten, sondern die, welche mit Krankheiten gut umgehen kann.

Kontaktadressen

Deutsche Gesellschaft für Prävention und
Rehabilitation von Herz-Kreislauferkrankungen e.V.
Friedrich-Ebert-Ring 38
56068 Koblenz
Tel.: 0261-309231
http://www.dgpr.de

Arbeitsgruppe Psychosoziale Kardiologie der Deutschen
Gesellschaft für Kardiologie, Herz- und Kreislaufforschung
Vorsitz: PD Dr. Dr. Karl Heinz Ladwig
E-Mail: kh.ladwig@lrz.tu-muenchen.de

Genetische Beratung – ein Beratungskonzept für Familien mit vererbbaren Erkrankungen

Annette Sundermeier / Peter Joraschky

Humangenetische Beratung ist ein Angebot an alle, die sich Gedanken und Sorgen um eine erblich bedingte Erkrankung in der Familie machen oder sich wegen der Erkrankung eines Familienangehörigen damit auseinander setzen müssen. Eine prädiktive Untersuchung bringt ein unwiderrufliches Wissen über das individuelle Erkrankungsrisiko und informiert über mögliche Risiken für andere Familienmitglieder. Ein erhöhtes Erkrankungsrisiko erfordert individuelle und familiäre Bewältigungsstrategien und wirft in Familien, deren Mitglieder prädiktive Genanalysen durchführen lassen, für die Beziehungen und die weitere Lebensgestaltung zentrale, zum Teil existentielle Themen auf (Reich u. Riehl-Emde 2001).

Von daher ist in der genetischen Beratung neben der Informationsvermittlung zum Erkrankungsrisiko eine weitergehende Beratung über psychosoziale Konsequenzen und mögliche Auswirkungen einer prädiktiven Testung auf das Familiensystem unerlässlich. In Projekten der Deutschen Krebshilfe zum Familiären Brust- und Eierstockkrebs und zu hereditären Darmkrebserkrankungen sind interdisziplinäre Beratungskonzepte etabliert. Die Ratsuchenden erhalten unter diesen Studienbedingungen eine ausführliche genetische, klinische und psychoonkologische Beratung vor der genetischen Untersuchung.

Das multizentrische Projekt der Deutschen Krebshilfe für Familiären Brust- und Eierstockkrebs als Beispiel für interdisziplinäre Beratung

In dem multizentrischen Projekt der Deutschen Krebshilfe für Familiären Brust- und Eierstockkrebs beraten Humangenetikerin, Gynäkologin und Psychoonkologin simultan in einem gemeinsamen Gespräch oder sequentiell an einem Beratungstag. Es werden überwiegend Einzelpersonen beraten. Gelegentlich sind in der Dresdner Tumorrisiko-Sprechstunde Mütter und Töchter oder Schwestern gemeinsam in der genetischen und klinischen Beratung. In der psychologischen Beratung findet eine Einzelberatung statt, um jeder Ratsuchenden die Möglichkeit zu geben, unabhängig von anderen Familienmitgliedern die Vor- und Nachteile der prädiktiven Testung, psychische Konsequenzen, familiäre Auswirkungen und bisherige Bewältigungsstrategien in Belastungssituationen kennen zu lernen. Genetisch beraten werden alle an der prädiktiven Testung auf Veränderungen der Gene BRCA1 und BRCA2 interessierten Rat suchenden Frauen, gelegentlich auch Männer. Es melden sich in der Regel Frauen aus Hochrisikofamilien.

- Fallbeispiel 20
  Frau B., 44 Jahre alt, verheiratet und von Beruf Grundschullehrerin, kam in Begleitung ihrer beiden Nichten (21 und 23 Jahre) zu den Beratungsterminen. Ihre Schwester war vor drei Jahren im Alter von 44 Jahren an Brustkrebs erkrankt. Bei ihrer jetzt 71-jährigen Mutter wurde vor acht Jahren erstmalig die Diagnose Brustkrebs gestellt. Vor einem Jahr erkrankte die Mutter erneut, diesmal war die andere Brust betroffen. Der Mutter ging es gesundheitlich sehr schlecht und Frau B. besuchte sie täglich. Sie beschrieb eine enge Beziehung zur Mutter und fühlte sich momentan durch deren Erkrankung stark belastet. Seitdem sie von der Brustkrebserkrankung ihrer Schwester wusste, hatte sie gelegentlich Schlafstörungen mit nächtlichem Erwachen und starker innerer Unruhe. Sie ging regelmäßig zur Krebsvorsorge, konnte aber die empfohlenen Brustselbstuntersuchungen nicht durchführen: »Ich will nicht an mir rumsuchen.« Es war beruhigend für sie, in der genetischen Beratung zu erfahren, dass sie als Risikopatientin in das Vorsorgepro-

gramm aufgenommen wird. Sie hatte vor drei bis vier Monaten von der prädiktiven Diagnostikmöglichkeit erfahren und war bereit, für die Wissenschaft eine Genanalyse durchführen zu lassen. Sie selbst wollte das Untersuchungsergebnis nicht erfahren, da sie befürchtete, ein positives Ergebnis nicht verarbeiten zu können. Sie habe Angst vor allem, was sie nicht selbst beeinflussen könne und glaube, mit der Ungewissheit und regelmäßigen Vorsorgeuntersuchungen besser leben zu können, als mit er der Gewissheit, bei vorhandener Genmutation ein 80-prozentiges Erkrankungsrisiko zu haben. Da ihre Tochter adoptiert war, gab es in ihrer Familie niemanden, für den ihr Untersuchungsergebnis unmittelbar wichtig gewesen wäre.
Die 23-jährige Nichte, Studentin der Umwelttechnik, in einer Wohngemeinschaft ohne Partnerschaft lebend, hatte sich vier Wochen mit der Untersuchungsmöglichkeit auseinander gesetzt und kam zu dem Ergebnis, Gewissheit haben zu wollen. Die Erkrankung der Mutter vor drei Jahren sei damals ein Schock für sie gewesen. Inzwischen hatte sie gelernt, damit zu leben. In der Familie habe sich der Vater aktiv und ausführlich über Brustkrebs informiert und die Familie wiederholt auf Vorsorgemaßnahmen hingewiesen. Die Mutter befürworte eine prädiktive Untersuchung und werde sich ebenfalls untersuchen lassen. Zum Vorsorgeverhalten gab sie an, sich selbst aktiv über Möglichkeiten zu informieren und regelmäßig Brustuntersuchungen durchzuführen. Sie beschrieb eine aktives Coping in Problemsituationen und berichtete, sich auf einen positiven Befund einzustellen, da sie mehr Schwierigkeiten bei der Verarbeitung eines negativen Befundes erwarte, ohne dies näher erläutern zu können.
Die 21-jährige Nichte hatte über ihre Schwester von prädiktiven DNA-Analysen erfahren. Sie lebte in einer Wohngemeinschaft, studierte Maschinenbau und hatte seit anderthalb Jahren einen Freund. Sie kam in die Beratung mit dem Wunsch nach mehr Informationen. Nach dem genetischen Beratungsgespräch entschied sie sich gegen die Durchführung einer genetischen Untersuchung. Sie vermutete mehr Nachteile als Vorteile – versicherungsrechtliche Probleme, Diskriminierung am Arbeitsplatz – und befürchtete, sich bei einem positiven Befund zu viele Sorgen zu machen. Sie vermeide, sich mit dem eigenen Erkrankungsrisiko auseinander zu setzen, und hätte am liebsten, wenn sich niemand aus der Familie untersuchen lasse. Ihr Freund unterstütze sie darin. Die Mutter und die Schwester würden sie an Vorsorgemaßnahmen erinnern. Bei der Krebserkrankung der Mutter habe sie fest daran geglaubt, dass ihre Mutter die Erkrankung bewältige. Momentan seien die durch

die Krebserkrankung verursachten physischen und psychischen Veränderungen der Großmutter belastend für sie.

Durchgeführt wird die Analyse nur bei den Frauen und Männern, die folgende Einschlusskriterien erfüllen:

- Zwei oder mehr Frauen in der Familie sind an Brustkrebs erkrankt, davon mindestens zwei prämenopausal.
- Mindestens zwei Frauen in einer Familie mit Auftreten von Brust- und Eierstockkrebs.
- Zwei oder mehr betroffene Frauen in einer Familie, wobei eine Frau vor dem 50. Lebensjahr erkrankt ist.
- Eine Frau mit einem Brustkrebs vor dem 30. Lebensjahr oder einem Ovarialkarzinom vor dem 40. Lebensjahr.
- Zwei oder mehr Frauen in einer Familie, die an Brustkrebs erkrankt sind, keine davon vor dem 50. Lebensjahr.

Nach der Beratung werden die Interessierten gebeten, eine vierwöchige Bedenkzeit einzuhalten, bevor sie sich mit ihrer Entscheidung wieder an das Zentrum wenden und die Untersuchung eingeleitet wird.

Genetische Beratung Klinische Beratung Psychologische Beratung	→	simultan oder sequentiell

Beratungsbrief

Vier Wochen Bedenkzeit der Rat suchenden Personen Rückmeldung der Entscheidung, Genanalyse

Befundmitteilung im Beratungsteam

Psychologische Unterstützung in der Entscheidungsphase, der Wartezeit

Abb. 6: Interdisziplinäres Beratungskonzept des multizentrischen Projekts Familiäres Mamma- und Ovarialkarzinom

Ziel der Beratungen

Das wesentlichste Ziel der Beratung ist, die Ratsuchenden im Rahmen einer nondirektiven, ergebnisoffenen Beratung umfassend zu informieren, damit sie danach eine eigenständige und selbstverantwortliche Entscheidung für oder gegen die genetische Untersuchung treffen.

Genetische Beratung: Die humangenetische Beratung soll den Ratsuchenden und ihren Familien helfen, ihre individuellen Entscheidungen zu treffen (Gödde 1999). Dazu ist es unerlässlich, die individuelle Risikosituation der Ratsuchenden zu erläutern. Neben der Erhebung einer Eigenanamnese, einer Familienanamnese und eines Familienstammbaums werden Informationen zur Erblichkeit der Erkrankung vermittelt und medizinische Fakten verständlich erklärt. Die Ratsuchenden erhalten eine Aufklärung über die Möglichkeiten und Grenzen der genetischen Untersuchung und Hinweise auf mögliche versicherungsrechtliche und psychosoziale Konsequenzen.

Gynäkologische Beratung: Es werden die Richtlinien zur individuellen Früherkennung bei familiären Brust- oder Ovarialkarzinom vermittelt und Informationen zur prophylaktischen Operation oder medikamentösen Prävention gegeben.

Psychologische Beratung: In der psychologischen Beratung geht es um die Klärung der Erwartungen und Motive zur genetischen Untersuchung. Wichtig ist dabei zunächst die Erfassung der persönlichen und sozialen Situation unter besonderer Berücksichtigung der Lebenssituation. Bei der Einschätzung der biographischen und aktuellen Belastungen spielen die Erfahrungen mit der Erkrankung (eigene oder von Familienangehörigen) eine wesentliche Rolle. In dem psychoonkologischen Beratungsgespräch findet eine Reflexion bisheriger Bewältigungsstrategien in Belastungssituationen sowie eine Einschätzung des aktuellen sozialen Unterstützungssystems statt. Hierbei erfassen wir die Einstellungen der Familie und des Umfelds zur genetischen Untersuchung – wer weiß von dem Beratungstermin, wie stehen der Partner, die Kinder, die Geschwister dazu. Von besonderer Bedeutung ist es, die individuellen und familiären Konsequenzen der genetischen Untersuchung zu erörtern, unter Berücksichtigung der eigenen Risikoeinschätzung nach dem genetischen Beratungsgespräch. Außerdem werden die psychischen und psychosozialen Konsequenzen bei einem positiven oder negativen Untersuchungsergebnis thematisiert. Die Beratung endet mit dem Angebot weiterer psychoonkologischer Unterstützung, sowohl in der Entscheidungsphase als auch in der Wartezeit auf das Untersuchungsergebnis und bei der Verarbeitung des Ergebnisses.

Nach Abschluss aller Beratungen erhalten die Ratsuchenden einen Beratungsbrief, in dem alle wesentlichen Informationen zusammengefasst sind.

Nach der durchgeführten genetischen Untersuchung (Dauer: ca. sechs bis zwölf Monate) findet der nächste Kontakt mit dem Beratungsteam bei der Befundmitteilung statt. In einem Gespräch mit allen drei Beratern werden das Ergebnis mitgeteilt und notwendige Früherkennungsmaßnahmen besprochen. Die Ratsuchenden erhalten Informationen darüber, für wen in der Familie diese Information noch wichtig ist, wer ebenfalls ein erhöhtes Risiko haben kann oder es weitervererben kann. Inwieweit diese Informationen in der Familie weitergegeben werden, bleibt erst einmal offen.

Motive für die genetische Beratung

Als häufige Motive für die Inanspruchnahme einer genetische Beratung haben sich sowohl in den Beratungen unserer Tumorrisikosprechstunde als auch in der einschlägigen Literatur gezeigt:

- Gewissheit bekommen, mit der Hoffnung auf Kontrollierbarkeit und Verringerung von Angst und Unsicherheit (Keller 2000),
- eine Entscheidungshilfe für die Lebensgestaltung erhalten,
- eine Risikoabschätzung für die eigenen Kinder haben,
- die Eröffnung von Behandlungsoptionen (Audrian et al. 1998) und die Intensivierung von Früherkennungsmaßnahmen,
- einen Beitrag zum wissenschaftlichen Fortschritt leisten.

Die Mehrzahl der Argumente gegen eine genetische Untersuchung sind auf eine als gering eingeschätzte interne und externe Kontrollierbarkeit, etwa auf Zweifel an der Effektivität der Vorsorgemaßnahmen, zurückzuführen. Die Motivation für eine genetische Untersuchung nimmt ab, wenn mit dem Wissen um eine genetische Mutation nachteilige psychische Konsequenzen erwartet werden (Lerman u. Croyle 1996).

Auswirkungen der genetischen Beratung und Untersuchung für die Familie

Genetische Untersuchungen geben nicht nur Informationen über die eigene genetische Ausstattung, sondern auch über die der Eltern, anderer Verwandter und der eigenen Kinder. Familienmitglieder haben zunehmend die Möglichkeit, sich über ihr eigenes Schicksal zu informieren, bevor die entsprechende Erkrankung auftritt. Der Zeitpunkt des Auftretens der Erkrankungen kann bei einer Reihe von Erkrankungen relativ genau vorhergesagt werden.

Die meisten Studien zu den Auswirkungen genetischer Untersuchungen beziehen sich eher auf die betroffenen Individuen und deren psychische Reaktionen auf ein negatives oder positives Testergebnis als auf die Auswirkungen auf die Familienmitglieder. Bei erblichen Brustkrebs sind verschiedene Studien mit unterschiedlichen Ergebnissen zu finden. Bei einigen Frauen waren nach Mitteilung eines positiven Ergebnisses klinisch relevante psychopathologische Symptome, insbesondere Depressionen (Faller 1997) feststellbar. Es finden sich aber auch gegenteilige Ergebnisse. Codori et al. (1997) konnten bei 150 Befragten ein Jahr nach Ergebnismitteilung (bei Chorea Huntington) keine Unterschiede zwischen Personen mit einer nachgewiesenen Mutation und unauffälligem Testergebnis für Depression und Hoffnungslosigkeit feststellen. Ähnliche Unterschiede in den Untersuchungsergebnissen gibt es bei Personen, die eine Genanalyse bei heriditären Darmkrebserkrankungen durchführen ließen (Balck u. Berth 2002).

Insgesamt zeigen sich bei Personen mit positiven Befunden auch Hinweise auf psychische Belastung und pathologische Auswirkungen in Richtung Depression und Angst. Dies könnten aber auch Anpassungsreaktionen sein, wofür die Abnahme pathologischer

Symptome im zeitlichen Verlauf sprechen würde (Balk u. Berth 2002).

Weiter ist zu beachten, dass das Erleben schwerer Krankheitsverläufe bei nahen Angehörigen und Erfahrungen von Tod und Verlust die lebensgeschichtliche Entwicklung auf unterschiedliche Weise beeinflusst. Sie können anhaltend traumatisch wirksam sein oder in krisenhaften Phasen, etwa bei eigenen Tumorerkrankungen, reaktiviert werden. Das Erkrankungsalter des Angehörigen, Krankheitsdauer und das Intervall bis zum Rezidiv werden als zwingende Determinanten für den eigenen Krankheitsverlauf erlebt, ebenso wie Krankheitsmerkmale und Symptome als Zeichen zwangsläufiger Wiederholungen interpretiert werden (Keller 2000).

In anderen Untersuchungen (Northouse et al. 2000) fand man, dass die Partner von an Darmkrebs erkrankten Patienten höhere Belastungen und geringere soziale Unterstützung angaben als die Betroffenen selbst. Die Familienbeziehungen und soziale Unterstützung verschlechterte sich bei allen, die emotionale Belastung nahm ab. Dies gibt deutliche Hinweise dafür, auch die Partner in den Bewältigungsprozess mit einzubeziehen.

Die genetische Beratung und die Untersuchungen einzelner Familienmitglieder haben weit reichende Konsequenzen für das familiäre System. Als mögliche Auswirkungen können in diesem Zusammenhang auftreten:

- Bisher Geheimgehaltenes kann plötzlich enthüllt werden. Schuldzuweisungen und Ausgrenzungen sind ebenso zu befürchten wie Angst vor Diskriminierung bei Versicherungen und Arbeitgebern.
- Familienmitglieder erfahren etwas über die genetische Ausstattung anderer. Konflikte bezüglich der Entscheidung für oder gegen eine prädiktive Untersuchung können entstehen und zur Spaltung in der Familie führen. Es gibt auch die Gefahr, dass Familienmitglieder andere zur Untersuchung drängen.
- Tradierte Familienmythen bezüglich der Erkrankung und der hierdurch geprägte Umgang können mit den Erkenntnissen der Medizin kollidieren. Die bisherigen Bewältigungsformen der Familien können sich drastisch verändern oder gar zusammenbrechen.

- Einige Familienmitglieder können bezüglich ihres Erkrankungsrisikos unwissend sein, während andere es kennen, aber nicht mitteilen. Das Verheimlichen genetischer Untersuchungen oder genetisch bedingter Erkrankung kann zu Schuldgefühlen oder Konflikten führen, wenn zum Beispiel die Erkrankung jemanden unerwartet trifft.
- Informationen über genetische Erkrankungsrisiken können bisherige Lebensentwürfe und das Identitätsgefüge infrage stellen. Die Identität als gesunde Person muss mit der einer in Zukunft möglicherweise unheilbar kranken Person in Einklang gebracht werden (berufliche und private Konsequenzen). Auch negative Testergebnisse können zu Konflikten führen, beispielsweise bei bisherigem Verzicht auf eigene Kinder in Erwartung der Erkrankung.
- Die Beziehungen zu Partnern, Kindern, Eltern oder Geschwistern verändern sich und müssen neu strukturiert werden. So kann es notwendig werden, dass sich Teile der Familie auf Unterstützer- und Versorgerrollen einstellen müssen, was mit der eigenen Lebensplanung kollidieren kann. Familien oder Familienmitglieder können sich stärker von anderen isolieren, sich isoliert fühlen oder isoliert werden.
- Nicht-Betroffene können den Betroffenen gegenüber eine Überlebensschuld entwickeln.
- Familienmitglieder mit positivem Testergebnis setzen sich mit Gefühlen von Traurigkeit, Angst, Wut, Scham und Hoffnungslosigkeit, Hilflosigkeit und Verzweiflung auseinander. Sie können sich verlassen, ausgegrenzt und anders als die anderen fühlen. Die Familie muss eine Balance finden zwischen Verzweiflung und Hoffnung (Reich u. Riehl-Emde 2001).

Die Entscheidung für oder gegen eine prädiktive Testung sollten die Ratsuchenden für sich treffen und über die Konsequenzen für die Familie und andere Familienmitglieder informiert sein.

Familienorientierte genetische Beratung

Aufgrund der vielfältigen und weit reichenden Auswirkungen der genetischen Beratung auf das Familiensystem wird im Vorfeld eine Familien- oder Paarberatung notwendig, damit die Familie nicht nach der Befundmitteilung plötzlich vor überwältigenden Problemen und Konflikten steht.

Genetische und klinische Beratung mit Partner und allen an der prädiktiven Testung interessierten erwachsenen Familienmitgliedern

↓

Beratungsbrief

↓

Familienorientierte psychologische Beratung

↓

Vier Wochen Bedenkzeit, Entscheidung, Genanalyse

↓

Ergebnismitteilung im Beratungsteam

↓

Angebot familienmedizinischer Unterstützung zur Diagnoseverarbeitung, ressourcenorientierte Familientherapie, Mehrfamiliengesprächsgruppen, Selbsthilfegruppen

Abb. 7: Entwurf für eine familienorientierte genetische Beratung

Ebenso wie in dem in Abbildung 6 dargestellten Beratungssetting ist es bei der Partner- oder Familienberatung sinnvoll, die Ergebnisse der genetischen und klinischen Beratung in einem Beratungsbrief zusammenzufassen. Die Familie erhält diesen Brief vor der psychologischen/psychotherapeutischen Beratung und hat damit Gelegenheit, mit der Auseinandersetzung über die erhaltenen Informationen zu beginnen und den Stand, bezogen auf Belastung und Ressourcen, in das Gespräch mit einfließen zu lassen. Darüber hinaus hat die Beraterin die Möglichkeit zu erfassen, inwieweit die einzelnen Familienmitglieder in den Beratungen erreicht wurden, erreichbar waren oder sind, die gegebenen Informationen verstanden wurden und was unter Umständen selektiv oder falsch wahrgenommen wurde.

Weitere wichtige Themen für das die familienorientierte psychologische/psychotherapeutische Beratungsgespräch sind:

- Klärung noch offener Fragen aus den Beratungsgesprächen.
- Motivation für die Untersuchung: Von wem geht sie aus? Wen betrifft es noch? Gibt es Konflikte?
- Einstellung der Familienmitglieder zur genetischen Untersuchung.
- Bisherige Erfahrungen, Verhaltensweisen und Bewältigungsmöglichkeiten im Umgang mit der Erkrankung.
- Erfahrungen des Partners mit schweren Erkrankungen in seiner Herkunftsfamilie.
- Ressourcen und Belastungsfaktoren in der Familie und des Umfelds.
- Einschätzung der Selbstkompetenz der Familie.
- Reflexion der möglichen Auswirkungen eines positiven oder negativen Testergebnisses.
- Hypothetische Fragen nach zukünftigen Veränderungen in der Familie.
- Einschätzung des Lebenszyklus der Familie.
- Vermittlung von Wissen über die Bewältigung von chronischen Krankheiten.
- Hilfe bei der Entscheidungsfindung.
- Umgang mit dem Untersuchungsergebnis: Mit wem möchte die/der Ratsuchende über den Befund reden, wer soll nicht davon erfahren?

Die Beratungssituation fordert von der Beraterin viel Gespür für die Paar -und Familiendynamik, vorhandene Ressourcen und Belastungen sowie Konflikte und Beeinflussung. Unter Umständen ist für den Entscheidungsprozess noch eine Einzelberatung mit der zuerst zu untersuchenden Person erforderlich.

Ganz wesentlich ist, dass die oder der Ratsuchende und die Familie sich genügend Zeit für die Entscheidung lassen und die Empfehlung für eine ausreichende Bedenkzeit (vier Wochen) erhalten.

Nach der Genanalyse wird das Ergebnis nicht der gesamten Familie, sondern nur der betroffenen Person und der von ihr gewünschten Begleitung im gemeinsamen Beratungsgespräch mitgeteilt. Ein Angebot familienmedizinischer Unterstützung zur Diagnoseverarbeitung erfolgt und je nach Bedarf der Familie und Einschätzung der Beraterin kann dies in Form von ressourcenorientierter Familientherapie, Mehrfamiliengesprächsgruppen oder Selbsthilfegruppen stattfinden.

Kontaktadresse

Verein Psychosoziale Aspekte der Humangenetik e. V. (VPAH)
c/o Genetische Beratungsstelle
Breisachetstr. 33
79106 Freiburg
Tel.: 0761-2707019
http://www.vpah.de

Praxis der Systemischen Familienmedizin: Kranke Kinder und Jugendliche in der Familie

Der »Luftikurs« – ein familienmedizinisches Angebot für Kinder und Jugendliche mit Asthma bronchiale

Barbara Ollefs / Arist von Schlippe[1]

Asthma bronchiale ist die weitaus häufigste chronische Erkrankung des Kindes- und Jugendalters mit steigender Prävalenz. Vor dem Erfahrungshintergrund, dass dies eine *langfristige* Belastung nicht nur für das betroffene Kind oder den Jugendlichen allein, sondern der gesamten Familie bedeuten kann, wurde am Kinderhospital Osnabrück in Zusammenarbeit mit dem Fachbereich Psychologie und Gesundheitswissenschaften der Universität ein familienmedizinisches Konzept, der »Luftiku(r)s« entwickelt, das der Familie als Ganzes Unterstützung im Umgang mit dem Asthma bietet. Neben der Hilfestellung auf organmedizinischer Ebene stehen dabei die betroffenen Familien mit ihrem persönlichen Erleben und Verhalten mit dem Asthma im Mittelpunkt.

Hintergrund und Entwicklungsgeschichte

Im Osnabrücker Kinderhospital werden jährlich 2.500 bis 3.000 Kinder und Jugendliche mit Asthma bronchiale behandelt. Im Rahmen dieser Betreuung wurde schon frühzeitig deutlich, dass die Fokussierung auf ausschließlich somatische und medizinische Parameter allein nicht ausreicht, um die Familien längerfristig zu erreichen und in ihrem Umgang mit dem Asthma zu begleiten. Vielmehr wurde die Notwendigkeit des Einbezugs psychosozialer Aspekte zum besseren Verständnis der Sorgen und Probleme auf familiärer Ebene deutlich. Dieser umfassendere Ansatz ermöglicht

1 Unter Mitarbeit von Stephan Theiling, Thomas Lob-Corcilius und Rüdiger Szczepanski.

eine bessere Kommunikation und Kooperation zwischen den Professionellen und betroffenen Familien und erweitert die Optionen für einen günstigeren Krankheitsverlauf. Damit kann auch das Wohlbefinden in der gesamten Familie erhöht werden.

Daher hat sich in Zusammenarbeit mit dem Fachgebiet Klinische Psychologie der Universität Osnabrück vor 15 Jahren ein familienmedizinisches Betreuungsangebot, der »Luftikurs«, entwickelt, das die ausdrückliche Einbeziehung der Familien zum Schwerpunkt hat. Neben der Notwendigkeit der Informationsvermittlung und Schulung zu organmedizinischen und pflegerischen Inhalten des Asthma bronchiale sowie physio- und sporttherapeutischer Übungen zur Körperselbstwahrnehmung und -stärkung sieht dieses Konzept die Einbindung der Familien mit ihren persönlichen Erfahrungen und ihrem Wissen im Umgang mit dem Asthma ausdrücklich vor. Die Familien erfahren in interdisziplinär ausgerichteten Einzelgesprächen psychosoziale Unterstützung bei der Umsetzung in den Alltag.

Diese unterschiedlichen Themenschwerpunkte setzen auf Seiten der beteiligten Berufsgruppen eine hohe Bereitschaft zur Interdisziplinarität voraus, also miteinander zu kooperieren, sich auszutauschen und gemeinsam mit den Familien ressourcenorientiert nach Möglichkeiten für einen besseren Umgang mit dem Asthma zu suchen. Im »Luftikurs« arbeiten daher eine erfahrene Kinderkrankenschwester, die gleichzeitig Kursorganisatorin ist, ein Kinderarzt oder eine Kinderärztin, eine Sporttherapeutin, eine Physiotherapeutin und eine Psychologin und Pädagogin eng zusammen.

Krankheitsverständnis zum Asthma bronchiale im Kindes- und Jugendalter

Asthma bronchiale ist eine die Atmungsorgane betreffende Erkrankung, wobei die Ursachen für die vermehrte Reaktionsbereitschaft der Atemwege letztendlich unbekannt sind. Allerdings kann das Vorliegen erblicher Faktoren beim Asthma bronchiale als gesichert gelten, ob allerdings eine allergische Erkrankung auftritt, ist nur begrenzt vorhersagbar. Auch gibt es keine allgemein akzeptierte Definition von Asthma, weil sich das Wissen über das Asthma und die zugrunde liegenden Pathomechanismen in den letzten Jahren sehr gewandelt haben.

Niggemann (1991) definiert Asthma folgendermaßen:

- Das Asthma bronchiale ist Ausdruck einer Hyperreagibilität des Bronchialsystems, eine Überempfindlichkeit der Atemwege.
- Es kommt zu einer Atemwegsobstruktion, das heißt Verengung der Atemwege, die vollständig oder partiell, spontan oder durch Medikamente reversibel ist.
- Ein entscheidender Faktor ist eine chronisch-immunologische Entzündungsreaktion in der Bronchialschleimhaut, die zur so genannten Hyperreagibilität führt, einer Überreizbarkeit der Schleimhaut und der Bronchialwand.
- Das Spektrum der Auslösung und Unterhaltung der Entzündungsreaktion ist vielfältig und individuell verschieden.

Mögliche asthmaspezifische Belastungsfaktoren

Insgesamt weisen chronisch erkrankte Kinder ein etwa zwei bis drei mal höheres Risiko für psychische Störungen als Gesunde auf (Schwenkmezger u. Schmidt 1994), etwa ein Zehntel der chronisch asthmakranken Kinder zeigen ausgesprochen ausgeprägte Verhaltensstörungen, wie sie nur bei etwa zwei Prozent der Kinder zu beobachten sind – wenngleich auch nicht vergessen werden sollte zu betonen, dass nur etwa 20–30 Prozent chronisch kranker Kinder überhaupt psychische Probleme entwickeln (Petermann et al. 1993). Auch bei Erwachsenen mit chronisch kranken Kindern wurde Studien zufolge (Frankel u. Wamboldt 1998) eine Minderung der psychischen Gesundheit festgestellt. Dies wird in Beziehung zu der um ein Vielfaches erhöhten Anzahl an belastenden Momenten gesetzt, denen chronisch kranke Kinder und ihre Familien ausgesetzt sind. Im Gegensatz zu einer Akuterkrankung, deren Krankheitsverständnis von einer völligen Genesung gekennzeichnet ist, müssen sich die asthmabetroffenen Kinder und Jugendlichen und ihre Familien mit den Symptomen, der Therapie und möglichen Einschränkungen im Alltag *langfristig* auseinander setzen.

Diese dauerhaften Anforderungen gehen mit bestimmten körperlichen, besonders aber auch psychischen und sozialen Prozessen als Umgebungsbedingungen des Asthmas auf der individuellen Ebene der Kinder und Jugendlichen selbst einher, sie betreffen die Familie aber auch als Ganzes: Niemand ist ganz allein krank, immer sind andere Menschen mit betroffen. Krankheit ist nicht nur ein persönliches, sondern immer auch ein soziales Phänomen. In der systemischen Therapie wird hier der *Muster*-Begriff verwendet. Dies verweist darauf, dass zwischen Bewusstsein, Kommunikation und körperlichen Vorgängen keine Kausalbeziehungen hergestellt werden sollten (vgl. Luhmann 1988; v. Schlippe 2001). Die Familie *verursacht* keine körperliche Krankheit. Das Muster der Interaktionen, die sich um ein Phänomen herum entwickeln, sei es eine Krankheit, eine Verhaltensstörung, eine Alkoholflasche, ist dabei nicht »schuld« an dem Phänomen, doch ist das eine ohne das andere oft nicht mehr denkbar (Simon 1995).

Körperliche Prozesse und Kommunikationsprozesse haben sich über Jahre hinweg *gemeinsam entwickelt*. Die Familie hat ein Regel- und Rollensystem entwickelt, in dem die Krankheit ihren Platz unter den Themen der Familie bekommen hat, auf eine Weise, die auf die Situation der Familie zugeschnitten ist – auch wenn das Muster vielleicht, was die körperliche Ebene der Krankheit anbetrifft, nicht gut funktionieren mag. Wann immer Fachleute mit einem chronisch kranken Kind und seiner Familie konfrontiert sind, begegnen sie solchen hochkomplexen Mustern, in denen körperliche und kommunikative Prozesse eng ineinander verwoben sind: Meist seit Jahren wurde Krankheit erlebt (in vielen asthmabetroffenen Familien besteht das Asthma schon seit mehreren Generationen), wurde über Krankheit nachgedacht, über Krankheit gesprochen und es ist unmöglich, einem der Bestandteile dieses Musters die Priorität vor den anderen zuzusprechen. Sie sind als Ergebnis eines gemeinsamen Entwicklungsprozesses zu sehen und es ist immer die Frage, ob diese Muster für die Beteiligten befriedigend sind, ob sie die Krankheit auf angemessene Weise in den Familienalltag einbeziehen oder ob sich aus einer Einschätzung dieser Muster als unzureichend die Notwendigkeit einer Intervention ergibt.

Zu den Umgebungsbedingungen chronischer Krankheit gehören mithin gleichermaßen genetische, biochemische, histologische, hormonelle wie auch neuronale, psychische und sozial- interaktive Faktoren, deren Wirkfunktionen in nichtlinearer Weise miteinander verkoppelt sind (Kriz 1997a, S. 224). Luhmann (1988) spricht in diesem Zusammenhang davon, dass diese körperlichen, psychischen und sozialen Prozesse füreinander als Umwelten gesehen werden sollten, die sich gegenseitig anstoßen und irritieren, drei geschlossene Systeme (Leben, Bewusstsein, Kommunikation) mit eigenen Operationen darstellen. Es ist im Sinne der Selbstorganisationstheorie nicht sinnvoll, zwischen diesen Systemen Kausalbeziehungen zu postulieren.[2] Diese Sicht von der Bedeutung der Umgebungsbedingungen grenzt sich ab vom Verständnis verschiedener Familientherapieansätze der siebziger und frühen achtziger Jahre, die die Familie und die familiäre Kommunikation für die Aufrechterhaltung einer psychosomatischen Krankheit verantwortlich gemacht haben (z. B. Minuchin et al. 1983). Vielmehr steht jetzt das Muster der gemeinsamen Oszillation körperlicher, psychischer und sozialer Prozesse im Vordergrund. So finden sich bei den betroffenen Kindern und Jugendlichen die Belastungen auf der körperlichen Ebene in Form asthmatischer Beschwerden: Krankheit wird *erlebt*. Doch es wird auch über Krankheit nachgedacht (psychische Ebene) und gesprochen, kommuniziert (v. Schlippe u. Theiling 1997). Die mit dem Asthma einhergehenden längerfristigen chronifizierten psychosozialen Belastungsmerkmale finden sich dabei in folgenden Bereichen (Theiling et al. 2001):

- tägliche Durchführung einer mehrmaligen Dauertherapie, auch wenn keine Asthmasymptome wahrgenommen werden (z. B. regelmäßiges, »langweiliges« Inhalieren oder Sprayeinnahme),
- Akzeptanz einer durch das Asthma bedingten körperlichen Begrenzung der Leistungsfähigkeit,
- Vermeiden und Verzicht auf eventuell attraktive Dinge, beispielsweise eigene Tierhaltung, Einschränkungen beim Kontakt mit Pferden, Hunden, Katzen, Spielen im Heu, bestimmte Nahrungsmittel,

2 So sagt Luhmann etwa: »Das Leben lebt sein Leben, ohne daß ihm Bewußtsein oder Kommunikation hinzugefügt werden könnte« (1988, S. 48).

- Schmerzen, Hilflosigkeit und Ängste aufgrund diagnostischer und therapeutischer Behandlungsprozeduren,
- mit Arztbesuchen verbundener Zeitaufwand und damit Reduzierung von Freizeit,
- Umgang mit dem Asthma in der Schule, Offenbarung gegenüber Mitschülern, insbesondere in den Sportstunden,
- Verhalten in der Freizeit, im Sportverein, gegenüber Freunden, Situationen in der Familie,
- Umgang mit Emotionen, die in Verbindung mit dem Asthma stehen, etwa Angst vor Kontrollverlust, Angst und Panik vor/beim Anfall, Angst vor Medikamentenabhängigkeit, Schamgefühle vor anderen Menschen, sich mit dem Asthma in der Öffentlichkeit darzustellen, Ärger und Wut über die Ungerechtigkeit des Asthmas, Schuldgefühle,
- Auseinandersetzung mit Körperselbstbild und Selbstwertgefühl,
- existentielle Konfrontation mit dem Asthma und einem möglichen Tod,
- gesteigerte Wahrscheinlichkeit konflikthafter Auseinandersetzungen innerhalb der Familie (z. B. zwischen einem eher besorgten, einem eher beschwichtigenden Elternteil) oder auch innerhalb der erweiterten Familie/Nachbarschaft (z. B. Alltagstheorien über die Genese – psychosomatische Erklärungsansätze: »Das liegt an der Erziehung«, oder Vererbungstheorien: »Warum hat mein Sohn auch diese Frau heiraten müssen, deren Vater ja schon diese Krankheit hatte!«).

Die asthmabetroffenen Kinder und Jugendlichen gestalten ihre Umwelt nicht allein, sondern stehen in ständiger Wechselwirkungsbeziehung mit ihren bedeutsamen sozialen Bezugssystemen, vor allem ihrer Familie. Dieser wechselseitige Umgang ist ein Prozess, der darüber entscheidet, welche Entwicklung das Wohlbefinden in einer Familie nimmt.

In einer Familie mit einem asthmabetroffenen Kind oder Jugendlichen fühlen sich nach unserer Erfahrung die Eltern im Umgang mit dem Asthma ihres Kindes oftmals hilflos und können daher ihre Verantwortung als Eltern nicht oder nur eingeschränkt wahrnehmen. Krankheitserfahrungen können Familien die »Power« nehmen (Cohen 1999). Die Krankheit kann die Gleichgewichte in der Familie so massiv verschieben, dass es zu einem Verlust der »elterlichen Präsenz« kommt (Omer u. v. Schlippe 2002). Die Eltern können sich – beispielsweise durch Schuldgefühle über ihren Anteil an der »psychosomatischen Verursachung« der Krankheit – gebunden fühlen. Sie wagen nicht, ihre elterliche Autorität einzusetzen, verlieren so ihre »persönliche Stimme« und rücken an den Rand der Familie, in deren Zentrum die Krankheit steht. Die Eltern scheuen möglicherweise den Konflikt mit ihren asthmabetroffenen Kindern – sei es aus Sorge und Angst, ein Asthmaanfall könnte ausgelöst werden, oder weil sie meinen, dem Kind seien durch das Asthma schon genügend Nachteile entstanden. Da aber in jeder Familie die Bedürfnisse von Kindern und Erwachsenen in regelmäßigen Abständen unweigerlich kollidieren, sind Konflikte nicht nur als natürlich anzusehen, sondern auch wichtig für den Entwicklungsverlauf. So sieht etwa Juul (2000) die Fähigkeit, Konflikte durchzuhalten, als angeboren an. Wenn diese Konflikte nicht geführt werden, geht eine wichtige Qualität verloren, die es ermöglicht, das Verhältnis zu anderen Menschen zu klären. Eine gesunde Konfliktfähigkeit eröffnet Möglichkeiten, Verantwortung für das eigene Leben zu übernehmen, anstatt anderen die Schuld für Misserfolge zu geben.

Die nicht geführten Auseinandersetzungen zwischen asthmabetroffenem Kind und den Eltern können sich darin zeigen, dass die Eltern oder auch ein Elternteil den Forderungen ihres Kindes gegenüber immer wieder nachgeben, das Kind seine Forderungen steigert, die Eltern in ihrer Unsicherheit und Hilflosigkeit weiter nachgeben, eine Form der gegenseitigen Eskalation, die als »komplementär« (Nachgiebigkeit erzeugt gesteigerte Forderungen) bezeichnet wird (Omer 2001). Diese Form der Gegenseitigkeit kann in Familien mit Asthma auftreten und sich bei anderen psychischen Belastungen (Konzentrationsstörungen, Hyperaktivität, oppositionellen Verhalten) zeigen.

Das folgende Beispiel einer komplementären Eskalation auf der Paar- und Mutter-Sohn-Ebene soll verdeutlichen, wie eng das Asthma, das betroffene Kind und die Kommunikation in der Familie miteinander verknüpft sein können.

- Fallbeispiel 21
  Der 12-jährige Torsten, bei dem erst vor einem Jahr die Diagnose Asthma bronchiale gestellt wurde, ist im Schuljahr nach der Diagnoseeröffnung 89 Tage nicht zur Schule gegangen. Er begründet dies damit, dass er immer wieder Atembeschwerden und sich insgesamt nicht wohl gefühlt habe.
  Die Mutter unterstützt ihren Sohn in seiner Haltung, indem sie seinem Wunsch nach Schonung immer wieder nachgibt. Sie fühlt sich hilflos und wird panisch, wenn Torsten Atemnot hat. Darüber hinaus hat sie große Sorgen, dass ihr Sohn, ähnlich wie schon ihre asthmabetroffene Mutter, zunehmend mehr Medikamente nehmen müsste und infolge dessen davon abhängig werden könnte. Der Vater, der sich von dieser engen Mutter-Sohn-Dyade ausgegrenzt fühlt, versucht seine eigene Unsicherheit zu kompensieren, indem er der Angst seiner Frau mit Bagatellisierung entgegenzuwirken versucht. Dadurch entsteht auf der Paarebene folgende Dynamik: Die Mutter fühlt sich von ihrem Mann nicht ernst genommen und reagiert noch panischer, was ihr Mann wieder mit einem Herunterspielen des Asthmas beantwortet.
  Torsten wird immer wieder in den Konflikt zwischen Verharmlosung und Überbewertung einbezogen. So fällt es ihm schwer, seinem Jugendalter entsprechend einen angemessenen Umgang zu finden. Andere Konflikte zwischen Torsten und seinen Eltern, die seiner Entwicklungsphase gemäß eigentlich anstehen müssten (erste Selbständigkeitsbestrebungen), werden durch das Asthma ausgeblendet.

Der »Luftiku(r)s«

Der »Luftikurs« ist ein an dem Modell der Systemischen Familienmedizin (z. B. McDaniel et al. 1997; Kröger et al. 2000) ausgerichtetes Unterstützungsangebot, das Aspekte der Medizin, Wissensvermittlung, Verhaltenstraining und Verhaltensmedizin mit Elementen der Systemischen Familientherapie verknüpft. Die Umsetzung des stationären Luftikurses findet dabei wie folgt statt (ausführlich Könning et al. 1997; v. Schlippe et al. 2001):

- Einbezug von sechs Familien pro Kurs über fünf Tage. Zwischen einem Familieneingangs- und Familienabschlussgespräch fin-

den ein Kinder- und Jugendlichen-Seminar und ein paralleles Elternseminar statt.
- Den jeweiligen entwicklungsbedingten Besonderheiten angepasst gibt es ein Kursangebot für die Vorschulkinder (5–7 Jahre), für die Schulkinder (8–12 Jahre) sowie einen speziellen Jugendlichenkurs (13–18 Jahre).
- Das interdiszipliäre Team besteht aus: 1 Arzt/Ärztin, 1 Psychologe/Psychologin, 1 Kinderkrankenschwester, 1 Physiotherapeutin, 1 Asthmasport-Übungsleiterin.
- »Lufti« führt als Leitfigur in Form einer Handpuppe durch die Einheiten der Kinder.

Inhaltlich werden folgende konzeptuelle Säulen miteinander verknüpft:
- Asthmadiagnostik und -therapie nach pädiatrischen Konsensstandards.
- Methodisch-didaktische Wissensvermittlung, die sich an der Entwicklungspsychologie der betroffenen Kinder und Jugendlichen orientiert, kindgerechte Sprache, Methodik und Didaktik.
- Übungen zur Körperselbstwahrnehmung.
- Physiotherapie und Sport.
- Raum und Zeit für die mit dem Asthma einhergehenden Gefühle (Angst, Trauer, Schuld, Verzicht, Selbstwert).
- Familienzentrierung: es findet jeweils ein Familieneingangs- und ausführliches Familienabschlussgespräch statt.
- Einbezug sozialer Systeme (Kinder- und Hausarzt, Lehrer, Erzieher, Freunde, die manchmal beim Abschlussgespräch dabei sind) oder der erweiterten Familie (Geschwister, Großeltern).
- Interdisziplinarität: täglicher Austausch oder Teamsitzungen, berufsgruppenübergreifendes Durchführen verschiedener Einheiten und Gruppensettings.

Nach unserer Erfahrung fühlen sich in Familien fast immer die Mütter für das Asthma ihres Kindes zuständig. Da diese oft selbstverständlich geltende gesellschaftliche Regel die Möglichkeiten für einen angemessenen Umgang mit der chronischen Krankheit eher reduziert als eröffnet, laden wir ausdrücklich die Väter mit ein. Schon im Vorfeld zum »Luftikurs« versuchen wir bei telefonischen, persönlichen und brieflichen Kontakten die Wichtigkeit unterschiedlicher familiärer Perspektiven zu betonen, unabhängig vom jeweiligen Kenntnisstand (»da uns Ihre Meinung wichtig ist, unabhängig davon, wie gut Sie über das Asthma Bescheid wissen«). Die Einladung der Familie als Ganzes erweitert für die Behandler und Behandlerinnen die Optionen, die häuslichen Abläufe zu verstehen, und verbessert die Koordination auch in der Familie: Jeder hört das Gleiche und erhält somit den gleichen Kenntnisstand, eine wesentliche Voraussetzung dafür, sich zu Hause überhaupt über die Krankheit und die vielen damit einhergehenden Aspekte austauschen und wechselseitig unterstützen zu können. Die familientherapeutische Gesprächsmoderation kann dabei Modellcharakter für häusliche Gespräche im Familienkreis haben. Zudem dient das Familiengespräch als Forum, bei dem beide Elternteile neben der Erörterung somatischer Befunde auch Themenbereiche wie Sorgen und Wünsche aneinander thematisieren sowie auch gegenseitige Wertschätzung für gegenseitige Stärken ausdrücken können.

Unserer Erfahrung nach gelingt uns der Einbezug der Väter zum überwiegenden Teil (mindestens zwei Drittel der Väter kommen mit zum »Luftikurs«), wobei viele Väter anfangs etwas skeptisch sind und nur auf Drängen ihrer Frauen und wegen des starken Leidensdrucks mitkommen. In dieser Eingangssituation kann die Anwesenheit der Psychologin oder Pädagogin nochmals das Misstrauen schüren, dass letztlich doch die Psyche oder die Familie an allem schuld sei. Daher gilt es, durch ein gutes Joining Vertrauen aufzubauen und durch Offenlegung der Psychologinnen-/Pädagoginnenrolle im »Luftikurs« (zur Unterstützung der Familien) diese Vorbehalte aufzulösen. Betont werden sollte auch, dass die Familien, die dem Querschnitt der Bevölkerung entsprechen, nicht mit einem psychotherapeutischen Auftrag kommen. Gleichwohl kann sich auf der Grundlage von Wertschätzung und Empathie eine gute Beziehungsebene im Lauf der Woche entwickelt haben, welche die Familie besonders für psychologische Themen im Umgang mit dem Asthma offen werden lässt.

Häufig erleben wir, dass gerade die Väter ihre Teilnahme am »Luftikurs«, vor allem bezogen auf psychosoziale Aspekte und Erfahrungsaustausch mit anderen Eltern, als Bereicherung erfahren haben. In den Fällen, bei denen wir die Väter nicht in den »Luftikurs« mit einbinden können, versuchen wir, in diversen Gesprächen und Austauschrunden die väterliche Perspektive mit aufzunehmen, in dem wir die Mütter als auch ihre Kinder zirkulär danach befragen: »Gesetzt den Fall, ihr Mann würde hier sitzen: Wie viel Zuständigkeit würde er ihrem Sohn für das Asthma zutrauen?« Damit erhalten wir einerseits ein vielschichtigeres Bild vom jeweiligen Familienleben. Andererseits erreichen wir damit, dass sowohl der familiäre Alltag mit der Kurssituation besser vernetzt werden kann als auch das Klima für einen Austausch mit dem Vater über die »Luftikurs«-Erfahrungen nach Kursende gefördert werden kann.

In diesem Zusammenhang sei betont, dass es keiner Familientherapieausbildung bedarf, um Familiengespräche zu initiieren und durch bestimmte Fragen die Kommunikation in den Familien unter neuen Gesichtspunkten anzuregen (s. »Diabetesbetreuung bei Kindern und Jugendlichen nach systemisch-familienmedizinischem Konzept«, S. 163, oder v. Schlippe u. Theiling 2002).

Familiäre Muster des Umgangs mit Asthma

Mit dem Aufkommen der Gesundheitspsychologie Ende der siebziger Jahre wurde in der Medizin zunehmend die Patientenperspektive als Erfolgsmaßstab für medizinische Dienstleistungen entdeckt. In diesem Zusammenhang rückte die subjektiv erlebte Lebensqualität betroffener Patienten verstärkt in den Mittelpunkt wissenschaftlicher Forschung (Bullinger 1997). Statt ausschließlich die Belastungen zu fokussieren, wird hier verstärkt nach den Stärken und Qualitäten gefragt, über die Patienten verfügen, um beispielsweise die Herausforderungen einer chronischen Krankheit wie das Asthma meistern zu können (z. B. Theiling 2000; Ollefs 1998).

Der in der systemischen Therapie verwendete Begriff des Musters bietet einen Zugang, die einhergehenden längerfristigen Belastungen mit dem Asthma auf der psychosozialen Ebene zu erfassen. Verbunden ist damit die Frage, welche Muster Familien entwickeln, um mit Chronizität sprachlich umzugehen. Auch wenn nachfolgend problematische Muster und Fallbeispiele aus unserer praktischen Arbeit mit asthmabetroffenen Familien vorgestellt werden, sollen diese nicht als zwangsläufige Muster oder gar als Ursache verstanden werden. Es gibt keine wissenschaftlich haltbaren Belege, die beweisen, dass es die »Asthmafamilie« gibt. Vielmehr kann das Asthma als ein Katalysator wirken, der problematische Interaktionen in sozialen Systemen verstärken kann. Unseres Erachtens können sich die unten angeführten Muster gleichzeitig entwickeln, sich überlappen, verzahnen, in Wechselbeziehung zueinander stehen und sich Gegenseitig verstärken. Einer neueren Studie (Giesemann 2001) zufolge zeigt sich auch eine Schwierigkeit, die der Musterbegriff mit sich bringt: Zum einen waren in einer ganzen Reihe von Familien die Muster nicht zu beobachten, zum anderen standen sie ganz offensichtlich mit anderen Belastungsfaktoren im Zusammenhang (etwa wenn die »enge Bindung« zwischen Mutter und Kind sich auf die Situation der aktuellen Scheidung bezog, von der auch im Gespräch keine direkte Verbindung zur Erkrankung herzustellen war).

So schlagen wir vor, diese Muster im familienmedizinischen Alltag als eine lockere Heuristik zu nutzen, die es ermöglicht, Bereiche des Familienleben und der kommunikativen Muster in den Blick zu nehmen, um dann mit der Familie gemeinsam zu prüfen, ob sich daraus ein Kontrakt für eine Arbeit an der Entwicklung alternativer Muster heraus ergibt (s. Tab. 6).

Tab. 6: Familiäre Muster des Umgangs mit Asthma

1. Enge Bindungen in der Familie	»Nun müssen wir zusammenhalten! Wir können uns nur aufeinander verlassen; allein ist keiner überlebensfähig! Mir kann es nicht gut gehen, wenn es den anderen nicht gut geht, das heißt: Jeder ist für die Gefühle des anderen verantwortlich.«
2. Eingefrorene Rollenkonstellation	»Jede Veränderung ist angesichts der Bedrohung, unter der wir stehen, gefährlich! Es ist das Sicherste, den einmal eingeschlagenen Lösungsweg beizubehalten und nichts zu verändern.«
3. Harmonisierung	»Wir können uns keine weiteren Konflikte leisten!«

4. Große Probleme bei Trennungen/ Distanzierungen	»Distanzierung ist gefährlich«
5. Isolation nach außen	»Die Außenwelt ist eher bedrohlich! Wir haben weder Zeit noch Energie, uns mit der Außenwelt zu beschäftigen!«
6. Besonders enge Beziehung zwischen einer Bezugperson und betroffenen Kind	»Ich (z. B. als Mutter) bin verantwortlich für die Entwicklung der Erkrankung meines Kindes. Ich (z. B. als Vater) arbeite, sorge für das Geld und habe mit der Krankheit nichts/deutlich weniger zu tun.«
7. Die quälende Suche nach der Ursache	»Was haben wir (hast du ...) falsch gemacht? Was ist die Ursache des Asthmas? Warum mein Kind?«
8. Tabuisierung und Bagatellisierung	»Solange wir es nicht aussprechen, haben wir es noch gebannt. Wenn wir es beim Namen nennen, wird es noch schlimmer, damit können wir nicht umgehen! Vielleicht ist es ja doch nicht so schlimm ...«
9. Verantwortungsdiffusion	»Unser Kind hat keine Lust zu inhalieren, wir müssen ständig auf ihn/sie einreden.« »Wenn Mama und Papa sich nicht kümmern, mache ich auch nichts!«
10. Bedrohliche Familiengeschichten-Mehrgenerationsmuster	»Das gibt sich mit der Zeit wieder, so war es bei meinem Bruder auch.« »Mir kann niemand helfen; ich werde irgendwann sterben, so war es bei meiner Mutter auch!«
11. Reibungsloser Umgang	»Die Krankheit unseres Kindes ist zwar wichtig, bestimmt aber nicht unser Leben. Das Asthma läuft bei uns in der Familie ganz selbstverständlich mit. Die Therapie gehört wie das Zähneputzen zum Alltag. Unser Familienleben besteht nicht nur aus Asthma.«

Die Muster scheinen sich dabei nach Giesemann um drei verschiedene Faktoren herum zu gruppieren. Diese sind:

- große Nähe und starke Bindungen in der Familie,
- verdeckte Konflikte bzw. Konfliktpotential in den Familien,
- bedrohliche Familiengeschichten-Mehrgenerationsmuster.

Folgende Methoden und Zugangswege, aus dem klassischen familientherapeutischen Modell von Kantor und Lehr (1977) abgeleitet, können dabei hilfreich sein, um familiäre Muster zu erfragen. Dazu werden drei so genannte Zugangsdimensionen aus Bereichen des Familienlebens postuliert, über die sich auf leichte Weise ein Gespräch beginnen lässt (s. Tab. 7).

Tab. 7: Postulierte Zugangsdimensionen aus Bereichen des Familienlebens

Raum	Fragen nach den Räumen, in denen sich das Familienleben abspielt.
Zeit	Fragen nach der Aufteilung der eigenen und gemeinsamen Zeit, aber auch nach Zukunftsvorstellungen und -phantasien.
Energie	Fragen nach Bereichen, wo Energie verbraucht und getankt wird.

In all diesen Bereichen kann es darum gehen, welchen Stellenwert das Asthma in der Familie bekommt, wie die Familie als Ganzes sich um diese Erkrankung herum organisiert hat, welche Ereignisse zu welcher Art von Geschichten geworden sind und wie diese Geschichten das Bewusstsein jedes Einzelnen bestimmen, den Anforderungen der Krankheit gewachsen zu sein, von den Angehörigen dabei unterstützt zu werden – oder gerade die zu vermissen. Alle Fragen können dabei direkt gestellt werden, aber auch zirkulär, das heißt, ein Familienmitglied kann gefragt werden, wie ein anderes diese Frage beantworten würde. Zusätzlich können daran anknüpfend hypothetische Szenarien skizziert werden, die mögliche Veränderungen und ihre Auswirkungen auf die Familie betreffen: »Gesetzt den Fall, Sie würden sich entscheiden, das und das zu verändern – wie würde Ihre Frau darauf reagieren?«

Mögliche Fragen zur Dimension Raum:

- Wie viel Raum nimmt die Krankheit in den Familien ein?
- Wo sehen die Familienmitglieder den Ort der Krankheit – in der Mitte der Familie, am Rand? (»Wo steht das Inhaliergerät des Kindes?« – »Im Wohnzimmer!« – »Was würde sich ändern, wenn es im Kinderzimmer stünde?«)
- Wessen Raum wird am meisten durch das Asthma begrenzt?
- Hat jeder Raum für sich selbst zur Verfügung, in den das Asthma nicht hereinkommt?

Mögliche Fragen zur Dimension Zeit:

- Wie viel Zeit benötigen welche Familienmitglieder für das Asthma?
- Wie lassen sich akute Anfallsphasen und chronische Krankheitsphasen unterscheiden?
- Wer hat welche Zeit für sich selbst zur Verfügung, wer bestimmt die Zeit, wer sorgt für die Zeit?
- Wie war es zur Zeit der Diagnoseeröffnung, wie war es davor, was sind Ideen für die Zukunft?
- Was sind ihre Phantasien, wie es weitergehen wird, was ist die schönste, was die schlimmste Phantasie?

Mögliche Fragen zur Dimension Energie:

- Wer investiert wie viel Energie in das Asthma? Wer ist wie angestrengt, was sind die jeweiligen Einschränkungen?
- Wo hat jeder seine »Tankstelle« für neue Energie? Was macht Spaß in der Familie? Wer darf am ehesten auftanken und wo?
- Wer wendet seine Energie eher für Veränderungsschritte auf, wer sorgt mit seiner Energie eher für Beständigkeit?
- Was haben Sie früher (vor der Diagnose) gern getan, was Sie mittlerweile aufgegeben haben? Wenn Sie sich entscheiden würden, etwas davon wieder aufzunehmen, wer würde darauf wie reagieren?

Zur Verdeutlichung der drei Zugangsdimensionen bietet sich eine Vielzahl von Methoden der Systemischen Familientherapie an (ausführlich zu diesen Methoden: v. Schlippe u. Schweitzer 1996):

- Familienskulptur (durch die Personen selbst oder durch Objekte wie Stühle): Wie viel Raum nimmt jeder ein? Wie viel Platz braucht jeder? Wer sieht von wo aus wen? Wo ist der Platz des Asthmas? Wenn es nicht dort stünde, wie wäre das Gleichgewicht der Familie anders? Die Arbeit mit Skulpturen ist auch in Supervision und Weiterbildung eine sehr wesentliche Methode der Wahl. Gerade für Behandlungspersonal aus primär medizinischen Tätigkeitsfeldern ist damit die Zirkularität der Herausforderungen durch das Asthma, der »Platz«, den diese besetzt, sehr gut und eindrücklich zu demonstrieren (v. Schlippe 1999).
- Zeitleiste: Mittels einer Darstellung im Raum wird der Verlauf des Asthmas über verschiedene Zeitpunkte thematisiert und die Einflussfaktoren, die den Verlauf begünstigen oder verschlechtern, mittels Symbolen visualisiert. Auf diese Weise kann vor allem den Kindern eine Idee von der zukünftigen Asthmaentwicklung und damit verbundenen Möglichkeiten vermittelt werden.
- Zeit- und Energiekuchen: In einen Kreis zeichnet jedes Familienmitglied ein, wie viel Zeit oder wie viel Energie wofür aufgewendet wird. Diskrepanzen können Gegenstand intensiver Gespräche werden: Wird die Aufteilung als angemessen erlebt, ist jeder mit seinem »Kuchen« zufrieden?

Über die Zugangsdimensionen lassen sich mit der Familie leicht bedeutsame Gespräche führen, die keinen familientherapeutischen Charakter haben müssen, sondern die es der Familie und dem Berater erlauben, bedeutsame Bereiche des Familienlebens für das Asthma zu reflektieren und auf Veränderungsmöglichkeiten und kreative Ausgestaltung hin zu befragen. Darüber hinaus formulierten Kantor und Lehr noch drei so genannte Zieldimensionen. Sie sind komplexer und bieten sich eher dann an, wenn ein explizit therapeutischer Kontakt zustande gekommen ist (s. Tab. 8).

Es gilt, Bereiche des Familienlebens und der kommunikativen Muster in den Blick zu nehmen, um dann mit der Familie gemeinsam zu prüfen, ob sich daraus ein Kontrakt für eine Arbeit an der Entwicklung alternativer Muster heraus ergibt. In keinem Fall sollte der Eindruck entstehen, hier werde eine neue Typologie der Asthmafamilie vorgestellt!

Tab. 8: Zieldimensionen

Affekt	Fragen, die die Bindungen und das emotionale Klima innerhalb der Familie zu erfassen versuchen: Wie sehr berührt die Krankheit die in der Familie erlebte Nähe und Distanz? Zwischen wem ist die Nähe besonders groß, auf wessen Kosten geht dies möglicherweise?
Power	Fragen, die Entscheidungsbefugnisse, Macht- und Hierarchieverteilung in der Familie betreffen: Auch hier lassen sich Bezüge zu der Rolle des Asthmas herstellen, können hypothetische Szenarien mit oder ohne das Asthma entwickelt werden.
Meaning	Fragen zu in der eigenen Herkunftsfamilie gelernten Weltbildern, zu Weltanschauungen, Ideologien, Sinnfragen und spiritueller Bedeutungsgebung: Wie muss man mit einem asthmakranken Kind umgehen? Wie wären Ihre Eltern mit Ihnen umgegangen, wenn Sie damals das asthmabetroffenen Kind gewesen wären? Was sieht jeder als Hintergründe des Asthmas, als seinen Sinn und damit verbundene Lebensaufgaben?

Schlussbemerkung

In unserer Arbeit im Kontext eines Kinderhospitals haben wir den Einbezug familienmedizinischer Perspektiven und Interventionen als eine Bereicherung im Umgang mit chronisch kranken Kindern, Jugendlichen und ihren Familien erfahren.

Das Spektrum familienmedizinischer Arbeit reicht dabei in der Betreuung asthmabetroffener Familien von ausgearbeiteten Konzepten wie dem »Luftikurs« (zu dem es eine stationäre Version und eine kürzere ambulante gibt) bis hin zum Einsatz von systemischen Fragen und anderen Methoden in der ärztlichen Sprechstunde, die Durchführung von Familientherapien ist eher die seltene Ausnahme. Dabei kann man als minimale Anforderung formulieren: *Eine* zirkuläre Frage in einem ärztlichen Gespräch ist mehr als keine.

Daher appellieren wir an alle Beteiligten im Gesundheitswesen, dass trotz aller Bedingungen des Kostendrucks und der Effizienzorientierung die Familienmedizin weiterentwickelt und verankert wird. Dazu bedarf es *mehr,* als nur systemische Methoden einzubringen. Vielmehr sollte auf der interdisziplinären als auch familiären Ebene zusätzlich Zeit, Beziehung und Raum für Selbstorganisationsprozesse zur Verfügung stehen.

Kompetenzzentren und Kontaktadressen

Dipl.-Psych. Norbert Gebert
Kastaniestraße 20
16341 Röntgental (Brandenburg/Berlin)

Dr. med. Klaus-Peter Otto
Kinderkrankenhaus Wilhelmstift
Bereich Allergologie/Pulmologie
Arbeitsgruppe »Luftsprung«
Liliencronstraße 130
22149 Hamburg

Martin Schacht
Zentralkrankenhaus Links der Weser
Kinderklinik
Senator Weßling Straße 1
28277 Bremen

OA Dr. med. H.-G. Bresser
Dipl.-Psych. Peter Merschhenke
Krankenanstalten Gilead GmbH – Kinderklinik
Abteilung für Allergologie/Pneumologie
Grenzweg 10
33617 Bielefeld-Bethel

Marita Wittenmeier
OA Dr. med. Eckard Korsch
Kinderkrankenhaus-FAAK Köln
Amsterdamer Straße 59
50735 Köln

OA Dr. med. Gerd Schauerte
Asthmazentrum Berchtesgaden
Jugenddorf Buchenhöhe
83471 Berchtesgaden

Diabetesbetreuung bei Kindern und Jugendlichen nach systemisch-familienmedizinischem Konzept

Stephan Theiling / Arist von Schlippe[3]

Bei Kindern und Jugendlichen tritt fast ausschließlich der so genannte Typ-1-Diabetes (insulinpflichtiger Diabetes) auf. Etwa 20.000 Kinder und Jugendliche (bis 20 Jahre) leben in Deutschland mit dieser Diabetesform, jährlich kommen etwa 2.000 neu hinzu, zudem gibt es etwa 200.000 bis 250.000 Erwachsene mit einem Typ-1-Diabetes. Der Typ-2-Diabetes (hierbei wird zwar genug Insulin gebildet, jedoch ist seine Wirksamkeit eingeschränkt) ist dagegen mit vier bis fünf Millionen betroffenen Erwachsenen eine regelrechte Volkskrankheit, wobei viele gar nichts von ihrem Typ-2-Diabetes wissen (Hürter u. Lange 2001).

Der Diabetes mellitus Typ 1 ist eine immunvermittelte Erkrankung, bei der es zu einer progressiven Zerstörung der insulinproduzierenden Betazellen in den Langerhansschen Inseln der Bauchspeicheldrüse kommt. Wenn nur noch weniger als 20 Prozent der insulinproduzierenden Zellen funktionieren, kommt es zu den charakteristischen klinischen Zeichen wie häufiges Wasserlassen, vermehrtes Trinken und Gewichtsabnahme (Danne et al. 2001). Die wichtigste therapeutische Maßnahme des Typ-1-Diabetes bei Kindern und Jugendlichen, von dem hier nachfolgend ausschließlich die Rede sein wird, stellt die Insulinsubstitution dar. Der nahrungsabhängige Insulinbedarf (Mahlzeiteninsulin) wird durch Normalinsulin oder ein noch schneller wirksames Insulinanalogon zu den Mahlzeiten gedeckt, wobei die Dosis anhand der jeweiligen Kohlenhydrataufnahme berechnet wird. Der nahrungsunabhängige Insulinbedarf wird als Basalinsulin zwei- bis viermal täglich als Verzögerungsinsulin injiziert. Da der Insulinbedarf ständig schwankt, sind täglich circa vier bis sechs Blutglukosebestimmungen (»Fin-

3 Unter Mitarbeit von Barbara Ollefs und Rüdiger Szczepanski.

gerpieks«) erforderlich. Und damit deutet sich die selbstdisziplinierte Ausdauerleistung an, die mit dem Diabetes verbunden ist:

»Bedingung für eine erfolgreiche Behandlung ist ..., dass ständig – Tag für Tag – alle möglichen Einflüsse auf den Stoffwechsel u. a. Nahrung, Bewegung, Infektionen, Stress, Schlafmangel bedacht und mit der Insulindosis abgestimmt werden« (Lange 2001, S. 11ff.).

Begriffe haben Risiken und Nebenwirkungen

Da auch Begriffe nicht »frei von Risiken und Nebenwirkungen« sind (v. Schlippe u. Theiling 2000), ist es nicht unbedeutsam, wie (auch hier in diesem Beitrag) bezeichnet wird, von dem die Sprache ist: der Diabetes, die Diabeteserkrankung, die Zuckerkrankheit, die chronische Krankheit, die Stoffwechselstörung oder einfach nur Zucker? Handelt es sich bei den Kindern um Diabetiker, Zucker-Kinder, diabetes- oder zuckerkranke Kinder, diabetesbetroffene Kinder, Süße? Sind die Kinder und Jugendlichen krank oder gesund, sind sie nur manchmal/ein bisschen krank/gesund oder sind sie fast gesund, eigentlich fast gesund? Welche Begrifflichkeit verwendet die Familie, welche die betreuenden Experten? Welche Implikationen gehen mit welcher Begrifflichkeit einher, welche Assoziationsräume werden mit welcher Begrifflichkeit freigesetzt?

Wenn in einer Elternrunde diabetesbetroffener Kinder die Frage gestellt wird, ob denn die Kinder als krank oder gesund zu bezeichnen seien, entsteht nach kurzem Verblüffen zumeist schnell eine interessante Debatte, in der etwa die eine Hälfte die Ansicht vertritt, dass die Kinder natürlich krank seien, schließlich sei der Diabetes ja eine Krankheit, für die man sogar einen Schwerbehindertenausweis beantragen könne. Die andere Hälfte argumentiert mit der gleichen Überzeugung, dass die Kinder gesund seien, kranke Kinder würden im Bett liegen und krank reden solle man die Kinder ja auch nicht, schließlich können sie sich ja so normal entwickeln wie Kinder ohne Diabetes.

Auch der irreführende und deswegen problematische Begriff »Schulung«, der in der Medizin und Medizinischen Psychologie für die interdisziplinäre Diabetesbetreuung verwendet wird, birgt seine

»Risiken und Nebenwirkungen«. Er setzt die Assoziation frei, dass das inhaltliche Hauptaugenmerk in der Betreuung von diabetesbetroffenen Kindern und Jugendlichen sowie deren Familie auf die Vermittlung von medizinischem Krankheits*wissen* und das Trainieren von *Verhalten* zu legen sei. Dies mündet darin, das auf Diabetesschulungen vorwiegend Sachinformationen gegeben, Insulinnamen und Dosierungen auswendig gelernt werden und das Therapiemanagement (Spritzen, Blutzuckermessen) trainiert wird. Wichtige Fragen nach persönlichen Bedeutungszusammenhängen, nach persönlichen und familiären Herausforderungen drohen bei dieser eher mechanistischen Betrachtungsweise außen vor zu bleiben (s. Kriz 1997b).

Die Philosophie der Diabetesbetreuung am Kinderhospital Osnabrück im Sinne Systemischer Familienmedizin geht über die Aspekte Medizin, Wissensvermittlung und Verhaltenstraining hinaus. Dabei werden medizinische und verhaltensmedizinische Aspekte mit Elementen aus der Systemischen Familientherapie verknüpft:

- Die Verknüpfung von Medizin und Systemischer Familientherapie im Sinne systemischer Familienmedizin bildet den Denk- und Arbeitsansatz (z. B. Kröger et al. 1998; Kröger et al. 2000).
- Die Familie als Ganzes ist von der Diabetessituation betroffen. Folglich wird sie auch als Ganzes in die Betreuung einbezogen.
- Die biopsychosoziale Komplexität des Diabetes gebietet eine interdisziplinäre Herangehensweise durch ein Team. Dabei bedeutet Interdisziplinarität nicht Delegation und Nebeneinanderarbeiten, sondern Koordination, Kooperation und Kommunikation der Berufsgruppen miteinander (Theiling et al. 1997).
- Wissensvermittlung und Verhaltenstraining sind wesentliche, aber nicht hinreichende Bestandteile in der Betreuung diabetesbetroffener Kinder und Jugendlicher sowie deren Familien.
- Der Umgang mit den Kindern und Jugendlichen soll sich an ihren jeweiligen altersbedingten entwicklungspsychologischen Möglichkeiten orientieren.
- Insbesondere die subjektiven Vorstellungen zu Gesundheit und Krankheit (Krankheitskonzept, Art der Kontrollüberzeugung, Körperselbstbild) sowie die emotionalen Erlebensaspekte (Selbstwert, gesundheitsbezogene Lebensqualität, Familienkli-

ma) bieten einen Zugang zu den Lebens- und Verständniswelten der Betroffenen und ihrer Angehörigen.
- Unter dem Begriff Compliance verstehen wir in Anlehnung an McDaniel et al. (1997) »respektvolle Partnerschaft« und »geteilte Verantwortung«.

Die Situation des Diabetesteams und speziell des Arztes

Ein wesentliches Bestimmungsmerkmal des Gegenstandsbereichs Diabetes beschreibt Neumeyer (1991), nämlich dass das Verhalten der betreuenden Diabetesexperten und der betroffenen Familien beim Typ-1-Diabetes im Kontext von »Unsicherheit« stattfindet. Unsicherheit meint hier Grenzen des Wissens, lückenhaftes Wissen über kausale Zusammenhänge und Wechselwirkungen zwischen Diätetik und Stoffwechselergebnissen, zwischen Blutzuckereinstellungen und Zeitpunkt, Art sowie Ausmaß von Folgeerkrankungen sowie zwischen psychischen und physiologischen Aspekten. Die Stoffwechselsituation lässt sich in vielen Fällen trotz aller Erfahrungswerte weder begründen noch in hinreichendem Maß kontrollieren oder vorhersagen. Dieses unsichere Terrain erfordert insbesondere den Ärzten und Ärztinnen eine ihnen nicht vertraute emotionale Grundhaltung ab, denn sie sind mit der Tatsache konfrontiert, den Krankheitsverlauf nicht so beeinflussen zu können, wie es den Erwartungen an die eigene Wirksamkeit entspricht. Insbesondere derjenige Arzt steht in der ständigen Gefahr, zur Abwehr eigener Ängste wegen Zweifeln an der eigenen Wirksamkeit beim Auftreten von unvorhergesehenen oder nicht zu kontrollierenden Stoffwechselschwankungen die Rolle des Kontrolleurs zu übernehmen, der seine Rolle hauptsächlich darin sieht, nachzuprüfen, ob Kind und Familie die ihnen gesetzten Regeln beachten. Die Betroffenen reagieren dann häufig damit, dass sie entweder ihr Vertrauen innerlich aufkündigen oder die völlige Verantwortung und Zuständigkeit für die Therapie an ihn delegieren. Der Arzt sieht sich dann in der Zwickmühle, die Patienten zu enttäuschen und zu verlieren oder das Angebot voller Verantwortungsübernahme anzunehmen, das ja der Rollenerwartung an ihn und meist auch dem eigenen Selbstbild entspricht (auch wenn es unmöglich ist, diesen Auftrag auf Dauer aufrechtzuerhalten). Wie kann ein Mittelweg aussehen?

Interessanterweise bildet die Fixierung des Teams auf das Erreichen und die Einhaltung einer vorgegebenen Stoffwechselnorm eine völlige (Selbst-)Überforderung, die genau mit der Situation der Familien korrespondiert, den Anforderungen der Therapie nicht gewachsen zu sein, für das eigene Kind nicht alles getan zu haben und tun zu können, um die Risiken von Stoffwechselstörungen zu kontrollieren. Diese Überforderungsgefühle machen deutlich, dass die Behandlungsnotwendigkeiten eigentlich auch Zumutungen sind. Aus einer systemischen Perspektive zu Krankheit und Gesundheit erscheint die Frage nach kausalen (Wirk-)Zusammenhängen innerhalb komplexer Systemzusammenhänge und die Idee, dass die Menge an medizinischem Wissen linear die Möglichkeit der Kontrolle über die Krankheit bestimmt, eine omnipotente Fiktion, die mit hoher Wahrscheinlichkeit scheitert. Als Kompetenz von den Betreuern ist an dieser Stelle vielmehr die Bereitschaft und Fähigkeit bedeutsam, die eigene Begrenztheit und Unsicherheit anzuerkennen und diese (im Team wie mit den Familien) zu thematisieren. Dies widerspricht klassischen Rollenanforderungen an den ärztlichen Berufszweig und an den medizinischen Routinealltag, und so bleibt die ständige Verführung, die von Betroffenenseite ausgesprochene Einladung anzunehmen, zu »wissen«, wie »die Lösung« aussieht und dafür zuständig zu sein, in welche Richtung es geht. Besonders verwirrend ist es natürlich, dass ein kausal-lineares Weltbild bei vielen Akuterkrankungen durchaus ausreicht und greift und dass es erst für den Kontext »chronische Erkrankung« nicht mehr angemessen ist, weil hier somatische, psychische und soziale Faktoren in einer ungleich höheren Komplexität ineinander greifen (v. Schlippe 2001).

Die Diagnoseeröffnung und Zeit der Erstmanifestationsbetreuung

Die Diagnoseeröffnungssituation ist ein zentraler, weil weichenstellender Punkt: Wird der Diabetes sofort in einen Kontext von Interdisziplinarität und Familie gestellt, werden Kind oder Jugendlicher und Eltern den Kontakt zum Psychologen und den Einbezug der Familie als Ganzes als selbstverständlich betrachten. Bereits die Einladung der Familie als Ganzes stellt eine bedeutsame Intervention da und bietet den Eltern die Möglichkeit, sich im Alltag ebenbürtig mit dem Diabetes auseinander setzen und wechselseitig unterstützen zu können.

Leider wird die Psychologie in Kinder- aber auch Erwachsenenkliniken immer wieder als so genannter Reparaturauftragsdienst für die Medizin benutzt, bei dem die psychosozialen Mitarbeiter erst bei so genannten schweren Fällen konsiliarisch, quasi als Feuerwehr, hinzugezogen wird, mit der Erwartung, Einfluss auf unerwünschte Hindernisse zu nehmen. Aus systemischer Sicht ist die Frage zentral, mit welchen »Kontextmarkierungen«[4] ein Vorgehen versehen wird. Je selbstverständlicher die Beteiligung psychosozialer Berufsgruppen in ein Standardangebot integriert wird, desto weniger entstehen bei den Familien Bilder von Versagen: »Jetzt müssen wir auch noch zum Psychologen.«

Die ersten Tage mit dem Diabetes werden von den meisten Eltern (offen oder verdeckt) als Schock erlebt: »Es ist Diabetes, dies wird zeitlebens so bleiben, warum wir?« ist der zentrale Satz, mit dem es zurechtzukommen gilt. Häufig ist es das erste Mal, dass die Familie sich für zwei bis drei Wochen in die Betreuung einer Klinik begeben muss. Sie haben keine andere Wahl. Die meisten Eltern stellen ihr emotionales Gleichgewicht in erster Linie wieder dadurch her, dass sie die Informationsvermittlung und das Erlernen des Therapiemanagements in den Mittelpunkt stellen. Über Informationen und das Erlernen und Trainieren von Spritzen, Berechnung von Mahlzeitenmengen, Blutzuckerkontrollen, Interpretieren von Blutzuckerprotokollen wird versucht, die verlorene Kon-

4 Gemeint ist eine Information, die darüber vermittelt wird, *wie* eine Handhabung zu verstehen ist.

trolle zurückzugewinnen (mit der Gefahr der Selbstüberforderung). Ein weitaus geringerer Teil an Eltern ist in den ersten Tagen und Wochen überhaupt nicht in der Lage, sich auf eine Schulung einzulassen. Hier überwiegen Trauer, Verzweiflung, Enttäuschung und Wut. Diese Eltern bedürfen zunächst Zeit und Gelegenheit, sich mit ihren Gefühlen auseinander zu setzen, bevor sie sich dann den Fakten zuwenden können. Egal, wie (einzigartig) Familien mit diesem Ausnahmezustand umgehen: In einem interdisziplinär-familiensystemischen Sinne sollten alle Teammitglieder auch die eventuell nicht so unmittelbar nachvollziehbaren familiären Reaktionen »lesen lernen«, um jeder Familie mit einer diesbezüglich wertfreien Haltung begegnen zu können und so einen Zugang zu deren individuellen Erlebenswelt zu erhalten (Lambeck 1992).

Aus familiensystemischer Perspektive gilt es, sensibel zu differenzieren, welche Familie zu diesem Zeitpunkt was braucht. Nicht alle sind bereitwillige und aufgeschlossene »Kunden« (v. Schlippe u. Schweitzer 1996, S. 37f.), die ein Psychologengespräch wünschen und diesem offen begegnen. Als Minimalziel ist im Rahmen der Erstmanifestationszeit von Psychologenseite das Führen von einem Familiengespräch vorgesehen, dessen Kernbotschaft folgendermaßen lauten kann:

»Es ist für mich schwer zu beurteilen, ob und wie intensiv Sie mich jetzt in der Erstmanifestationszeit als Psychologe/-in brauchen. Wichtig ist mir, dass wir uns heute erst einmal kennen lernen. Falls wir zu einem späteren Zeitpunkt noch einmal Kontakt miteinander haben sollten, ist es erfahrungsgemäß einfacher aufeinander zuzugehen, wenn man sich schon einmal gesehen und einmal miteinander gesprochen hat. Wie Sie sicherlich schon erfahren haben, arbeiten wir hier in einem Diabetesteam unterschiedlicher Berufsgruppen miteinander, in dem jeder seine berufsspezifischen Schwerpunkte einbringt. Meine Aufgabe in unserem Team besteht darin, Ihnen jetzt, aber auch zukünftig behilflich zu sein, dass ihr Kind und Sie als Familie so normal wie möglich mit dem Diabetes leben können, auch wenn Sie sich das in dieser Situation noch überhaupt nicht vorstellen können. Über die Monate und Jahre mit dem Diabetes werden sehr wahrscheinlich bei Ihnen Fragen und Themen aufkommen, bei denen Sie unter Umständen auch psychologische Unterstützung wünschen, zum Beispiel bei: Wie gehen wir mit dem Diabetes in der Schule um? Wie kommt unser Kind, wie kommen wir alle gefühlsmäßig mit dem Diabetes zurecht? Wie viel muss ich als Vater/Mutter beim Diabetes kontrollieren und wie viel Selbständigkeit ist wichtig? Was machen wir, wenn unser Kind heimlich Süßigkeiten isst? Für Fragen dieser Art möchte auch ich für Sie Ansprechpartner/-in sein. Da es für mich nicht einfach ist, herauszubekommen, ob und wann Sie einen Kontakt mit mir wünschen – es kann nämlich auch gut sein, dass Sie mit allen Dingen selber sehr gut zurechtkommen werden –, schlage ich vor, dass Sie in den nächsten Tagen der Erstmanifestationsbetreuung hier bei uns und auch in der Zeit, wenn Sie bereits wieder entlassen und zu Hause sind, entscheiden, ob und wann Sie mit mir sprechen möchten.«

Neben der Erstellung dieses Langzeitkontrakts wird jedes Familienmitglied befragt, wie es ihm mit der neuen Situation geht und wie sie mit dem Diabetes in den ersten Tagen zurechtgekommen ist. Die meisten Eltern denken, dass ihre Kinder sich während der Erstmanifestationszeit in einer psychischen Krisensituation befinden. Diese sind jedoch alters- und entwicklungsbedingt stark mit ihrem »Hier und Jetzt« beschäftigt und nicht mit Erwachsenenfragen wie »Wie alt kann ich mit Diabetes werden?«, »Werde ich Kinder bekommen können?«, »Wie wird meine Gesundheit sein, wenn ich 40 oder 50 Jahre alt bin?« Das Hier und Jetzt der Kinder ist weniger durch die kurzen Momente geprägt, in denen gepiekt werden muss, als vielmehr dadurch, dass es im Spielzimmer der Klinik ganz toll ist (»da gibt es sogar einen PC für uns Kinder«), auch der Spielplatz ist prima, die Schwestern und Ärzte sind meistens ganz cool, Mama und Papa sind viel da (»manchmal gucken die zwar so traurig«), Freunde und Verwandte kommen zu Besuch, bringen Geschenke mit ... Da die Kinder ihre Dinge in einem völlig anderen Zeitfenster erleben, sind die Eltern eher beunruhigt, wie »normal sie/er den Diabetes wegsteckt«. Hier ist psychosoziale Aufklärung zu den Unterschieden in der Zeitdimension psychosozialer Verarbeitungsprozesse angemessen und der Hinweis, dass ein gefühlsmäßiges Verarbeiten bei allen Familienmitgliedern und auch bei den Kindern seinen Schwerpunkt im Alltag dann haben wird, wenn die Kinder an konkreten Erfahrungen für sich realisieren, dass Diabetes eine sehr selbstdisziplinierte Ausdauerleistung bedeutet.

Auch die meisten Jugendlichen haben das Hauptanliegen, möglichst bald zur Normalität zurückzugelangen. Von daher tauchen auch hier von Elternseite befürchtete emotionale Krisen weniger auf. In einer Befragung von 100 Jugendlichen (»Was nervt dich am meisten an deinem Diabetes?«), gaben diese erst nachgeordnet therapiebedingte Einschränkungen wie Spritzen, Blutzuckerkontrollen, Ernährungsbesonderheiten an und nannten an erster Stelle: »Immer in einer Sonderrolle gesehen und behandelt zu werden.« Diabetesbetroffene Jugendliche wollen *normal* gesehen und behandelt werden und keine Sonderrolle in der Familie oder Peergroup einnehmen (Klischan u. Toeller 1994).

Die Langzeitbetreuung

Die Belastungen, die in erster Linie auf der körperlich-medizinischen Ebene betrachtet und behandelt werden, haben wegen ihrer Chronizität genügend Zeit, sich auch im psychischen und sozialen Leben niederzuschlagen (v. Schlippe u. Theiling 1997). Für die Medizin ist es ein Erfolg, wenn ein diabetesbetroffenes Kind mit den modernen Möglichkeiten der Insulinierung, Stoffwechselkontrolle und Ernährungsumstellung eine vergleichbare Lebensperspektive hat wie ein nicht diabetesbetroffenes Kind. Und natürlich ist es unstrittig ein Erfolg. Aber wie lebt ein diabetesbetroffenes Kind und seine Familie mit der Chronizität, genauer Zeitdimension der chronischen Erkrankung? Welche Lebensqualität erleben Kind und Familie?

Der Diabetes birgt die Gefahr in sich, dass sich die familiären Befindlichkeiten und der Familienselbstwert um den jeweiligen Blutzuckermesswert ranken: »Ist er wieder zu hoch, zu niedrig oder endlich mal wieder o.k.?« Auch der HbA1c-Laborwert, der etwa alle drei Monate anhand des Bluts Auskunft über die Qualität der Stoffwechselführung über einen längeren Zeitraum gibt, verführt dazu, dass er die Kommunikation sowohl in der Diabetessprechstunde als auch in der Familie und damit unmittelbar den Selbstwert der Familienmitglieder diktiert. Ganz unmittelbar mischen sich scheinbar objektiv bewertbare medizinische Fragen der Stoffwechseleinstellung mit psychosozialen Aspekten von Lebensqualität und Lebensperspektive: Sobald die Frage nach dem »Warum« für bestimmte Laborparameter gestellt wird, werden auch familiensystemische Aspekte berührt: »Warum sind die Blutzuckerwerte in der Schulzeit morgens immer so hoch, an den Wochenenden aber zu gleichen Zeit bei gleicher Insulindosis im Normalbereich?« – »Hast du (wieder) in der Schule genascht?« – »Warum kannst du auch nach drei Jahren Diabetes nicht konsequent

›nein danke‹ bei Süßigkeiten sagen?« – »Warum belügst du mich, warum schummelst du bei deinen Werten?« – »Denk an die Folgekrankheiten, willst du etwa mit 30 Jahren blind sein?«

Und auch die Fragen, die sich die Eltern, meist vor allem die Mütter, selbst stellen, deuten darauf hin, dass der Diabetes zum »organisierenden Prinzip« nicht nur der familiären Kommunikation, sondern auch der inneren Selbstgespräche werden kann: »Warum kann ich als Mutter keine Nacht mehr durchschlafen und stehe mindestens zweimal auf, um nach dem Kind zu sehen oder ›mal eben‹ einen Blutzucker zu machen? Wer übernimmt die Verantwortung anlässlich einer Klassenfahrt oder wenn sie/er bei einer Freundin/einem Freund übernachten möchte? Oder soll mein Kind lieber nicht an der Klassenfahrt teilnehmen? Soll es lieber aufhören, Leistungssport zu betreiben? Kann ich für mein Kind einen ›Schwerbehindertenausweis‹ beantragen oder ist sie/er dann noch ›kränker‹ und mit Vorurteilen belastet? Wie häufig darf ich mein drei- oder fünfjähriges Kind, das den Sinn der Maßnahmen überhaupt noch nicht verstehen kann, testen und spritzen, das sich an einem Tag dagegen wehrt, am anderen Tag dazu bereit ist, selbständig kleinere Therapieaufgaben mit zu übernehmen?«

Im Langzeitverlauf ihres Diabetes haben diabetesbetroffene Kinder und Jugendliche es mit folgenden psychosozialen Herausforderungen zu tun:

- Schmerzen, Hilflosigkeit, Wut und Ängste aufgrund der therapeutischen Behandlungsprozeduren, zum Beispiel tägliches Spritzen und Blutzuckerkontrollen über Fingerpieks. Kleinere Kinder verstehen die schmerzhaften Therapiemaßnahmen noch überhaupt nicht. All diese Prozeduren müssen erfolgen, obwohl keine körperliche Beschwerden spürbar sind, denn Diabetes tut nicht weh. Dem Wort »müssen« kommt hier eine besondere Qualität zu, denn das Kind und die Eltern haben keine andere Wahl. Ein Kind oder Jugendlicher »bezahlt« die gewonnene Freiheit und Flexibilität einer an der natürlichen Insulinsekretion angepassten Behandlung mit circa 10.000 Einstichen pro Fünfjahreszeitraum.
- Bei anderen chronischen Krankheiten wie Asthma oder Neurodermitis haben die Betroffenen und ihre Eltern zumindest die motivierende Aussicht: Wenn ich die Therapie durchhalte, dann werden die Symptome weniger oder verschwinden. Egal wie

selbstdiszipliniert, ordentlich und ausdauernd die tägliche Therapie beim Diabetes durchgeführt wird: Er bleibt lebensbegleitend und ist lediglich in seinem Verlauf beeinflussbar.

- Akzeptanz von Blutzuckerschwankungen selbst bei optimaler Einstellung und Therapiedurchführung.
- Erkennen von Hyper-/Hypoglykämien (Unter-/Überzuckerungen): Was sind meine Körperwarnsignale? Wie muss ich in welchen Situationen reagieren?
- Das Verständnis der chronischen Krankheit und der langfristigen Risiken einer unzureichenden Stoffwechseleinstellung ist beim Kind je nach entwicklungspsychologischem Stadium sehr unterschiedlich. Verbote und Gebote können daher nicht (vollständig) verstanden werden, zumal Übertretungen nicht zu sofort spürbaren körperlichen Beeinträchtigungen führen (Könning u. Thiele-Wöbse 1997).
- Verhalten in der Schule, gegenüber Mitschülern und Lehrern, Verhalten in der Freizeit, im Sportverein, gegenüber Freunden, Situationen in der Familie: Traue ich mich während des Unterrichts zu Spritzen oder einen Blutzucker zu machen? Wie reagiere ich, wenn die anderen sagen: »Guck mal, der Fixer« – »Igitt, die steckt uns mit Aids an«?
- Umgang mit Emotionen, die in Verbindung mit dem Diabetes stehen, zum Beispiel Angst vor Kontrollverlust, vor möglichen Folgeerkrankungen; Angst und Panik vor Hypoglykämien; Schamgefühle vor anderen Menschen, sich mit dem Diabetes in der Öffentlichkeit darzustellen (Außenseiterrolle); Ärger und Wut über die Ungerechtigkeit des Diabetes.
- Ständig besorgte Aufsicht der Eltern und damit Gefahr der eingeschränkten Selbständigkeit oder Überforderung und Alleingelassenwerden mit den Therapieanforderungen (selbst »fitte« 12-Jährige sind in der Regel mit der ständig alleinigen Verantwortung für ihre Therapie noch überfordert).
- Insbesondere weibliche Jugendliche mit Diabetes neigen zu einem kritischeren Körperselbstbild als nichtdiabetesbetroffene Gleichaltrige (Seiffge-Krenke 1996).

Im Kontext von Diabetes im Kindes- und Jugendalter können die natürlichen Ressourcen und Bewältigungskompetenzen der Familie als Ganzes stark gefordert werden. Oft dreht sich das gesamte Familienleben thematisch um die Erkrankung des Kindes oder Jugendlichen. Vieles – manchmal alles – orientiert sich an der Behandlung und Betreuung des einen Familienmitglieds. Die Eltern befinden sich in dem schwierigen Spagat, auf der einen Seite als Therapeuten ihrer Kinder für eine gute Stoffwechseleinstellung zu sorgen und auf der anderen Seite als Eltern sich für ein altersentsprechendes Aufwachsen und Entwickeln zu kümmern. Die elterlichen Herausforderungen lassen sich folgendermaßen zusammenfassen:

- Informationsbeschaffung und Organisation der Behandlung.
- Wie mache ich aus »ich muss meinem eigenen Kind wehtun« ein »ich helfe meinem Kind mit dem täglichen Spritzen«; Umgang mit Widerstand gegen die Injektionen.
- Erziehungsfragen: versorgen, aber nicht verwöhnen; auf diabetesspezifische Bedürfnisse und Notwendigkeiten eingehen, aber nicht bevorzugen; stützen, aber nicht Verantwortung abnehmen.
- Wie kann ich beruhigt schlafen? Welche verlässlichen Hypoglykämiesignale hat mein Kind?
- Umgang mit den Geschwisterreaktionen: Neid, Gefühl der Vernachlässigung (Gefahr der »Schattenkinder«).
- Umgang mit Heimlichkeiten wie Süßigkeiten naschen, Blutzuckermanipulationen, Ausdauerproblemen bei der Therapie, heimliches Spritzen.
- Kontakt zwischen Kind, Familie und dem diabetischen Versorgungssystem? Was wird dabei als hilfreich erlebt, was als erschwerend?
- Akzeptanz und Umgang mit Blutzuckerschwankungen trotz optimaler Mühe bei der Therapie.
- Enttäuschung und Wut über eigene unerfüllte Hoffnungen:
  - Emotionale Konflikte, etwa das eigene Erleben, Belastungen nicht länger auszuhalten; Druck, dem Kind ständig seine Angst und Sorge verbergen zu müssen; Angst vor Folgeerkrankungen; das Gefühl, allein mit der Situation dazustehen; Schuld- und Versagensgefühle.
  - Unter Umständen Entwicklung eines neuen Umgangs mit eigenen lieb gewonnenen Nahrungsgewohnheiten.

- Einschränkung und Verzicht hinsichtlich der Spontaneität im Alltag. Jegliche Aktivität muss vorab geplant werden: Wie gelingt es, die Spritz-, Kontroll- und Esszeiten so zu gestalten, dass die Diabetestherapie nicht die Alltagsabläufe bestimmen, sondern diese in den Alltag integriert sind?
- Wer übernimmt die Zuständigkeit und Verantwortung für die Therapie, wenn die Eltern Zeit für sich, für die Partnerschaft brauchen?
- Sukzessive Vorbereitung auf die mit zunehmendem Alter selbständigere Therapiedurchführung; Balance zwischen Fordern aber nicht Überfordern, zwischen notwendiger Aufsicht/Kontrolle und altersgemäßer Selbständigkeit.

Neben den möglichen diabetesspezifischen Herausforderungen auf der persönlichen und familiären Ebene ist natürlich die Art und Weise, wie die Kinder und Jugendlichen sowie ihre Familien mit den Belastungen umzugehen verstehen, welches Rüstzeug hierfür vorhanden ist, von entscheidender Bedeutung.

Im Rahmen der Langzeitbetreuung besuchen unsere Kinder und Jugendlichen in Begleitung eines oder beider Elternteile in der Regel alle sechs bis acht Wochen die so genannte Diabetessprechstunde, wo sie den Stationen »Labor«, »Gespräch mit der Ernährungsberaterin«, »Gespräch mit der Diabetesassistentin« sowie »Arztgespräch« begegnen. Eventuell erforderliche Familiengespräche finden außerhalb dieses Turnus statt. Hierzu wird ein separater Kontrakt mit den Familienmitgliedern geschlossen. Variabel und einzelfallartig gestaltet es sich, wer bei den Familiengesprächen von Expertenseite zugegen ist, wobei dieses als interdisziplinäres Angebot verstanden wird und nicht auf die Vertreter einzelner Berufsgruppen begrenzt ist.

Familiengespräche können als Forum dienen, Themenbereiche wie Stärken, Ressourcen, Wünsche, Ängste, Zeit und Unterstützung zu fokussieren. Häufig reagieren einzelne Familienmitglieder mit »Das habe ich ja noch gar nicht gewusst, dass du so denkst/so fühlst.« Dabei sei betont, dass es für Systemische Familienmedizin keiner umfangreichen Familientherapieausbildung bedarf, um Familiengespräche zu initiieren und Fragen wie die Folgenden einzubringen:

- Wie bewertet jedes Familienmitglied den Diabetes? Wo sieht jedes Familienmitglied Schwierigkeiten, die mit dem Diabetes in Verbindung stehen?
- Wo sind Vorsätze zur Veränderung? Wie kann ein erster Schritt aussehen?
- Was spräche dafür, nichts zu verändern? Was kann wer in der Familie tun, damit garantiert zu Hause alles so bleibt, wie es ist?
- Wo sehen die einzelnen Familienmitglieder die Stärken der Familie/der Einzelnen allgemein und in Bezug zu dem Diabetes? Welche Qualitäten haben sich bei Einzelnen vielleicht erst durch die Krankheit entwickelt? Was würde fehlen, wenn es den Diabetes nicht gegeben hätte?
- Was sind Wünsche und Erwartungen der Familienmitglieder aneinander?
- Das Bilden von Rangreihen mit dem Ziel der Kontextualisierung, zum Beispiel: Wem in der Familie macht der Diabetes am meisten Sorge (Hilflosigkeit, Wut, Einschränkung)? Wer kommt am besten mit dem Diabetes klar? Wer bemerkt in der Familie als Erste(r), wenn eine Akutsituation droht? Was macht sie/er dann? Wer kümmert sich am meisten um die Über- oder Unterzuckerung? Soll das so bleiben oder soll sich daran in Zukunft etwas ändern? Diese Fragen lassen sich auch zirkulär an die einzelnen Familienmitglieder stellen: Was denken Sie, was Ihre Frau meint, wer am stärksten in der Familie durch den Diabetes eingeschränkt ist?
- Wem in der Familie macht der Diabetes am meisten Angst (Rangreihe oder zirkuläres Befragen)? Wie wirkt diese Angst auf die anderen? Wenn er/sie weniger Angst hätte, was würde das für die anderen bedeuten?
- Was würde sich ändern, wenn man den Diabetes wegzaubern könnte? Wer würde dann mehr, wer weniger gefordert? Wer würde etwas gewinnen und hätte Vorteile, wer etwas verlieren und vermissen? Was wäre das Erste, was einem Beobachter, der zu Ihnen in die Familie käme, auffallen würde, was anders wäre, wenn der Diabetes weggezaubert wäre? Was würde passieren, wenn Sie einen Tag lang so tun würden, als ob er tatsächlich verschwunden wäre?
- Wo sind die Freiräume der einzelnen Familienmitglieder? Wie

bestimmt der Diabetes die Freiräume der einzelnen? Wer leidet am meisten? Gibt es in der Familie Möglichkeiten, hier mehr Spielraum zu gewinnen?
- Wer hält wen in der Familie für unterstützungsbedürftig? Wie kann Unterstützung aussehen?

Das Team koordiniert sich als Ganzes in einer wöchentlichen Sitzung. Stoffwechselum- oder Neueinstellungen erfolgen im ambulanten, stationären oder teilstationären Rahmen, beachtend, dass die Lebens- und Bewegungssituation außerhalb der Klinik im Alltag sich ganz anders darstellt.

Kurzfristige Krisenintervention

Bei körperlichen Krisen (insbesondere schweren Hypoglykämien oder Ketoazidosen[5]) müssen die Kinder und Jugendlichen stationär, gegebenenfalls sogar intensivmedizinisch betreut werden. Deuten sich psychosoziale Probleme und Krisen an oder sind diese augenscheinlich, werden diese, wenn nicht von der Familie, vom Team angesprochen. Es kann zu einem vorwiegend psychosozialfamilienorientierten Betreuungsschwerpunkt kommen, der auch außerhalb des Diabetesteams lokalisiert sein kann. Psychosoziale Krisen müssen nicht in jedem Fall einen primären und kausalen Bezug zum Diabetes haben, auch wenn diabetesspezifische Symptome wie Naschen, heimliches Zuspritzen, Manipulation von Stoffwechselwerten erst einmal im Vordergrund stehen. Diabetesspezifische Symptome können auch Ausschnitt und Hinweis einer umfassenderen Problematik sein, in der die gesamte lebens- und entwicklungsgeschichtliche Situation des Kindes und seiner Familie miteinander verwoben ist und somit einen mehrperspektivischen, nicht symptomfixierten Zugang erforderlich macht. Hilfreich ist in diesem Zusammenhang die Frage an sich selbst/an die

5 Eine Ketoazidose ist eine schwere Stoffwechselentgleisung, die eine sofortige Tropfinfusion erforderlich macht. Symptome sind: sehr hohe Blutkglukosewerte, Ausscheiden von Azeton, dem Kind geht es sehr schlecht.

Familie: »Worum geht es hier eigentlich?« Ist der Diabetes zum Beispiel der (Frust-)Bereich, an dem sich etwas viel Grundsätzlicheres entlädt, hat der Diabetes die Funktion, quasi Bühne für alles Schwierige und Problematische zu sein, was sonst keinen Platz hat? Diese beispielhaften Perspektiven empfiehlt es sich auf jeden Fall mit zu berücksichtigen.

Bedeutsam ist beim Zusammenspiel der verschiedenen Berufsgruppen auch in der Krisensituation, dass je nach individuellem Bedingungsgefüge einmal mehr die eine oder andere Profession mit ihrem speziellen Repertoire in den Vordergrund rückt, die je nach Verlauf wieder in den Hintergrund wechseln kann, entscheidend bleibt der Verbund der Berufsgruppen untereinander.

Alters- und therapiespezifische Schulungen

Je nach Alter des Kindes/Jugendlichen und nach Art der Diabetestherapie (zum Beispiel konventionelle Methode, das heißt, das Essen und Spritzen erfolgt zu festen Zeiten, oder die intensivierte Methode, bei der das Spritzen stärker an variable Essenszeiten und -mengen gekoppelt ist, oder die Pumpentherapie[6]) sind im Langzeitverlauf erneute Unterweisungen zu den sich verändernden Therapieregimes erforderlich. Im Osnabrücker Kinderhospital wurde in Anlehnung an erfolgreiche Konzepte der familienmedizinischen »Luftiku(r)s«-Asthmabetreuung (s. S. 145ff.) die »Süßmut«-Erlebnis- und -Aktionswoche entwickelt. Sie basiert auf der Überlegung, dass in einer Schulung nach systemisch-familienmedizinischen Gesichtspunkten die Aspekte Wissensvermittlung und Training lediglich notwendige, aber nicht hinreichende Elemente einer interdisziplinären Diabetesbetreuung darstellen (ausführlich hierzu Theiling et al. 1995):

6 Die Pumpe wird als zigarettenschachtelgroßes Gerät am Gürtel in einer Tasche getragen. Der Katheder liegt ständig in der Bauchhaut. Die Basalinsulingabe wird in die Pumpe programmiert, das so genannte Mahlzeiteninsulin wird per Knopfdruck abgerufen. Die Pumpentherapie setzt eine große Eigenständigkeit und Mitarbeit voraus, weswegen sie bei Kindern und Jugendlichen sehr zurückhaltend eingesetzt wird.

- Es werden sechs Familien über vier bis fünf Tage im Rahmen einer pädiatrischen Tagesklinik ganztägig über einen strukturierten Ablauf durch ein interdisiziplinäres Team bestehend aus Arzt oder Ärztin, Psychologe/-in, Ernährungberater/-in, diabetesversierte Kinderkrankenschwester betreut.
- Zwischen je einem Familieneingangs- und einem -abschlussgespräch finden ein Kinder- oder Jugendlichen-Seminar und ein paralleles Eltern-Seminar statt.
- Es gibt Versionen jeweils für Familien mit einem diabetesbetroffenen Vorschulkind (5–7 Jahre) oder einem Schulkind (bis 12 Jahre) sowie für Jugendliche (bis 18 Jahre).
- Das Hündchen »Wauzi« führt bei den Kindern als Leitfigur in Form einer Handpuppe durch die Einheiten.
- Inhaltlich werden folgende konzeptuelle Säulen miteinander verknüpft:
  - Bestandsaufnahme der aktuellen Diabeteseinstellung, gegebenenfalls Therapieanpassung.
  - Kindgerechte Sprache und Umgangsformen sowie alterspezifische methodisch-didaktische Wissensvermittlung; zum Beispiel wird sich »Der Weg der Nahrung im Körper« in der Form erspielt, indem die Kinder als Banane, Würstchen und Brötchen verzaubert in einen Mund (dargestellt durch einen riesigen roten Holzmund, in den sie einsteigen können) durch die Speiseröhre (einen Kriechtunnel) in den Magen (ein Zelt) gelangen, wo sie dann in der Blutbahn (weitere Kriechtunnel) auf andere als »Insulinchen« verzauberte Kinder stoßen, die aus der Pankreas (einem weiteren Zelt) dazu gekommen sind. Symbolisch für das Zusammenwirken von Nahrung und Insulin müssen jeweils Paare von verzauberten Bananen, Brötchen und Würstchen mit den Insulinchen eine Aufgabe lösen, die nur zu zweit lösbar ist (etwa ein bestimmtes Gewicht heben).
  - Verhaltensschulung bezogen auf die Therapiehilfsgeräte.
  - Rollenspiele mit Video-Feedback zu sozialen Situationen im Diabetes-Alltag (»Wie kann ich meine Eltern überzeugen, dass ich trotz Diabetes ins Zeltlager fahren darf?« – »Wie sage ich einem neuen Freund/einer neuen Freundin, dass ich Diabetes habe?« – »Was mache ich, wenn ich beim Sport eine ›Hypo‹ bekomme?«).

- Raum und Zeit für die mit dem Diabetes einhergehenden Gefühle (Wut, Angst, Trauer, Verzicht, Schuld, Selbstwert).
- Aktivitäten wie Essengehen, Stadtbummel, Einkaufen, Abschlussfest, gemeinsames Kochen in der Küche; unter Umständen »Specials« wie Eislaufen, Schwimmen, Grillen.

– Für beide Elternteile findet ein Elterseminar statt, in dem anknüpfend an den aktuellen Wissenstand der Gruppe in dialogischer Form sämtliche diabetesrelevanten Aspekte erarbeitet werden. Dies wird wiederum verknüpft mit den jeweiligen psychosozialen Bedürfnissen der Eltern, die insbesondere in einem derartigen Gruppensetting deutlich werden und explizit in angeleiteten Austauschrunden zwischen den Eltern fokussiert werden.
– Das Team koordiniert sich im Wochenverlauf über Teamkonferenzen und bereitet gemeinsam das jeweilige Familienabschlussgespräch vor; möglichst Einbezug weiterer sozialer Netze (Kinder-/Hausarzt, Lehrer, Erzieher) oder der erweiterten Familie (Großeltern, Geschwister der Eltern).

Unterstützung von Familien in schwierigen Situationen

Anknüpfend an die »Risiken und Nebenwirkungen« der Begriffsverwendung lassen sich noch weitere kritische Punkte benennen. Die betreuenden Diabetesexperten neigen dazu, das diabetesbetroffene Kind oder den Jugendlichen und seine Familie selektiv (und überbetont) durch die Diabetesbrille zu sehen. Dieses ist ein großer Sog in Kliniken und Praxen, die ja für ihre Symptomperspektive existieren und bezahlt werden. Meistens ist der Diabetes jedoch nur eine (bescheidene) Facette der Lebenskomplexität von Kindern und Jugendlichen sowie Familien. Dies gilt im guten wie auch im schlechten Fall. Die Familien sind auf der einen Seite krisenerprobt, denn Familienleben bedeutet (neben seinen vielen schönen Anteilen) auch immer Umgang mit Krisen. Diese Erfahrungen und Kompetenzen übertragen die Beteiligten natürlich auch auf die Herausforderung Diabetes. Auf der anderen Seite kann der Diabetes jedoch, bildlich gesprochen, genau der Tropfen sein, der ein ohnehin angefülltes Problemfass zum Überlaufen bringt und die eigenen Lösungsfähigkeiten an seine Grenzen bringt: Verdeckte Trennungsabsichten werden plötzlich offen gelegt oder eine beabsichtigte Trennung wird wegen des Diabetes schnell rückgängig gemacht, es gibt Leistungseinbrüche in der Schule, Kontaktabbrüche zu Freunden. Hilfreich ist hier die Perspektive: »Würde es dieses Problem auch ohne den Diabetes gegeben?« Nicht jedes auftauchende Problem muss sofort im kausalem Zusammenhang mit dem Diabetes stehen.

Einen besonders hohen Betreuungsaufwand bedürfen Familien, in denen es bereits ohne Diabetes viele soziale Spannungen und starke Beziehungsprobleme gibt. Auch für Familien aus anderen Kulturen ist es oftmals schwieriger, mit der hiesigen Sichtweise zu Gesundheit und Krankheit zurechtzukommen (Eberding u. v. Schlippe 2001).

Schlussbemerkung

Im Sinne Systemischer Familienmedizin besteht das übergeordnete Betreuungsziel beim Diabetes im Kindes- und Jugendalter für ein interdisziplinäres Team darin, weniger symptom- und defizitorientiert vorzugehen, als vielmehr umfassend mehrperspektivisch zu denken und zu handeln. Dabei gilt es, die vorhandenen Potentiale und Ressourcen aufzuspüren und zu stärken, die es den Kindern und Jugendlichen und ihren Familien ermöglicht, selbständig und eigenverantwortlich mit sämtlichen Diabetesdingen für sich zurechtzukommen, um somit den Herausforderungen des Lebens mit größtmöglicher Normalität, Spontaneität und Lebensqualität zu begegnen.

Kompetenz- und Kontaktzentren

Klinik für Allgemeine Pädiatrie
Charité, Campus Virchow-Klinikum
Augustenburger Platz 1
13353 Berlin

Kinderkrankenhaus auf der Bult
Janusz-Korcak-Allee 12
30173 Hannover

Leiter des Bereichs pädiatrische Stoffwechselstörungen
der Heinrich-Heine-Universität
Moorenstraße 5
40225 Düsseldorf

Kinderhospital Osnabrück
Iburger Str. 187
49082 Osnabrück

Olgahospital Stuttgart
Pädiatrie II
Bismarckstr. 8
70176 Stuttgart

Dr. von Haunersches Kinderspital
Lindwurmstraße 4
80337 München

In der Zeitschrift »Diabetologie Information«, Mitteilungsblatt der Deutschen Diabetesgesellschaft (Geschäftsstelle: Assessor G.-P. Buyken, Berufsgenossenschaftliche Kliniken Bergmannsheil, Universitätsklinik, Bürkle-de-la-Camp-Platz 1, 454789 Bochum) Heft 6, Dezember 2001 ist eine komplette Liste aller Typ-1-Kliniken im Bereich Pädiatrie abgedruckt.

Psychosoziale Betreuung krebskranker Kinder und ihrer Familien

Susanne Altmeyer

In der Pädiatrischen Klinik des Universitätsklinikums Aachen werden jährlich etwa 25 Kinder und Jugendliche mit bösartigen Erkrankungen neu aufgenommen. Über einen Zeitraum von sechs Monaten bis zu zwei Jahren, manchmal auch länger, kommen die Patienten in regelmäßigen und unregelmäßigen Abständen zur Chemotherapie, zur Bestrahlung oder zur Behandlung von tumor- oder behandlungsbedingten Komplikationen. Während dieser Zeit steht den Familien der Patienten eine Sozialarbeiterin zur Seite, die Rat und Unterstützung in organisatorischen Dingen gibt, zum Beispiel in der Auseinandersetzung mit Krankenkassen, bei der Vermittlung von Haushaltshilfen, der Planung und Organisation von Eltern-Kind-Kuren. In den Jahren 2000 und 2001 wurde den Familien in einer Kooperation zwischen der Klinik für Pädiatrie, der Klinik für Psychosomatik und Psychotherapeutische Medizin und dem Förderkreis »Hilfe für das krebskranke Kind« zusätzlich eine ärztliche Fachkraft mit der Aufgabe der familienmedizinischen Betreuung zur Verfügung gestellt. Auf dem Hintergrund der Erfahrungen, die die Autorin in dieser Zeit sammeln konnte, sollen im Folgenden Bedeutung und Auswirkungen der Diagnose Krebs bei einem Kind für die Familie sowie familienmedizinische Unterstützungsmöglichkeiten dargestellt werden.

Der Begriff »Krebs« weckt bei vielen Menschen eine Flut von Vorstellungen. Wie Susan Sontag in »Krankheit als Metapher« (Sontag 1981) darstellt, wird Krebs assoziiert mit unkontrolliertem, hemmungslosem, chaotischem Wachstum und erscheint als »hinterhältig«, »unheimlich« und »zerstörerisch«. In den Medien wird Krebs als Metapher für soziale Missstände und gesellschaftliche Probleme gebraucht, die Bürokratie greift wie ein Krebsgeschwür um sich, Slums breiten sich krebsartig aus (vgl. Schröder et al. 1996). Wird über Krebserkrankungen selbst berichtet, werden Bezeichnungen wie Geißel der Menschheit verwendet. Diese Begriffe wecken Bilder und Vorstellungen, die Ängste erzeugen, und dementsprechend ist es gar nicht verwunderlich, dass Kommunikation über Krebserkrankungen a priori schwer fällt. So senken viele Menschen ihre Stimme, wenn sie über Krebs reden: Sie sprechen sozusagen hinter vorgehaltener Hand darüber, so als ob sie sich schützen müssten. Unter krebskranken Kindern stellen sich viele Menschen blasse, kahlköpfige kleine Patienten vor, die abgeschirmt durch eine Plastikwand in absolut steriler Krankenhausumgebung Schmerzen leiden müssen, neben ihnen am Bett die verzweifelten Eltern mit Mundschutz.

Diese Vorstellungen und Assoziationen haben weit reichende Folgen, sie führen zu einer großen Betroffenheit und Verunsicherung im Umgang mit den an Krebs erkrankten Kindern, mit ihren Angehörigen und auch innerhalb der Familien. Mit Betroffenheit und Verunsicherung müssen sich auch die auseinander setzen, die die Aufgabe haben, den erkrankten Kindern und Jugendlichen und ihren Familien medizinische und psychologische Unterstützung zu geben: die einzelnen Mitglieder eines Behandlungsteams auf kinderonkologischen Stationen. Sie begegnen dort Schmerz, Verzweiflung, Ungewissheit, vergebenen Hoffnungen, dem Tod von Kindern und Jugendlichen und weiteren existentiellen Erfahrungen, die eine individuelle Auseinandersetzung mit diesen Themen erforderlich machen. Das ist der Grund, weshalb für die Darstellung in Teilen dieses Kapitels die Ich-Form gewählt wurde.

Medizinische Hintergründe

Epidemiologische Daten

Krebs im Kindes- und Jugendalter kommt in Deutschland mit einer Häufigkeit von circa einem erkrankten Kind auf 500 Kinder bis zum 15. Lebensjahr vor. Dem deutschen Krebsregister in Mainz werden jährlich 1.700 bis 1.800 Neuerkrankungen gemeldet, von einer geringen Dunkelziffer nicht erfasster Fälle wird ausgegangen. Im Alter unter einem Jahr ist die Wahrscheinlichkeit zu erkranken am höchsten und nimmt dann kontinuierlich ab. Die kindlichen Malignome unterscheiden sich in verschiedenen Aspekten von denen Erwachsener, so zum Beispiel in der Tumorart oder der Behandelbarkeit. Am häufigsten kommen im Kindes- und Jugendalter Leukämien vor (34,5%), gefolgt von Tumoren des ZNS (19,4%), Lymphomen (12,8%), Tumoren des sympathischen Nervensystems (8,6%), Weichteilsarkomen (6,5%), Nierentumoren (6,5%), Knochentumoren (4,6%) und Keimzelltumoren (3,1%) (Deutsches Kinderkrebsregister Mainz, Jahresbericht 1999–2000).

Ursachen

In den wenigsten Fällen kann eine Ursache für die bösartige Erkrankung im Kindes- oder Jugendalter gefunden werden. Es sind zwar Störungen an verschiedenen Genloci bekannt, deren Entstehung ist aber unklar. Bis auf ganz wenige Ausnahmen, wie dem Retinoblastom, einem ganz seltenen Augentumor, ist Krebs nicht vererbbar. Die einzigen klaren krebsauslösenden Substanzen sind radioaktive Bestrahlung und bestimmte Chemikalien wie Benzol. Extrem viele Krebserkrankungen, insbesondere Leukämien und Schilddrüsenerkrankungen, treten seit den Bombenabwürfen in der Umgebung von Hiroshima und Nagasaki sowie seit dem Reaktorunfall in Tschernobyl auf, eine Häufung von Krebserkrankungen in der Nähe von Kernkraftwerken ist in Deutschland bisher nicht statistisch nachgewiesen. Für Erwachsene sind gewisse Risikofaktoren bekannt, wie zum Beispiel das Rauchen, das die statistische Wahrscheinlichkeit an Krebs zu erkranken erhöht, für viele andere Faktoren wie zum Beispiel hoher Konsum von tierischen Fetten oder eine allgemeine Abwehrschwäche durch psychische Belastungen können Zusammenhänge nur vermutet werden. Im Kindesalter sind solche Risikofaktoren nicht bekannt. Ansteckung oder Übertragung durch Bluttransfusionen oder Ähnliches sind bei Krebserkrankungen nicht möglich.

Diagnosestellung

Je nach Art des Krebses sehen die ersten Symptome ganz unterschiedlich aus. Bei Systemerkrankungen wie den Leukämien fallen die Kinder zunächst durch Allgemeinsymptome wie Müdigkeit, Blässe, Fieber, Knochenschmerzen oder Blutungen auf. Solide Tumoren äußern sich als Raumforderungen, werden sicht- oder fühlbar oder bereiten Schmerzen, Hirntumoren verursachen Kopfschmerzen, Übelkeit und Erbrechen, neurologische Symptome, Krampfanfälle. Je früher ein Tumorleiden erkannt wird, desto besser ist in der Regel die Prognose, da vor allem bei soliden Tumoren die operative Entfernung in toto (also im Ganzen) dann Heilung bedeutet, wenn es noch nicht zu einer Metastasierung gekommen ist. Bei systemischen Erkrankungen wie Leukämien ist das von geringerer Bedeutung, da sie von Anfang an generalisieren und dennoch in vielen Fällen gut behandelbar sind.

Therapie und Prognose

Nachdem die Sterblichkeit an Krebserkrankungen bei Kindern bis Ende der sechziger Jahre nahezu 100 Prozent betrug, wird die Diagnostik und Therapie für die Mehrzahl der Tumoren und Systemerkrankungen bei Kindern seit etwa 25 Jahren in bundesweit koordinierten Studienprotokollen fortlaufend überprüft und verbessert, so dass die Heilungschancen nach intensiver Therapie inzwischen im Mittel bei über 60 Prozent der Erkrankungen, bei manchen Tumorarten sogar bei 90 Prozent liegen. Die Behandlung ist hierbei multimodal und besteht in einer Kombination von Chemotherapie, operativen Verfahren und Bestrahlungen.

Die Chemotherapie greift mittels Zytostatika in Teilung und Stoffwechsel von sich schnell teilenden Zellen, wie sie in bösartigem Gewebe vorliegen, ein. Sie wird nach vorgeschriebenen Studienprotokollen in so genannten Blöcken verabreicht, auf die einige therapiefreie Tage folgen, in denen sich das Immunsystem erholen kann. Durch die Zytostatika werden alle Gewebe betroffen, die einer schnellen Teilungsrate unterliegen, also auch die normale Blutbildung, die Haare und die Schleimhäute. Das bedeutet, dass die meisten Patienten ihre Haare verlieren, dass sie infektanfälliger sind, die Schleimhäute angegriffen werden, offene Stellen im Mund entstehen, Schluckprobleme, Übelkeit und Erbrechen auftreten. Begleitende Therapiemaßnahmen sind erforderlich, um diese Nebenwirkungen abzumildern.

Operationen sind nur bei soliden Tumoren sinnvoll, vor allem bei Knochentumoren sind sie sehr wichtig. Nicht selten sind entstellende Amputationen notwendig, die dann prothetisch versorgt werden müssen. Bei systemischen Erkrankungen wie den Leukämien kommen Operationen nicht infrage.

Eine Bestrahlung ist nicht in allen Fällen einer bösartigen Erkrankung notwendig, manchmal ist sie jedoch indiziert, zum Beispiel um inoperable Metastasen zu zerstören. Auch die Bestrahlung hat viele Nebenwirkungen wie Hautschäden, Entzündungen und Haarausfall.

Wie im Einzelfall behandelt wird, hängt von Art, Stadium und Ausbreitung der Krebserkrankung ab und wird in mehrwöchigen Abständen je nach Ansprechen auf die Therapie von den behandelnden Kinderärzten überdacht und unter Umständen auch modifiziert. Um eine möglichst genaue Einschätzung des Erkrankungsstadiums garantieren zu können, sind häufige diagnostische Eingriffe wie Blut- und Liquorentnahmen, Knochenmarkspunktionen und radiologische Verfahren notwendig. Diese sind häufig schmerzhaft und zum Teil nur unter Narkose durchführbar. Ein weiterer Grund für häufige Kontrollen der Körperfunktionen sind die Nebenwirkungen der therapeutischen Verfahren, die unter Umständen lebensbedrohlich sein können. Die vergleichsweise geringe Zahl der Krebserkrankungen im Kindesalter und die Notwendigkeit einer ausgeprägten pflegerischen und ärztlichen Erfahrung und Kompetenz in der Planung und Durchführung der Therapie und deren Nebenwirkungen haben teilweise zu einer Zentralisierung der Versorgung der Patienten in speziellen Kliniken geführt. Nur so können die erforderlichen Spezialkenntnisse und eine ausreichende Infrastruktur für die aufwendigen Behandlungsverfahren gewährleistet werden.

Biopsychosoziale Folgen

Von anderen chronischen Erkrankungen wie Asthma, Diabetes mellitus oder Neurodermitis unterscheiden sich Krebserkrankungen vor allem in zwei Bereichen.

Der eine betrifft die potentielle Lebensbedrohlichkeit einer Krebserkrankung, denn trotz inzwischen hoher Heilungsraten sterben immer noch eine ganze Anzahl von Kindern an ihrem Krebsleiden oder an den Folgen der aggressiven Therapie. Statistiken sagen nie etwas über die einzelnen Verläufe aus, so dass jede betroffene Familie mit dem möglichen Verlust ihres Kindes oder Geschwisters rechnen muss. Selbst nach einer kompletten Heilung kommen in den folgenden Jahren Rezidive mit einer gewissen Wahrscheinlichkeit vor, und in manchen Fällen kommt es zum Auftreten stark zeitverzögerter gravierender Nebenwirkungen bis hin zur Entstehung anderer bösartiger Tumoren als Folge der Chemotherapie oder der Bestrahlung.

- Fallbeispiel 22

  Als 8-Jähriger erkrankt M. an einem Morbus Hodgkin. Nach etwa einjähriger Therapie, die für ihn und seine Familie sehr anstrengend war, gilt er als geheilt. Die Kontrolluntersuchungen in den Folgejahren sind unauffällig. Fünf Jahre später kommt es zum Rezidiv, und der jetzt 14-Jährige muss wieder für viele Wochen ins Krankenhaus und bekommt Chemotherapie und Bestrahlung. Nach abgeschlossener Therapie entwickelt er starke Depressionen und Ängste, die sich auf das Wiederauftreten seiner Erkrankung beziehen.

Die langfristigen Wirkungen und Nebenwirkungen dieses Lebens mit der Angst, das die Patienten und ihre Familien gleichermaßen betrifft, sind wie die Langzeitfolgen der chemotherapeutichen Behandlung noch wenig erforscht. Dennoch gibt es deutliche Hinweise darauf, dass eine Anzahl von Patienten und nahen Angehörigen mit Anpassungsstörungen und Posttraumatischen Störungen reagieren (Cohen 1999; Manne et al. 1998; Erickson u. Steiner 1999; Koocher u. O'Malley 1981) und dass die krebskranken Kinder unter deutlich mehr emotionalem Stress stehen und größere Anpassungsprobleme zeigen als Kinder mit anderen chronischen, jedoch nicht unmittelbar lebensbedrohenden Krankheiten.

Der zweite Bereich ist verbunden mit der gesellschaftlichen Bedeutung, die mit dem Begriff Krebs assoziiert wird und die zu Beginn dieses Kapitels ausgeführt wurde. Die Mitteilung der Diagnose ist für die Eltern in der Regel ein großer Schock, der massive Ängste auslöst. Auch wenn viele geraume Zeit brauchen, diese Diagnose zu akzeptieren, beginnen sie instinktiv sofort den Kampf ums Überleben ihres Kindes und versuchen, es gegenüber möglichen Belastungen zu schützen. Je nach Alter des Kindes überlegen manche sogar, ihrem Kind gar nicht mitzuteilen, an welcher Krankheit es leidet, oder sie versuchen unter allen Umständen, das Wort Krebs zu vermeiden. Dabei vergessen sie, dass Kinder mit dem Begriff andere Vorstellungswelten verbinden als Erwachsene, dass sie noch viel weniger Angstvolles damit assoziieren und insgesamt meist noch keine oder sehr wenige Informationen über die Krankheit haben. Sie sind angewiesen auf die Erklärungen der Erwachsenen, die ihnen deshalb altersgerecht ausreichende Informationen vermitteln sollten. Wenn sie diese nicht bekommen, stehen ihnen nur die nonverbalen Signale ihrer Eltern zur Verfügung, die in aller Regel in der Zeit nach Erhalt der Diagnose Krebs Angst und Verzweiflung ausdrücken werden. Die Reaktion der Kinder besteht dann ebenfalls aus Angst: Wenn selbst die Eltern nicht darüber reden können, muss etwas sehr Schreckliches passiert sein. Eine altersgerechte und offene Kommunikation mit den Kindern über ihre Diagnose hat einen günstigen Einfluss auf die weitere Anpassung an die Erkrankung (Bearison u. Pacifici 1984; Bearison 1993; Slavin et al. 1982) und ist Grundvoraussetzung dafür, dass sie ihre Mitarbeit bei den notwendigen lästigen und schmerzhaften Diagnose- und Therapieverfahren nicht verweigern.

Die Versuche, das kranke Kind zu schützen und zu schonen, verändern das Konfliktverhalten innerhalb der Familie in der Regel in der Weise, dass Konflikte vermieden werden. Der Zusammenhalt in der Familie und die gegenseitige Unterstützung werden so wichtig, dass Konflikte nicht »riskiert« werden können. Den kranken Kindern werden wenn möglich alle Wünsche erfüllt: Es ist nicht selten, dass Sechsjährige, denen vor der Erkrankung nur gelegentlicher Fernsehkonsum erlaubt war, ihr eigenes Fernsehgerät bekommen, dass die Geschwister nicht mehr zanken, dass Verhalten, das vorher sanktioniert war, nun toleriert wird. Wenn aber Konflikte innerhalb der Familie nicht mehr ausgetragen werden können, kann es zu weiteren Störungen der Kommunikation kommen, die wiederum den Umgang und die Anpassung an die Erkrankung und ihre Folgen erschweren.

Großeltern, andere nahe Verwandte und der engere Freundeskreis der Familie reagieren ebenfalls betroffen, schockiert und häufig sprachlos. Der Umgang mit der »Katastrophe« stellt für viele eine Überforderung dar, auf die sie mit Rückzug reagieren oder mit Kompensationsversuchen durch Geschenke an die Kinder. Viele bieten auch ihre Hilfe an, zum Beispiel bei der Versorgung der Geschwisterkinder, die in der Akutphase der Erkrankung wegen der Anwesenheit der Eltern im Krankenhaus häufig auf sich allein gestellt sind. In vielen Fällen erfahren die Familien im Lauf der Monate allerdings eine Verminderung ihrer sozialen Kontakte, die sie wegen der Organisation ihres Lebens um die Krebserkrankung selbst nicht mehr aktiv pflegen können.

In der Schule, für Kinder ab dem sechsten Lebensjahr mit das wichtigste soziale Bezugssystem, stellt die Krebserkrankung eines Schülers zunächst ebenfalls eine Überforderung dar, vor allem, wenn Lehrer und Mitschüler erstmalig in Kontakt mit einer solchen Diagnose kommen. Gleichzeitig gewinnt die Schule im Fall einer lebensbedrohlichen Erkrankung für Kinder und Jugendliche eine besondere Bedeutung, erkennbar daran, dass von vielen gleich nach der Diagnosestellung die Frage gestellt wird, wie es schulisch weitergeht. In der Klinik in einer Schule für Kranke und in den Therapiepausen von Privatlehrern oder in der Heimatschule unterrichtet zu werden, stellt wenigstens einen Teil Normalität her in einer Zeit, in der sonst vieles ungewiss und unsicher ist. Zusätzlich ist die Schule eine wichtige Perspektive für die Zeit nach der Erkrankung, verbunden mit der Hoffnung auf Heilung. Von großer Wichtigkeit ist der Kontakt zu den Klassenkameraden, die bei Jugendlichen häufig die Peergruppe darstellen. Während die Jugendlichen durch den Krebs einen Autonomieverlust erleben, weil sie auf die Hilfe des medizinischen Systems und der Eltern angewiesen sind und somit zwangsläufig eine krankheitsbedingte Regression auf eine Entwicklungsstufe größerer Abhängigkeit stattfindet, können sie sich mit ihren Mitschülern ihrem eigentlichen Alter gemäßer auseinander setzen. Es existieren inzwischen ausgearbeitete Programme für Pädagogen für die schulische Begleitung erkrankter Kinder oder Jugendlicher (Schröder 1996), erwähnt sei das hier im Zusammenhang mit der Familie deshalb, weil die Integration in Schule unter anderem bedeutet, »die Krankheit auf ihren Platz verweisen« (s. »Interventionstechniken und Gesprächsführung«, S. 43ff.).

Die Kommunikation mit und innerhalb der Familien ist bei einer Krebserkrankung stärker als bei anderen chronischen, aber nicht lebensbedrohlichen Erkrankungen in verschiedenen Teilbereichen des Lebens beeinträchtigt. Studien zur Bewältigung von chronischer Erkrankung zeigen, dass die Anpassung der erkrankten Kinder wesentlich von den familiären Ressourcen abhängig ist (Wallander u. Varni 1989; Kazak 1992). Gleichzeitig hat sich ein sozial-kommunikatives Bewältigungsverhalten bei den Eltern als besonders günstig für ihr körperliches und seelisches Wohlbefinden erwiesen (Goldbeck et al. 2001), so dass es eine der wichtigsten therapeutischen Aufgaben ist, Kommunikation zu ermöglichen, zu fördern und eventuell ungünstiges Kommunikationsverhalten zu korrigieren.

Historische Entwicklung der familienzentrierten (Selbst-)Hilfe

Die Gründung der ersten Elterngruppe für krebskranke Kinder durch die Familie McDonald in Mönchengladbach zog die Organisation vieler weiterer Gruppen in ganz Deutschland nach sich, die sich 1980 zum Dachverband Deutsche Leukämie-Forschungshilfe (DLFH) zusammenschlossen. Ziel war die Verbesserung der Situation krebskranker Kinder und ihrer Familien. Es folgten die Gründung weiterer Elterngruppen, überregionale Treffen, Veröffentlichung einer vierteljährlich erscheinenden Informationsschrift, Kooperationen mit den medizinischen Fachgesellschaften zur Forschungsförderung, Zusammenarbeit auch mit der Psychosozialen Arbeitsgemeinschaft Pädiatrische Onkologie und Hämatologie (PSAPOH), Ausbau der internationalen Zusammenarbeit und die Gründung der Deutschen Kinderkrebsstiftung 1995. Die familienorientierte Nachsorge rückt seit Beginn der achtziger Jahre zunehmend in den Mittelpunkt, erkennbar zum Beispiel an der zunehmenden Thematisierung der Belange von Geschwistern krebskranker Kinder.

Exemplarisch für die Einbettung eines familienzentrierten psychosozialen Angebots innerhalb der Kinderonkologie kann eine klinisch-explorative Studie der achtziger Jahre an der Universitätskinderklinik Hamburg-Eppendorf gelten, als deren Ergebnis eine psychosoziale Arbeitsgruppe, bestehend aus Psychologen, Kreativtherapeuten und Sozialpädagogen, gebildet wurde (Thiel 1995).

Auch in Aachen war in der Kinderklinik des Universitätsklinikums eine halbe Stelle für eine Psychologische Fachkraft eingerichtet worden, allerdings erwies es sich als äußerst schwierig, für die Arbeit mit krebskranken Kindern geeignete und erfahrene Psychologen zu finden. Mehrere Versuche mit Berufsanfängern scheiterten nach wenigen Wochen, so dass die Stelle über Jahre hinweg unbesetzt blieb. Erst auf die Initiative des Fördervereins und der Sozialarbeiterin hin wurde mit der Einstellung der systemtherapeutisch und familienmedizinisch ausgebildeten Ärztin ein neuer Versuch der Versorgung gestartet.

Familienmedizinische Unterstützungsmöglichkeiten

Kontaktaufnahme

Wie in Kapitel »Konzepte der Systemischen Familienmedizin« (S. 21ff.) dargestellt, bestimmt in der Systemischen Familienmedizin – etwas überspitzt formuliert – nicht die Familie den Auftrag, sondern die Krankheit. Das bedeutet im stationären Bereich, in dem bei einer Krebserkrankung die medizinische Behandlung zum großen Teil stattfindet, dass zwischen Familie und Therapeuten kein eigentlicher Behandlungsvertrag, wie in der Familientherapie sonst üblich, geschlossen wird, sondern dass den Familien ein Angebot gemacht wird, das sie bei Bedarf in Anspruch nehmen können (Theiling 1995, 2002; Noeker 2002).

Im speziellen Fall der Kinderklinik in Aachen erfolgte die Kontaktaufnahme zwischen der Familie und mir in den meisten Fällen während der zweimal in der Woche von mir vorgenommenen Zimmervisiten. Da auf der 16-Betten-Station nicht nur krebskranke Kinder behandelt wurden und mein Stundendeputat sehr beschränkt war, nahm ich nicht an den Stationsarztvisiten teil. In einer einmal in der Woche stattfindenden zweistündigen Besprechung mit den Kinderonkologen der Station und der Poliklinik, der Sozialarbeiterin, der Physiotherapeutin und der Stationsschwester bekam ich notwendige medizinische und sozialarbeiterische Informationen über die Kinder und machte mir anhand meiner Visiten zusätzlich ein eigenes Bild. In manchen Fällen erfolgte die Begrüßung von Patient und den begleitenden Familienangehörigen zusammen mit dem Stationsarzt, was den Vorteil hatte, dass die Psychotherapeutin von Anfang an als zum Team zugehörig erlebt wurde. Für viele Menschen bedeutet es eine Stigmatisierung, wenn ihnen psychologische Unterstützung empfohlen wird, deshalb lag eines meiner vorrangigen Ziele bei der Kontaktaufnahme darin, meine Existenz auf Station zu »normalisieren«. In der Regel benutzte ich folgende Sätze dazu:

»Ich möchte mich Ihnen gerne vorstellen: ich bin Ärztin und Familientherapeutin und Sie haben hier auf Station die Möglichkeit, meine Beratung, wenn Sie möchten, in Anspruch zu nehmen. Es kann sein, dass das nie der Fall sein wird. Falls es doch einmal dazu kommt, wäre das aber gar nicht ungewöhnlich, weil eine bösartige Erkrankung für den Betroffenen und seine Familie eine Fülle von Veränderungen mit sich bringt, mit denen es überhaupt nicht immer leicht ist umzugehen. Hilfe dabei steht Ihnen einfach zu. Da meine Kollegen und ich eine Menge Erfahrungen mit anderen Familien in Ihrer Situation gemacht haben, kann ich Ihnen möglicherweise einmal in schwierigen Phasen behilflich sein.«

Meine Aufgabe lag also zunächst gar nicht darin, ein konkretes Behandlungsangebot zu machen, sondern darin, eine bestimmte Atmosphäre zu schaffen. Eine so existentiell bedrohliche Erkrankung wie Krebs bedeutet eine extreme Einschränkung des sonstigen Handlungsspielraums einer Familie, wie er während einer stationären Behandlung am deutlichsten wird (den Kindern geht es wegen der Chemotherapie körperlich so schlecht, dass sie nicht aufstehen dürfen oder sie dürfen wegen eines zu schlechten Blutbildes das Zimmer nicht verlassen, sind unter Umständen isoliert, langweilen sich schrecklich, die Mütter oder seltener die Väter sind unter Umständen wochenlang bei ihnen im Krankenhaus, leiden mit ihren Kindern, müssen die anderen Kinder, Freunde, Familie, den Beruf völlig vernachlässigen). Die medizinischen Notwendigkeiten lassen wenige oder keine Alternativen zu. Die Alternative, die ich als Systemische Familienmedizinerin anbieten kann, ist die der Ermöglichung eines neuen Raums, in dem Reflexion möglich ist und in dem im Unterschied zu der übrigen Krankenhauswelt die Familien das alleinige Bestimmungsrecht haben.

Dieser Raum ist durch eine besondere Sprache gekennzeichnet, die ich als Familienmedizinerin bewusst mitgestalte. Durch die Sprache wird in den unterschiedlichsten sozialen Kontexten Wirklichkeiten kreiert, die bestimmend dafür sind, was als möglich empfunden wird und was nicht (v. Schlippe et al. 1994).

Von Anfang an achte ich darauf, von Unterstützung und Begleitung zu sprechen anstatt von Therapie, die es ja auch nicht ist: Die Familie ist nicht krank und ist deshalb nicht behandlungsbedürftig. Ich rede von dem, was die Familie geschafft hat, wie sie es geschafft hat, und nicht von dem, was nicht klappt, von dem, mit dem sie unzufrieden sind, und nicht von dem, was ihnen nicht gelingt, von ihren Wünschen und Vorstellungen, von ihren Ideen und Träumen. Die Atmosphäre, die dadurch geschaffen werden soll, ist eine, die auf die Fähigkeiten und Ressourcen der Familien ausgerichtet ist, eine Atmosphäre der Wertschätzung und Anerkennung: Wertschätzung dafür, wie sich die Familien in ihrer spezifischen Weise als Familien verstehen, wie sie mit dem Alltag umgehen und welche Lösungsmöglichkeiten sie bei Problemen und Schwierigkeiten bisher gefunden haben, und Anerkennung der großen Leistung, die sie in der Auseinandersetzung mit der Krebserkrankung von Anfang an erbringen müssen.

Zeigten sich die anwesenden Familienmitglieder bei der ersten Kontaktaufnahme interessiert, machte ich in der Regel auch den Vorschlag, ein längeres Gespräch zu verabreden, in dem ich die Gelegenheit haben könnte, die Geschichte der Krankheit ihres Kindes kennen zu lernen. In den meisten Fällen wurde mein Angebot angenommen.

Zentrale Fragen in einem solchen Gespräch sind:

- Woran haben Sie zuerst gemerkt, dass etwas nicht in Ordnung ist?
- Woran haben Sie gedacht?
- Was haben Sie unternommen?
- Welche Erfahrungen haben Sie mit Ärzten gemacht?
- Wie wurde Ihnen die Diagnose mitgeteilt?
- Mit wem haben Sie darüber gesprochen?
- Wie haben Sie miteinander gesprochen?
- Wie haben Sie sich organisiert?
- Von wem haben Sie Unterstützung bekommen?
- Haben Sie früher schon einmal Erfahrungen mit schweren Erkrankungen in Ihrer Familie gemacht?

Das heißt, es geht in einem ersten Gespräch um die Krankheitsgeschichte der aktuellen Erkrankung, zu der auch die Vorerfahrungen mit dem medizinischen System gehören, die Krankheitsgeschichte der Familie, die sich gut mit einem familienmedizinischem Genogramm darstellen lässt, und um die Ressourcen, die zur Verfügung stehen.

Begleitung und Beratung

Im Anschluss an die Kontaktaufnahme stand von meiner Seite aus in den Folgewochen die Kontaktpflege im Zentrum meiner Bemühungen. Das bedeutete, dass ich die Kinder und Jugendlichen sowie anwesende Familienangehörige in meinen Visiten begrüßte, ein paar Worte mit ihnen wechselte, mich nach der Therapie erkundigte, fragte, ob sie hier mit der medizinischen Betreuung zufrieden seien, manchmal mit den kleineren Kindern Gesellschaftsspiele spielte, mir mit den größeren einen Film anschaute und mit den Eltern darüber sprach, wie es mit der Organisation zu Hause klappt. Kannten mich die Familien eine gewisse Zeit (die wenige Tage bis mehrere Monate dauern konnte), wurde in insgesamt etwa einem Drittel der Fälle ein Bedarf an psychologischer Unterstützung geäußert, und zwar von den erkrankten Jugendlichen und den Eltern. Wir verabredeten dann ein oder mehrere Gespräche, wenn möglich außerhalb des Krankenzimmers in einem separaten Raum. Themen der Jugendlichen waren der Umgang mit Ängsten, Enttäuschung über Klassenkameraden oder Freunde, die sich nicht melden, Schwierigkeiten mit überfürsorglichen Eltern in den Therapie-Zwischenzeiten zu Hause, der Haarausfall. Manchmal lehrte ich sie Entspannungstechniken, führte Imaginationsübungen mit ihnen durch, in insgesamt fünf Fällen kam es zu nachstationären ambulanten Therapiesitzungen.

- Fallbeispiel 23
  Die 15-jährige A., die mehrere Monate wegen eines Morbus Hodgkin behandelt worden war, war während des letzten stationären Aufenthaltes im Fahrstuhl einem sehr entstellten Mann begegnet, der offensichtlich schwere Verbrennungen im Gesicht erlitten hatte. In der Folge träumte sie fast jede Nacht davon, dass dieser Mann sie bedrohe, sie vermied es, aus Angst, ihm wieder zu begegnen, während ihrer ambulanten Termine Fahrstuhl zu fahren, und schließlich weiteten sich ihre Ängste so stark aus, dass sie sich kaum noch allein aus dem Haus traute. Die Familie nahm telefonisch Kontakt auf, es kam zu zwei Therapiesitzungen, in denen eine ausführliche Problemexploration, zwei einfache verhaltenstherapeutische Interventionen und ein längeres Gespräch über Zukunftsängste und -planung ausreichten, um das Symptom wieder zum Verschwinden zu bringen.

Themen der Eltern waren ebenfalls die Angstbewältigung, Erziehungsfragen, Sorgen um die Geschwister, aber auch Paarprobleme mit der Bitte um paar- oder familientherapeutische Unterstützung. Sehr häufig sprach ich allerdings mit den Eltern über ganz andere Themen als die Erkrankung des Kindes und die Folgen, zum Beispiel über Bücher, Filme, Hobbys, Urlaubserfahrungen, Jugenderinnerungen. Aus persönlichen Rückmeldungen der Eltern habe ich den Eindruck gewonnen, dass es entlastend wirken kann, mit einer in die Krebserkrankung des Kindes »eingeweihten« Person, die die Schwere und Bedrohlichkeit der Krebserkrankung einschätzen kann, über angenehme Themen zu sprechen. Die Tatsache, dass ich mich als Ärztin und Therapeutin trotz des Wissens um die schreckliche Krankheit auch für andere Themen aus ihrem Leben interessierte, hatte bei manchen Eltern scheinbar die Wirkung, dass diese Dinge quasi ihre Daseinsberechtigung im momentanen Leben wiedergewannen, so als ob sie die Erlaubnis gebraucht hätten, wieder an etwas anderes zu denken als an die Krankheit.

Sehr häufig betonte ich in solchen Gesprächen, wie wichtig das Aufladen der inneren Kraftreserven gerade jetzt für die Eltern ist, damit sie die Anforderungen, denen sie sich im Moment gegenübergestellt sehen, auch gut bewältigen können. Die »Tankstellen« dafür zu identifizieren und in Anspruch zu nehmen ist angesichts der großen Belastungen und der langen Zeit, in der sie wirksam sind, eine der ganz wichtigen Aufgaben der Familie.

- Fallbeispiel 24

  Ein 5-jähriges Mädchen wacht morgens mit einer leichten Schwellung des linken Auges auf. Die Mutter bringt sie zum Hausarzt, der sich das Auge anschaut und die Augenbewegungen kontrolliert, bis auf eine leichte Rötung der Konjunktiven aber nichts feststellen kann und eine Augensalbe verordnet. Als die Familie kurz darauf Urlaub macht, tritt ein starker Juckreiz im linken Auge auf, der hinzugezogene Arzt vermutet eine Pollenallergie und verschreibt Tropfen. Als das Auge nach dem Urlaub erneut anschwillt, wird die Mutter von panikartiger Angst erfasst – sie vermutet plötzlich das Schlimmste und der augenärztliche Notdienst bestätigt ihren Verdacht: Ihre Tochter hat einen Tumor hinter dem linken Auge. Das Mädchen wird stationär aufgenommen, ein Computertomogramm des Schädels wird durchgeführt und neben dem Tumor hinter dem linken Auge ein weiterer in der linken Kieferhöhle gesehen. Wenige Tage später werden beide Tumore operativ entfernt und es bestätigt sich die Verdachtsdiagnose Non-Hodgkin-Lymphom. Zwischen den ersten Symptomen und der CT-Aufnahme liegen fünf Wochen.

  Als die Mutter zu Beginn der chemotherapeutischen Behandlung ihrer Tochter von der Möglichkeit einer familienmedizinischen Betreuung hört, nimmt sie diese zunächst in Form eines Einzelgesprächs mit der Therapeutin sofort in Anspruch. Themen sind in diesem ersten Gespräch die bisherige Krankheitsgeschichte, ihre Erfahrungen mit dem Helfersystem, ihre Ängste vor der Diagnosestellung und die anfängliche Verzweiflung, als sie Gewissheit hatten, die Schuldgefühle, weil sie nicht gleich einen richtigen Augenarzt aufgesucht hatten, außerdem die Anfertigung eines familienmedizinischen Genogramms. Bis auf die Großeltern väterlicherseits, die an einem Herzinfarkt (Großvater vor 25 Jahren) und einem Krebsleiden (Großmutter im Geburtsjahr der Patientin) verstarben, liegen keine gravierenden Erkrankungen in der Familie vor, die Patientin war bisher nach Aussagen der Eltern kerngesund – ein fröhliches, sehr lebendiges und begabtes Kind. Sie hat eine zweijährige Schwester, die von den Großeltern mütterlicherseits oder von den Geschwistern der Mutter versorgt wird, wenn die Mutter bei ihrer Tochter im Krankenhaus ist. Die Mutter meldet der Therapeutin zurück, dass es ihr sehr gut tut, wenn sie über diese Dinge reden kann, und glaubt, dass es auch für ihren Ehemann sehr wichtig wäre, einmal mit psychologisch geschulten Therapeuten zu sprechen. Es wird nach telefonischer Rücksprache mit dem Ehemann ein Familiengespräch am nächsten Tag vereinbart.

Zu dem verabredeten Termin erscheint nur die Ehefrau, der Mann kommt eine halbe Stunde später, mit hochrotem Kopf und wütendem Gesichtsausdruck, weil er den Therapieraum, in dem das Gespräch stattfinden soll, aufgrund missverständlicher Angaben seiner Ehefrau in den verwirrenden Gangfluchten des Klinikums nicht finden konnte. Seit über 40 Minuten war er umhergeirrt.

Das folgende Gespräch findet in einem Raum mit Einwegscheibe statt, hinter der drei Teammitglieder der Klinik für Psychosomatik sowie drei Medizinstudentinnen, die an einem Kursus in Systemischer Familienmedizin teilnehmen, sitzen, die dem Gespräch folgen und danach Rückmeldungen an die beiden gesprächsführenden Therapeuten geben werden. Dem Ehepaar wurde dieses Setting vorher beschrieben, beide sind damit einverstanden.

Im Folgenden die ersten Minuten dieses Gesprächs aus dem Verbatim-Protokoll:

Therapeutin: Herr und Frau Z., gestern haben wir verabredet, dass wir uns einmal zusammensetzen, um die schwierige Situation, die mit der Erkrankung von L. aufgetreten ist, zu besprechen und

Ehemann: (unterbricht): Ich glaube, das hat jetzt überhaupt keinen Zweck, über irgendetwas zu reden!!

Ehefrau: Jetzt beruhige dich doch!!

Ehemann: (schnauzt seine Frau an): Nein, das bringt jetzt gar nichts, ich brauche gar nicht erst anzufangen.

Ehefrau: (streicht ihm über den Arm): Komm, das war doch jetzt nicht so schlimm!

Ehemann: Lass mich!

(Therapeuten schweigen.)

Therapeutin: Sie sind ganz schön geladen.

(Ehemann nickt heftig.)

Therapeut: Das zeigt einfach, wie viel es im Augenblick ist. Ich kann mir vorstellen, dass Sie im Moment so viel haben, dass ein kleines Quäntchen genügt, um das Fass zum Überlaufen zu bringen.

(Erneutes heftiges Nicken des Ehemanns.)

Therapeut: Möchten Sie denn trotzdem jetzt mit uns reden oder sollen wir einen anderen Zeitpunkt vereinbaren?

Ehemann: Nein, jetzt geht es schon wieder.

In dem folgenden einstündigen Gespräch geht es um die Anstrengungen der letzten Wochen und darüber, dass die Ehepartner kaum noch Zeit haben, sich auszutauschen. Die Organisation der Besuche im Krankenhaus und die Unterbringung der zweiten Tochter, die wegen ihres Alters nicht mit ins Krankenhaus kommen kann, kosten zusätzlich zu den großen Ängsten, die die Eltern um ihr Kind ausstehen, so viel Energie und Zeit, dass Gespräche mit dem Partner, die sonst von beiden als sehr hilfreich in der Alltagsbewältigung erlebt werden, keinen Raum finden.

Nach diesem Gespräch wird vom Team hinter der Scheibe die Offenheit und Kompetenz dieses Paars im Umgang mit der so bedrohlichen Situation hervorgehoben.

Die Therapeuten melden dem Ehepaar in der Schlussrunde dieses Lob zurück und sprechen die dringende Empfehlung aus, sich einmal in der Woche eine Stunde Zeit füreinander zu nehmen.

Insgesamt gesehen bestand meine Tätigkeit überwiegend aus Begleitung und Beratung (Ludewig 1992) und nur in Einzelfällen aus Therapie.

Kooperation

Auf einer Kinderkrebsstation geht es um Leben und Tod, die entsprechenden medizinischen Maßnahmen haben absoluten Vorrang, auch vor psychotherapeutischen Rahmenbedingungen wie dem Recht auf ein ungestörtes Gespräch, einen ruhigen, freundlichen Therapieraum, ausreichend Zeit zum Austausch mit den kinderonkologischen Kollegen. Die Erschließung dieses Arbeitsfelds erforderte ein hohes Maß an Flexibilität, Gelassenheit und Unerschütterlichkeit, um die scheinbare Unabänderlichkeit dieser schwierigen Voraussetzungen nicht als persönliche Zurückweisung zu werten (s. a. Thiel 1995).

McDaniel beschreibt in ihrem Buch »Familientherapie in der Medizin« (McDaniel et al. 1997; s. a. Kröger u. v. Schlippe 2002), dass Therapeuten, die im familienmedizinischen Feld tätig werden, ihre Kompetenzen auf drei Ebenen einsetzen und ausweiten sollten: auf der Ebene der intrapsychischen Prozesse eines Patienten, auf der Ebene der interpersonalen Systeme wie Familie, Freunde, Arbeitsplatz sowie auf der Ebene der an der Behandlung beteiligten Spezialisten.

Interventionen auf einer dieser Ebenen können im Vordergrund stehen, werden aber die anderen Ebenen häufig mit beeinflussen, und gegebenenfalls sind eine Menge Absprachen erforderlich, bevor für alle befriedigende Lösungen gefunden sind.

So war auch in dem hier beschriebenen Fall erst nach vielen Monaten, in denen ich regelmäßig an den wöchentlichen Teambesprechungen und an Pflegeübergaben teilgenommen hatte, nachdem Kontakt zu vielen Familien bestand und eine Entlastung durch die familienmedizinische Arbeit spürbar war, eine Art von Struktur in dem Chaos entstanden, erkennbar an einer lebhafteren und effizienteren Kommunikation mit Sozialarbeiterin, Erzieherinnen, Ärzten und Pflegeteam.

Fazit

Die familienmedizinische Begleitung krebskranker Kinder und Jugendlicher und ihrer Familien während und nach den stationären Behandlungen ist eine prophylaktisch wirksame Maßnahme, die Anpassungsstörungen vermeiden oder mit meist geringem Aufwand behandeln kann. Sie erfordert von den Ausführenden ein hohes Maß an Erfahrung und Flexibilität und gelingt nur dann optimal, wenn eine gute Kooperation mit den anderen an der Behandlung beteiligten Berufsgruppen möglich ist. Der Weg zur Kooperation führt über die Kommunikation – mit dieser Einsicht verbunden ist die Forderung nach einer Schulung der kommunikativen Fähigkeiten der im Gesundheitssystem tätigen Berufsgruppen.

Kontaktadressen

Kinderhilfe – Hilfe für leukämie- und tumorkranke Kinder e.V.
Vorsitzender Jürgen Schulz
Wilhelm-Wolff Strasse 38
13156 Berlin-Pankow
Tel.: 030-39899840, Fax: 030-39899899
E-Mail: home@kinderhilfe-ev.de
http://www.kinderhilfe-ev.de

Förderkreis für Tumor- und Leukämiekranke Kinder e.V.
Vorsitzender Lutz Hennemann
Joachimstr. 20
53113 Bonn
Tel.: 0228-9139440, Fax: 0228-9139433
E-Mail: info@foerderkreis-bonn.de
http://www.foerderkreis-bonn.de

Förderkreis Hilfe für krebskranke Kinder e.V.
Vorsitzende M. Hambücker
Kullenhofstraße 32
52074 Aachen
Tel.: 0241-8613

Über die Internetseiten der Kinderkrebsstiftung (http://www.kinderkrebsstiftung.de) können weitere Adressen von Elterngruppen in ganz Deutschland, eine große Anzahl von Literaturempfehlungen sowie weitere Informationen abgerufen werden.

Adressen von Elterngruppen im Ausland können im Büro des DLFH (Deutsche Leukämie-Forschungshilfe)-Dachverbands in Bonn erfragt werden.

Das körperbehinderte Kind in der Familie

Lyra Anton

Was bedeutet eine Körperbehinderung für die Familie? Für das betroffene Kind, seine Eltern und Geschwister? Allgemein lässt sich diese Frage sicher nicht beantworten. Dieser Beitrag bietet jedoch einen Einblick in die Problematik der von Behinderung betroffenen Familien. Exemplarisch werden einige zentrale Aspekte herausgegriffen und anhand von Beispielen erläutert. Weiterführend folgen wichtige Hinweise für die Beratung von Familien mit behinderten Kindern. Abschließend finden sich Anregungen und Ideen für Interventionen in der konkreten Arbeit mit betroffenen Familien.

Kennzeichen und Erscheinungsformen einer Körperbehinderung

Das zentrale Kennzeichen einer Körperbehinderung ist eine mangelnde oder fehlerhafte Steuerung der Haltungs- und Bewegungsfähigkeit des Kindes. Der Ort der Schädigung kann im zentralen oder peripheren Nervensystem oder im Bereich der Knochen, Muskeln und Gelenke liegen. Körperbehinderungen können verschiedenste Ursachen haben und vor, während oder nach der Geburt entstehen. Viele körperbehinderten Kinder haben jedoch nicht ausschließlich motorische Probleme. Relativ häufig tritt eine Körperbehinderung kombiniert mit einer oder mehreren zusätzlichen Störungen auf:

- Störungen der Wahrnehmungsintegration und der Sensibilität,
- Sprachstörungen: aktive Sprache, Sprachverständnis, Mimik, Gestik,
- Seh- oder Hörstörungen,
- Störungen der kognitiven Entwicklung/Minderbegabung,

- Anfallsleiden (Epilepsien),
- Ernährungsproblemen,
- Störungen der Funktionsfähigkeit innerer Organe,
- vegetative Dysregulationen: Schlafstörungen, Verdauungsproblemen, vermehrter Speichelfluss.

Hinzu kommen zahlreiche, oft unvermeidbare Wechselwirkungen mit anderen kindlichen Funktionsbereichen und sekundäre Einflüsse der Behinderung auf die psychische Entwicklung und auf das Verhalten des Kindes.

So kann durch die Behinderung das Zusammenspiel zwischen Körper und Geist und zwischen Körperbewegung, Körperwahrnehmung, seelischem Erleben und Verhalten erschwert sein. Dies beeinflusst wiederum nicht nur das Verhalten, sondern auch die emotionale, soziale und kognitive Entwicklung des Kindes.

Weitere im Zusammenhang mit der Behinderung des Kindes auftretende Probleme sind häufig Folge eines ungünstigen Zusammenspiels zwischen Individuum und Umwelt. Dazu gehören ein mangelndes Verständnis für die Gefühle, Sorgen und Bedürfnisse der betroffenen Familien und unangemessene Reaktionen der Umwelt auf das behinderte Kind und seine Familie. Hilflosigkeit im Umgang mit Behinderung, Berührungsängste und unzureichende Unterstützungsangebote erschweren den betroffenen Familien ihre Anpassungsprozesse (Stadler 2000).

Die Gruppe von Kindern mit einer Körperbehinderung ist heterogen. Die Spannweite ihrer Entwicklungsmöglichkeiten und Fähigkeiten ist sehr groß. Die Körperbehinderung kann leicht oder sehr stark sein und von einer Gehbehinderung bis zu einer schweren Tetraspastik reichen, die die Haltungs- und Bewegungsfähigkeit des gesamten Körpers erheblich einschränkt. Ebenso können die intellektuellen Fähigkeiten deutlich eingeschränkt, durchschnittlich oder manchmal auch sehr gut sein. Ähnlich unterschiedlich sind auch die emotionalen und sozialen Entwicklungsmöglichkeiten der Kinder. So gibt es auch Kinder, die schwer mehrfach behindert sind (das heißt, dass sie in mehr als einem Entwicklungsbereich stark eingeschränkte Möglichkeiten haben) und dennoch über gute emotionale und soziale Kompetenzen verfügen.

Die Entwicklungsmöglichkeiten eines behinderten Kindes hängen nicht nur von seinen mitgebrachten und erworbenen Fähigkeiten ab. Sie werden – vermutlich noch stärker als bei gesunden Kindern – auch von seiner Familie, der nahen und weiteren sozialen Umwelt, den professionellen Hilfsangeboten und dem kulturellen und gesellschaftlichen Umfeld beeinflusst.

Es gibt Behinderungen mit unterschiedlichsten Verläufen und Prognosen. Während eine spastische Diplegie meist keinen entscheidenden Einfluss auf die Lebenserwartung des Kindes hat, gibt es Formen der Muskeldystrophie, die um das zwanzigste Lebensjahr zum Tod führen. Bei Erkrankungen wie dem Rett-Syndrom entwickeln sich die Kinder anfangs scheinbar normal, im Verlauf der Erkrankung kommt es jedoch zu progredienten Verschlechterungen der motorischen und geistigen Fähigkeiten. Beginn, Verlauf und Prognose einer Behinderung haben einen bedeutsamen Einfluss auf die Bewältigungs- und Anpassungsprozesse der Familie und darauf, wie sie mit der Behinderung des Kindes leben kann.

Bei der Beratung Eltern behinderter Kinder ist es sehr wichtig zu berücksichtigen, dass nicht wenige Behinderungen, die für Fachleute oder sogar Fremde offensichtlich sind, für die Eltern erst nach Monaten oder im Verlauf der ersten Lebensjahre sichtbar und vielleicht erst noch viel später begreifbar werden. In der Arbeit mit betroffenen Familien begegnet man daher häufig Eltern, die es noch nicht oder nur phasenweise schaffen, die Bedeutung der Diagnose zu erfassen, weil sie ihr psychisches Gleichgewicht schützen müssen und die Behinderung nur sehr langsam annehmen können.

Reaktionen der Umwelt

Eltern behinderter Kinder haben vermehrt Schuld-, Versagens- und Insuffizienzgefühle, weil das Kind sich nicht normal entwickelt oder anders verhält, als es die Umwelt erwartet. Die Schuldgefühle werden oftmals durch gut gemeinte Ratschläge oder versteckte Vorwürfe aus der Umwelt verstärkt. Häufig wird den Eltern direkt oder indirekt die Verantwortung für die nicht altersgerechte Entwicklung des Kindes gegeben: »Wären sie konsequenter in der Erziehung …« oder »Wenn sie es mehr fördern würde, dann könnte es auch mehr.« Mütter frühgeborener Kinder hören Vorwürfe, die der Mutter ungerechtfertigt die direkte Verantwortung für das frühzeitige und jähe Ende der Schwangerschaft geben: »Hätte sie nicht noch gearbeitet, wäre das nicht passiert.« Äußerungen dieser Art sind wenig hilfreich und führen eher zu Verzweiflung und Resignation als zur Stärkung der dringend benötigten Ressourcen.

Die Fortschritte der Medizin allgemein und der pränatalen Diagnostik im Besonderen suggerieren fälschlicherweise, dass viele Behinderungen oder schwere Erkrankungen »vermieden« werden könnten. Daher müssen Eltern behinderter Kinder sich mitunter sogar rechtfertigen und entschuldigen, warum sie ein behindertes Kind »bekommen« haben. Äußerungen wie »Das hätte man doch sicher durch ein Fruchtwasseruntersuchung verhindern können« sind nicht selten zu hören.

Reaktionen des Gesundheitssystems

Eltern behinderter Kinder machen oftmals belastende Erfahrungen mit dem Gesundheitssystem. Die Art und Weise, wie Ärzte oder Psychologen die Diagnose mitteilen, spielt eine wichtige Rolle für den elterlichen Bewältigungsprozess.

- Fallbeispiel 25

  Frau M. wurde trotz Verhütung ungewollt mit dem dritten Kind schwanger. Die Eltern entschließen sich dennoch, das Kind zu bekommen. Nach einem Kaiserschnitt erfahren die Eltern, noch bevor die Mutter das Kind das erste Mal gesehen hat, dass es »schwerstbehindert ist« und »wahrscheinlich nichts« lernen kann.

Diese Art der Aufklärung nimmt zunächst jede Hoffnung. Sie lässt keinen Spielraum für Ideen und Gefühle, die den Eltern helfen könnten, das Kind anzunehmen.

Der erste prägende Kontakt mit dem Gesundheitssystem hat oftmals eine besondere Bedeutung. Bei der Aufklärung und der Konfrontation mit der Behinderung ihres Kindes sind die Eltern emotional besonders verletzlich. Eine primär oder rein defizitorientierte Beschreibung des Kindes und seiner Entwicklungsmöglichkeiten erschwert es den Eltern, eine unvoreingenommene und ressourcenorientierte Sicht ihres Kindes anzunehmen. Es behindert eventuell den Aufbau eines vertrauensvollen Kontakts zum Gesundheitssystem.

- Fortsetzung von Fallbeispiel 25

  Familie M. ist schockiert und überlegt im ersten Moment, das Kind ins Heim zu geben. Dann entschließen sie sich jedoch, den kleinen Jan bei sich zu behalten. Als Jan drei Jahre alt ist, wissen die Eltern, dass Jan nicht laufen lernen kann. Sie planen deshalb einen behindertengerechten Anbau. Als sie den Antrag für den Anbau im Bauamt besprechen, werden sie gefragt, wie lange das Kind denn noch leben würde und ob der Anbau sich denn »noch lohnen« würde.

  Familie M. stellt einen Antrag auf Pflegegeld. Der Allgemeinmediziner des Medizinischen Dienstes lehnt den Antrag ab, obwohl offensichtlich ist, dass Jan schwer mehrfachbehindert ist. Aufgrund des Widerspruchs der Eltern kommt es zu einer Nachuntersuchung. Vorher erfahren die Eltern von erfahrenen Therapeuten, dass sie bei der Begutachtung durch den medizinischen Dienst detailliert darstellen müssen, was das Kind alles nicht kann, wie wenig autonom und wie sehr hilfsbedürftig es ist.

Dies ist eine schwere Belastung für die Eltern. Niemand erzählt gern, was das eigene Kind alles nicht kann. Wenn es sehr wenig kann, ist diese Aufgabe ungleich schwieriger. Die Freude über die kleinen Entwicklungsschritte, die oft mühsam erlernt wurde, kann zum Nachteil für die Zahlung von Pflegegeld werden. Der Medizinische Dienst bescheinigt aufgrund der elterlichen Beschreibung kleiner Fortschritte nicht selten eine geringere Pflegebedürftigkeit für das Kind.

Diese Beispiele zeigen, dass Eltern behinderter Kinder zum Teil wenig Verständnis und Einfühlungsvermögen erfahren. Auch wenn es Eltern gibt, die positive Erfahrungen machen und sich verstanden und akzeptiert fühlen, ist mehr Kooperation der beteiligten Systeme und mehr Informationsaustausch und interdisziplinäre Fortbildungen wünschenswert. Ressourcenorientierte Beratungen durch Mediziner, Psychologen und Therapeuten sowie mehr Einfühlungsvermögen von den Mitarbeitern der Krankenkassen und Behörden würden vielen Familien das Leben mit der Behinderung ihres Kindes erleichtern.

Reaktionen des sozialen Umfelds

Auch die Reaktionen der Herkunftsfamilien und der Verwandtschaft der von Behinderung betroffenen Familien können sehr belastend sein. Sie reichen von Schuldzuweisungen und Angst vor Ansteckung bis hin zu Kontaktabbruch und Leugnung. Eltern gesunder gleichaltriger Kinder haben teilweise die Befürchtung, ihr Kind könne durch Beobachtung und Imitation der Verhaltensweisen der behinderten Kinder auch behindert werden und scheuen den Kontakt. Großeltern schämen sich, keinen »Vorzeigeenkel« vorweisen zu können.

- Fallbeispiel 26

  Anna ist ein körperlich und geistig behindertes Kind. Beide Eltern haben eine enge emotionale Bindung zum Kind und lieben es auch mit seiner Behinderung sehr. Dennoch ist die Mutter sehr traurig. Das Schlimmste für sie ist nicht die Behinderung der Tochter als solche, sondern die Tatsache, dass die Familie ihres Mannes gegen die Hochzeit gewesen sei und ihr vorhergesagt habe, sie könne sowieso nur behinderte Kinder bekommen, weil sie zwei gehörlose Geschwister hat. Die Tatsache, dass die Schwiegereltern mit ihrer Vermutung scheinbar Recht bekommen haben, erlebt die Mutter als sehr belastend. Obwohl zwischen den Behinderungen kein Zusammenhang besteht, ist sie stark verunsichert und traut sich nicht ein zweites Kind zu bekommen.

Solche Reaktionen der nahen Umwelt verstärken gemeinsam mit ungünstigen gesellschaftlichen Reaktionen die Isolation der betroffenen Familien. Sie tragen dazu bei, dass Berührungsängste aufrechterhalten werden und der Umgang mit behinderten Menschen nicht vertrauter wird.

Die Bedeutung der Behinderung für die Familie

- Fortsetzung von Fallbeispiel 25

  Jan M. weinte in seinen ersten achtzehn Lebensmonaten sehr viel. Er ließ sich kaum beruhigen. Jede Nacht war er stundenlang wach und schlief immer nur für kurze Zeit. Er aß extrem langsam und eigentlich nie genug, obwohl die Eltern ihn drei Stunden am Tag fütterten. Jan konnte seine Finger nicht in den Mund stecken und sich nicht drehen. Selbst seinen Kopf zu halten, fiel ihm schwer. Seine schwere Körperbehinderung und seine Sehschwäche schränkten ihn so ein, dass er sich kaum allein beschäftigen konnte. Er musste immer wieder wegen Infekten ins Krankenhaus und entwickelte zusätzlich eine Epilepsie. Alle Familienmitglieder mussten extrem zurückstecken. Seine Eltern und Geschwister waren ständig überfordert. Schlafmangel, Sorgen, Unsicherheit und Angst bestimmen das familiäre Zusammenleben in den ersten zwei Lebensjahren.

Bei Familie M. entstehen viele Fragen und Selbstvorwürfe, die für Eltern mit behinderten Kindern typisch sind: Tun wir auch genug? Was hat das Kind? Warum lässt es sich kaum beruhigen? Hat es Schmerzen oder will es nur seinen Willen durchsetzen? Was habe ich, was haben wir falsch gemacht? Darf man dem Kind trotz der Behinderung Grenzen setzen und es auch mal schreien lassen? Hätte die Behinderung durch die Eltern oder durch die Ärzte verhindert können? Warum gerade unser Kind?

Lisa, der älteren Schwester von Jan, gelingt vieles mit Leichtigkeit. Sie scheint am besten mit der Situation klarzukommen. Sie wirkt besonders groß, vielleicht etwas zu früh erwachsen. Niklas, der drei Jahre jüngere Bruder von Jan, hat Schwierigkeiten. Er isst übermäßig, hat Schulprobleme und zieht sich sozial zurück. Diese Symptome treten auf, als der behinderte Bruder seltener im Krankenhaus ist, mehr schläft und sich insgesamt zu einem fröhlichen, ausgeglichenem Kind entwickelt. Geschwisterrivalität und Streit gibt es nur zwischen den gesunden Kindern. Die Eltern haben nun das Gefühl, Niklas sei das schwierigste Kind und suchen mit ihm verschiedene Therapeuten auf. Als Jan in den Kindergarten geht und alles gut klappt, hat auch Lisa Schwierigkeiten in der Schule. Die Eltern erleben nun Jan als das einfachste ihrer Kinder.

In der Betrachtung von Familien mit behinderten Kindern wird der Situation der Geschwister oft zu wenig Beachtung beigemessen. Die Journalistin Ilse Achilles beschreibt die Situation der Geschwister sehr treffend: »Geschwister sind anders betroffen von einer Behinderung ihres Bruders oder ihrer Schwester als die Eltern des Kindes. Während für die Eltern die Behinderung oft ein lebenslanger Schmerz bleibt, der in Schwellensituationen immer wieder aufflammt, können Geschwister oftmals einen viel unbefangeneren

Kontakt zur behinderten Schwester oder zum behinderten Bruder aufbauen« (Achilles 1995, S. 9). Gleichzeitig haben sie es in vielerlei Hinsicht schwerer als Geschwister gesunder Kinder. Die elterlichen Erwartungen an sie sind oftmals erhöht. Sie werden früh mit Leid konfrontiert und müssen früh Rücksicht nehmen, eigene Bedürfnisse hinten anstellen und Verantwortung tragen. Von ihnen wird mehr Verständnis und Einsicht verlangt. Normale Rivalitäten, Aggressionen und Streit werden ihnen häufig untersagt und negativer bewertet als unter gesunden Geschwistern. Sie sind damit in vielerlei Hinsicht überfordert. Geschwister behinderter Kinder haben aufgrund der eigenen Gesundheit und Überlegenheit möglicherweise Schuldgefühle. Da das behinderte Kind mehr Betreuung braucht, entwickeln sie verständlicherweise Gefühle von Neid und Aggressionen. Geschwister behinderter Kinder neigen aufgrund der elterlichen Überlastung zur Überanpassung. Von den Eltern kann ihnen unbewusst die Funktion der Entschädigung oder Kompensation der Wunde zugeteilt werden, die durch die Behinderung des Geschwisterkindes entstanden ist. Sie erhalten oft den Auftrag, Hoffnungsträger, Trost oder Ersatz für das behinderte Kind zu sein. Manche der ihnen übertragen Funktionen behalten sie ein Leben lang. Nicht selten leiden sie zusätzlich unter der gesellschaftlichen Diskriminierung behinderter Kinder (Achilles 1995).

Therapeutisch ist es wichtig, ihnen – wie auch ihren Eltern – zu helfen, eine Balance zwischen Altruismus und Selbstbehauptung zu finden. Sie brauchen Raum für positive und negative Gefühle sowie Lob und Anerkennung für ihre Rolle. Wenn ihnen Verständnis entgegengebracht und Raum für die Bewältigung gegeben wird, können sich Geschwister behinderter Kinder gut entwickeln und viel Positives aus ihren Erfahrungen mit ihrem behinderten Geschwisterkind mitnehmen. Umgekehrt kann die soziale Umwelt vieles von Geschwistern behinderter Kinder lernen.

- Fallbeispiel 27

Paul ist ein fünfjähriger Junge mit einer spastischen Diplegie. Er läuft nur im Kindergarten. Zu Hause sitzt er im Kinderwagen oder wird getragen. Die Eltern macht es traurig, ihn laufen zu sehen, weil beim Gehen seine Behinderung offensichtlich wird. Der Junge will zu Hause nicht laufen, weil er dort so oft hört: »Setz die Füße gerade.« – »Stell dich doch gerade hin.« Obwohl ihm dies aufgrund seiner Behinderung nicht gelingen kann, sagen die Eltern: »Er ist zu faul, wenn er wollte, könnte er es viel besser.«

Dies macht deutlich, dass die Eltern den Wunsch noch nicht aufgegeben haben, ihr Kind könne sich »normal« oder zumindest »normaler« entwickeln. Sie haben die Behinderung noch nicht akzeptiert. Die Annahme, ihr Kind wäre zu faul, lässt ihnen die Hoffnung, mit mehr Anstrengung könnte Paul doch irgendwann unauffällig laufen lernen. Um seine Bemühungen ausreichend schätzen zu können, müssen Eltern lernen, ihr Kind so zu akzeptieren, wie es ist. Nur wenn die Eltern die Entwicklungsmöglichkeiten und Grenzen ihres Kindes realistisch einschätzen, können sie ihr Kind angemessen fördern und seine Bemühungen wertschätzen. Überhöhte Erwartungen und zu viel Therapie können die Motivation des Kindes sehr bremsen und den Aufbau einer guten emotionalen Beziehung zwischen Eltern und Kind beeinträchtigen.

- Fallbeispiel 28
  Chris hat ein seltenes Syndrom mit Organfehlbildungen, fehlender aktiver Sprache und einer starken geistigen Behinderung. Für seine Mutter ist es zeitweise unerträglich, dabei zuzuschauen, wie die Heilpädagogin Gegenstände versteckt und einfache Spielangebote macht und ihr Kind jedoch trotz endloser Wiederholungen nicht versteht, worum es geht. Sie wünscht sich auch deutliche Rückmeldungen von ihrem Kind oder Fortschritte als kleinen Dank für all ihre Mühen. Als Chris sechs Jahre alt ist, verhält er sich immer noch sehr auffällig. Er macht stereotype Bewegungen und kneift andere Kinder, um Kontakt zu ihnen aufzunehmen. Die Mutter erlebt es als demütigend, das Verhalten ihres Kindes ständig erklären und entschuldigen zu müssen. Sie äußert die große Angst, dass die Scham und die Verletzung nie ganz aufhören wird.

Familien mit Kindern, die auffällig oder entstellt aussehen oder sich auffällig verhalten, haben häufig zusätzlich im besonderen Maß mit Schamgefühlen zu kämpfen. In der Öffentlichkeit werden diese Kinder und ihre Familien oft angestarrt. Oder sie müssen erleben, dass Fremde sich verunsichert, beschämt oder sogar schockiert abwenden. Für Eltern kann es aber auch sehr belastend sein, bei der Spieltherapie oder bei der Physiotherapie zuzusehen. Weil dort primär das geübt wird, was das Kind nicht kann, wird die Behinderung für die Eltern bei den Therapien in besonderem Maß sichtbar. In solchen Fällen kann es therapeutisch sinnvoll sein, den Eltern anzubieten, nicht mehr immer bei den Therapien dabei sein zu müssen.

Beratung von Familien mit behinderten Kindern

Behinderungen können wie ein Vergrößerungsglas auf Alltagsprobleme und Meinungsverschiedenheiten in der Familie wirken. Eine Behinderung hat in der Regel den Stellenwert eines kritischen Lebensereignisses. Sie kann aber auch als seelisches Trauma erlebt werden, wenn sie etwa durch einen Unfall oder eine dramatischen Entbindung entsteht.

Behinderung und Krankheit

Bei der Begleitung von Familien mit behinderten Kindern muss berücksichtigt werden, dass Behinderung nicht auch gleichzeitig Krankheit bedeutet. Es gibt viele behinderte Kinder, die vor allem in den ersten Lebensjahren häufig krank sind und nicht wenige, die, kurz nach der Geburt oder in der Zeit danach, einmal oder vielleicht sogar mehrmals in Lebensgefahr schweben. Bei vielen Kindern stabilisiert sich die Gesundheit über längere Phasen oder sogar langfristig. In einer Zeit der akuten Krankheit oder des Kampfes und der Sorge um das Überleben des Kindes ist die Familie besonders gefordert, und es kann sehr sinnvoll und notwendig sein, der Erkrankung einen zentralen Platz und eine zentrale Rolle in der Familie zuzuweisen. Andererseits können auch Kinder mit einer Behinderung durchaus »gesund« sein und die Behinderung kann einen Platz in der Familie haben – ohne bedrohlich zu sein oder die Rolle des lebensbestimmenden Faktors zu spielen. Dieser Aspekt ist sehr wichtig, wenn es um das Erkennen und Fördern von Ressourcen in der Familie geht.

Wege der Bewältigung

Eltern behinderter Kinder müssen in der Regel Phasen der Trauer durchleben. Die Trauer kann viele Gründe haben und verschiedenste Formen annehmen. In der Trauer geht es zum Beispiel darum, Abschied vom Wunschkind zu nehmen, dessen Bild alle Eltern vor der Geburt und in der ersten Zeit von ihrem Kind entwerfen. Oder es geht um die Trauer um die fehlenden oder mangelnden Entwicklungsmöglichkeiten des Kindes oder über den Verlust der individuellen oder familiären Autonomie. Daher ist es eine wichtige Aufgabe in der Arbeit mit Behinderten und von Behinderung bedrohten Kindern und ihren Familien, die Eltern und gegebenenfalls auch die Kinder in ihrem Trauerprozess zu begleiten.

Väter und Mütter trauern und bewältigen die Behinderung oft auf recht unterschiedliche Weise. Zum Teil fühlen sie sich aufgrund mangelnden Austauschs von Gefühlen und recht unterschiedlichen Lösungsversuchen allein. Oftmals wird angenommen, dass Väter von der Behinderung ihrer Kinder weniger betroffen sind als die Mütter. Tatsächlich können sie jedoch genauso betroffen sein und die Auseinandersetzung mit der Behinderung ähnlich schwer erleben wie die Mütter. Sie gehen aus unterschiedlichsten Gründen jedoch anders mit der Situation um. Angeborene Unterschiede und vor allem geschlechtsspezifische soziale Rollen und Rollenerwartungen führen zu Unterschieden in den Bewältigungsformen. Väter versuchen häufig, mehr Kontrolle zu bewahren, weniger Emotionalität und mehr Rationalität zu zeigen und ihrer Beschützerrolle gerecht zu werden (Hinze 1991). Nicht wenige Väter versuchen, ihre Gefühle nicht zu zeigen und nicht zuzulassen, um das Familiensystem zu stabilisieren (»Wenn ich auch noch zeige, wie es mir wirklich geht, bricht alles zusammen«).

Aufgrund der familiären Aufgabenverteilung fehlt Vätern teilweise auch der intensive Kontakt zum Kind. Dies kann zu Gefühlen der Hilflosigkeit oder Inkompetenz führen. Weil die Mütter die Kinder weitestgehend versorgen und auch die Professionellen vorwiegend die Mütter ansprechen, kann es dazu kommen, dass die Väter in eine Außenseiterrolle geraten und aus Hilflosigkeit oder Resignation weniger Verantwortung und weniger Aufgaben übernehmen.

Für die Mütter hingegen wird die Versorgung des Kindes häufig zu einer zentralen Lebensaufgabe und die Entwicklungsfortschritte des Kindes werden zu einem wichtigen Maßstab ihrer Zufriedenheit. Sie riskieren – ähnlich wie viele Therapeuten – in den Glauben zu geraten: »Je mehr Therapie, desto besser die Entwicklung.« Oder sie haben die Hoffnung: »Wenn wir alles für das Kind tun, wird es vielleicht wieder gesund.« Dies wiederum trifft teilweise auf fehlendes Verständnis und Gefühle der Vernachlässigung bei den anderen Familienmitgliedern.

Sowohl die Eltern als auch die Kinder brauchen Zeit und Raum, um ihre Erlebnisse im Zusammenhang mit der Behinderung und ihre Ängste und Sorgen, Schuldgefühle und Aggressionen ausdrücken und annehmen zu können. Therapeutisch ist es wichtig, die Phasen und Prozesse zu erkennen, in denen die Eltern sich gerade befinden, ob beispielsweise gerade Vermeidung oder Auseinandersetzung, Leugnung oder Akzeptanz, Resignation oder Kampf gegen die Behinderung im Vordergrund stehen. Es ist wichtig, die Bewältigungsversuche zu verstehen und zu akzeptieren und die Reaktionen der einzelnen Familien vor dem Hintergrund ihrer Biographien zu betrachten.

In bestimmten Phasen kann es notwendig und sinnvoll sein, die Eltern sehr direkt und deutlich aufzuklären. In anderen Phasen ist es wichtiger, ihnen Entwicklungsperspektiven aufzuzeigen. Auch Hoffnung ist wichtig! Auch unrealistische Vorstellungen haben ihren Sinn (Erholung) und eine wichtige Funktion bei der langfristigen Bewältigung der Behinderung. Familien mit behinderten Kindern brauchen Zeit, um in ihre Aufgaben hineinzuwachsen. Wichtig ist es zu fragen: »Was hilft dem Kind, den Eltern und den Geschwistern mit der Situation zurechtzukommen?«

Perspektiven entwickeln

Ein weiteres Ziel ist es, die Eltern bei der Entwicklung einer realistischen Einschätzung ihres Kindes zu unterstützen, die auch Raum für Hoffnungen und Träume lässt. Stark verzerrte und persistierende, unrealistische Wahrnehmungen des Kindes und seiner Möglichkeiten können zu gravierenden Interaktionsproblemen führen.

Kinder mit einer Behinderung können durchaus »gesund« sein. Die Behinderung kann einen Platz in der Familie haben, ohne bedrohlich zu sein. Ein Kind mit Behinderung hat Einschränkungen, unter denen es in sehr unterschiedlichem Ausmaß leiden kann. Wie stark ein Mensch mit Behinderung diese selber als belastend oder Leid erzeugend erlebt, ist individuell sehr unterschiedlich und muss im Einzelfall erfragt oder – wenn dies nicht möglich ist – aus Beobachtungen von Bezugspersonen erschlossen werden. Es gibt Menschen mit einer Behinderung, die beschreiben, selbst weniger darunter zu leiden als die Familie. Dies zu erfahren, kann die Familie sehr entlasten. Die Sicht des Kindes mit seinen Einschränkungen *und* seinen Möglichkeiten und Fähigkeiten müssen betroffene Familien und zum Teil auch Fachleute oft erst schrittweise erlernen.

Behinderung bedeutet nicht Unmöglichkeit von Entwicklung oder Hoffnungslosigkeit auf unbegrenzte Zeit. Behinderung bedeutet Entwicklung trotz oder mit Hindernissen und trotz Einschränkungen. Diese Aspekte sind wichtig, wenn es darum geht, Ressourcen der Familie zu erkennen und zu fördern. Trotz der Behinderung eines Kindes kann es Freiräume für die Autonomie der einzelnen Familienmitglieder und Raum für »normale« Konflikte und für ein unbeschwertes Miteinander geben. Eltern, Geschwister und die behinderten Kinder selbst brauchen Möglichkeiten, Bedürfnisse zu äußern und Autonomie zu entwickeln. Dazu benötigen sie einerseits soziale Unterstützung und andererseits die Stärkung ihrer eigenen Kompetenzen.

Interventionsmöglichkeiten

Insgesamt ist es wichtig, den Blick der Familie ebenso wie den der Professionellen nicht nur auf die Belastungen und Defizite zu richten, sondern auch auf die Ressourcen und die Bedingungen einer gesunden Entwicklung. Neben Ängsten, Sorgen und Problemen gibt es auch mit behinderten Kindern Freude und schöne Erfahrungen. Alternative Erklärungshypothesen für Probleme und neue Sichtweisen eröffnen den Weg für Veränderungen.

Körperbehinderte Kinder brauchen oft sehr lange – manche sogar ihr Leben lang – Therapie, intensive ärztliche Begleitung oder eine besondere pädagogische Förderung. Daher ist es besonders wichtig, dass die Motivation aller Beteiligten lange erhalten bleibt. Im Lauf der Zeit kann es immer wieder zu unbefriedigenden Kooperationen kommen. Diese können sehr vielfältige Ursachen haben und damit auch sehr verschiedene Lösungen erforderlich machen.

Oft wird die Verantwortung für mangelnde Kooperation oder nicht in erwünschtem Maße eintretende Therapieerfolge vorschnell den Eltern zugeschoben. Mangelndes Interesse oder fehlende Einsicht in die Bedürfnisse des Kindes seitens der Familie oder die Annahme psychischer Probleme der Mutter sind geläufige Erklärungshypothesen. Andererseits kann auch nicht gelebte Trauer der Fachleute die Ursache sein. Oder es ist eine verdeckte Konkurrenz zwischen Eltern und Fachleuten entstanden: »Wer weiß besser mit dem Kind umzugehen, es zu verstehen, es zu fördern?« Auf beiden Seiten können Gefühle der Insuffizienz aufkommen. Nicht nur Eltern, auch Fachleuten fällt es teilweise schwer, das Ausmaß einer Behinderung wahrzunehmen, die eigene Betroffenheit zuzulassen und eigene Grenzen zu erkennen.

Therapeuten sollten versuchen, Eltern als Experten für die Bedürfnisse des Kindes und für die Bedürfnisse der Familie ernst zu nehmen. Außerdem sollten sie neben den therapeutischen auch die familiären Notwendigkeiten berücksichtigen. Der Faktor Zeit, der familiäre Lebenszyklus und die Möglichkeiten der Autonomieentwicklung müssen einbezogen werden. Auch wenn in Familien mit behinderten Kindern im therapeutischen Alltag oft nur Teile des familiären Systems direkt erreichbar sind, können systemische Sichtweisen eingebracht werden, beispielsweise durch indirekte oder zirkuläre Fragen nach den Reaktionen, Aktivitäten und Meinungen anderer Personen im Umgang mit der Behinderung des Kindes (Kilian 1989).

Anregungen

Mögliche Ziele:

- Krankheits-/Störungsmodell der Eltern, der Kinder und Geschwisterkinder erfragen.

Geben Eltern oder Geschwister sich die Verantwortung/Schuld für die Behinderung?
- Aufklärung der Eltern über Ursache, Entwicklung und Verlauf der Behinderung.
- Langfristig: Heranführung an eine realistischen Einschätzung der Entwicklungsmöglichkeiten des Kindes und eine angemessene Einschätzung der therapeutischen Möglichkeiten: Erreichbares und Grenzen des Erreichbaren.
- Berücksichtigung des Tempos der Familie. Akzeptanz scheinbarer Rückschritte und Stagnationen im Bewältigungsprozes.
- Blick auf Handlungs- und Einflussmöglichkeiten richten. Die Nutzung von Kraftquellen und erfolgreiche Bewältigungsmethoden in früheren kritischen Lebenssituationen anregen.
- Möglichkeiten der familiären Selbstorganisation erfragen, fördern und unterstützen. Förderung der Selbstwirksamkeit.
- Bedürfnisse und Möglichkeiten der Erholung erfragen und berücksichtigen helfen.
- Autonomie der Eltern, der Geschwister und der behinderten Kinder fördern.
- Den Blick für »das Normale« im Leben mit behinderten Kindern öffnen und Hilfen für die Entwicklung einer neuen Realität geben.
- Wie geht es den gesunden Kindern? Was gelingt? Was können sie gut? Aber auch Sorgen, Ängste und Erziehungsprobleme der Eltern in Bezug auf gesunde Kinder erfragen.
- Das Verständnis für die Vielfalt der Trauer und Bewältigungsformen innerhalb der Familie fördern.
- Die Unterstützung darin, in der Behinderung des Kindes vielleicht auch einen Sinn zu sehen.

Ressourcenorientierte Fragen:
- Was ist aus Sicht der verschiedenen Familienmitglieder das Problem?
  Es ist durchaus nicht immer und an erster Stelle die Behinderung.
- Wer trauert und bewältigt wie? Gibt es gemeinsame Bewältigungsaktivitäten?
- Was glauben Eltern und Geschwister, was das behinderte Kind

braucht? Womit geht es ihm schon gut? Geht es ihm in mancherlei Hinsicht sogar sehr gut oder besser als andern Familienmitgliedern?
- Woran kann man merken, dass es dem behinderten Kind (den Geschwistern, den Eltern) gut geht?
- Wie sorgt das Kind für sich?
  Auch schwer mehrfachbehinderte Kinder können flirten und mit ihrem Charme, durch Lachen oder Weinen dafür sorgen, dass man ihre Wünsche versteht und erfüllt.
- Glaubt ihr/glauben Sie, dass das Kind unter der Behinderung leidet? Wann und wann nicht?

Fragen an Geschwisterkinder:
- Erzählt von euch.
- Später: Erzählt von euren Geschwistern.
  Was haben sie von dir gelernt? Was habt ihr von ihnen gelernt?
- Was können deine Eltern von dir lernen?
- Was macht ihr, wenn ihr wütend seid auf euren Bruder/eure Schwester?
- Was macht ihr, wenn ihr Lust habt oder es notwendig ist, zu streiten?
- Was könnt ihr machen, um Mama oder Papa mal ganz für euch zu haben?
- Wann ist es schön und was ist schwierig, so einen Bruder/eine Schwester zu haben?

Fragen an die betroffenen Kinder:
- Erzählst du uns von dir?
- Wie geht es dir?
- Wie geht es dir mit deiner Behinderung?
- Was kannst du gut? Was ist schwieriger für dich als für die anderen? Traut man dir genug zu?
- Was behindert dich?
- Wo hilft dir deine Umgebung (Eltern, Geschwister, Verwandte) – wo nicht?
- Wo möchtest du genauso behandelt werden wie deine Geschwister, Freunde?
- Was gefällt dir an deiner Familie?

- Machen sich die anderen manchmal zu viele Gedanken um dich?
- Könntest du dir vorstellen, dass du auch manchmal Vorteile vor deinen Geschwistern hast?
- Kannst/darfst du mit deinen Geschwistern auch mal streiten?

Familienorientierte Angebote

In der praktischen Erfahrung zeigt sich, dass neben Angeboten für ganze Familien oder Eltern auch spezielle Angebote für Subgruppen, etwa Väter oder Geschwister, hilfreich sind. Die Subgruppen können sich später über ihre Erfahrungen austauschen. Mögliche Settings sind:

- Eltern-Kind-Gruppen: gemeinsames Spiel und therapeutische Begleitung mehrerer Eltern und Kinder.
- Elterngesprächskreise mit fachlicher Leitung zur Unterstützung der Bewältigung.
- Elterngesprächskreise ohne fachliche Leitung: Kontakt zu anderen Betroffenen, Interessenvertretung, Austausch und Freizeitgestaltung.
- Eltern-Kind-Wochenenden: mit mehreren Familien inklusive Geschwisterkindern, mit Angeboten für Gesamtgruppen und wechselnde Teilgruppen, etwa Männer-, Frauen- und Geschwisterrunden.
- Angebote nur für Geschwisterkinder.
- Vätergesprächskreise.
- Angebote für Großeltern, andere Verwandte und Freunde der Familie mit behinderten Kindern.

Informationen, Rat und Hilfe

Kompetenzzentren: z. B. Frühförderstellen, Sozialpädiatrische Zentren, Kinderneurologische Zentren, staatliche und private Kindergärten, Schulen, Landschaftsverbände.

Aufklärung über finanzielle und gesetzliche Hilfen: durch Behindertenbeauftragte der Stadt oder des Kreises, Versorgungsämter, Krankenkassen und Behindertenvereine.

Unterstützung durch Familienentlastende Dienste und Zivildienstleistende: z. B. Malteserhilfsdienst, Deutsches Rotes Kreuz, Arbeiter-Samariter Bund und ambulante Kinderpflege.

Bundesverband für Körper- und Mehrfachbehinderte e.V.
Brehmstr. 5–7
40329 Düsseldorf
Tel.: 0221-64004-0, Fax: 0211-64004-20
http://www.bvkm.de

Lebenshilfe für geistig Behinderte e.V.
Postfach 701163
35020 Marburg
Tel: 06421-491-225, Fax: 06421-491-167
http://www.lebenshilfe.de

Vielfältige Informationen zu Behörden und Anlaufstellen finden sich im Internet unter
http://www.behindertenratgeber.org/frame.htm
und Informationen zu Selbsthilfegruppen unter
http://behinderung.org/selbsthi.htm

Stiftung zur Förderung körperbehinderter Hochbegabter
FL–9490 Vaduz
Tel.: 0041-75-2320424

Gastrointestinale Erkrankungen in der Familie

Günter und Ingrid Jantschek

Familienmedizinische Aspekte sind in der Gastroenterologie bisher wenig beachtet worden. Lediglich in der Betreuung und Behandlung von Kindern mit ungeklärten wiederkehrenden abdominellen Schmerzen gibt es in der Literatur Hinweise auf die Bedeutung der familiären Interaktionen (Liebmann et al. 1976; Wood et al. 1989; Woodman et al. 1998). Mit Aufkommen der familientherapeutischen Betrachtungsweise in den sechziger Jahren in den Vereinigten Staaten gab es dann vereinzelte Beobachtungen familiärer Zusammenhänge bei den chronisch entzündlichen Darmerkrankungen. Insbesondere einige deutsche Forscher haben dieser Thematik große Aufmerksamkeit gewidmet.

Aus den Beobachtungen von Familien bei gastrointestinalen Krankheiten haben wir gelernt, welche komplizierten, biopsychosozialen Regelungsprozesse durch die Erkrankung ausgelöst werden und andere Interventionen als einfache, linear-kausal begründbare Reaktionen auf Einzelfragen verlangen. Begriffe wie Verleugnung, Abwehr oder Rigidität sind nicht hilfreich. Stattdessen motiviert die positive Bewertung der Krankheitsbewältigungsmechanismen die Betroffenen, sich an scheinbar unlösbare Aufgaben heranzuwagen und Respekt gegenüber den bei einer chronifizierten körperlichen Erkrankung ganz besonderen Entwicklungsaufgaben, ermutigt, sich diesen zu stellen.

Familienmedizinische Aspekte bei Morbus Crohn und Colitis ulcerosa

Colitis ulcerosa und der Morbus Crohn gehören zu den unspezifischen chronisch-entzündlichen Darmerkrankungen. Die Ursachen dieser Krankheiten sind bis zum heutigen Tag nicht abschließend geklärt. Auch wenn die Rolle psychosozialer Faktoren bei der Entstehung der Erkrankung oder einer Schubauslösung nach wie vor kontrovers diskutiert wird, sind doch die psychosozialen Folgen dieser lebenslang bestehenden Krankheit sowohl bei Kindern und Jugendlichen als auch bei Erwachsenen unumgänglich zu berücksichtigen.

Die Inzidenz für den Morbus Crohn (Crohn et al. 1932) beträgt etwa sechs Neuerkrankungen pro Hunderttausend. Die Prävalenz wird 1984 mit bis zu 70/100.000 angegeben, je nach untersuchter Population. Der Altersgipfel beim Morbus Crohn liegt zwischen dem 20. und 25. Lebensjahr. In der Literatur gibt es Hinweise auf einen Krankheitsbeginn teilweise in sehr frühem Kindesalter. Inzidenz und Prävalenz für die Colitis ulcerosa in Mitteleuropa sind insgesamt höher als beim Morbus Crohn. Dies gilt auch für das Alter bei Krankheitsbeginn und den Altersgipfel. Beim Morbus Crohn gibt es noch einen zweiten Altersgipfel zwischen 50 und 60 Jahren. Nach Feurle (1986) erleben zehn Prozent der Patienten mit Morbus Crohn eine Verzögerung oder sogar einen Abbruch der Schul- und Berufsausbildung, bei zehn Prozent erzwingt die Krankheit einen Berufswechsel. 20 Prozent der Berufstätigen können nur Teilzeitarbeit verrichten. Damit sind bereits einige Aspekte familiärer Belastungen angedeutet. Nach Steiner-Grossmann (2000) verändern die Erkrankungen Patient und Familie in vielerlei Hinsicht: im Schmerzerleben, in der Fähigkeit der Kinder zum Schulbesuch oder der Arbeitsfähigkeit der Versorger. Das Sexualleben wird beeinflusst, Erwartungen für die Zukunft sind unsicher und führen zu einer neuen elterlichen Verantwortung bezüglich kranker Kinder.

Verschiedene Autoren beschreiben eine gestörte Entwicklung kranker Kinder und Jugendlicher im Gegensatz zu den gesunden Geschwistern (Teufel et al. 1988a, 1988b). Paulley (1974) erwähnt die einem Krankheitsschub oft vorausgehende »in-between«-Situation der Patienten, indem diese innerhalb einer krisenbedrohten Familie zu vermitteln versuchen. Engström (1991, 1999) berichtet zur extrem komplexen somatischen und psychischen Situation bei Kindern. Kinder mit Morbus Crohn haben eine erheblich herabgesetzte Lebensqualität. Ergebnisse von Familienuntersuchungen verdeutlichen Sinn und Vorteile, die Familie in die Behandlung mit einzubeziehen (Gerson et al. 1998; Jackson u. Yalom 1966; Jantschek et al. 1989; Jantschek 1993; Wirsching 1986).

Oft wird wie bei der individuellen Betrachtungsweise ein Konzept von »Familienspezifität« (Minuchin et al. 1975; Minuchin et al. 1978) zugrunde gelegt, in der Vorstellung, es gebe »gesunde oder kranke Familien«. Jedoch setzt sich die Erkenntnis immer mehr durch, dass sich so genannte psychosomatische von rein somatischen oder »richtigen« Krankheiten immer schwerer trennen lassen und dass es immer weniger sinnvoll ist, eine solche Trennung zu versuchen (Cierpka 1989). Aus heutiger Sicht lässt sich bei allen Krankheiten, wenn auch in unterschiedlicher Weise und Gewichtung, ein Aufeinanderwirken psychosozialer und biologischer/somatischer Faktoren erkennen (Stierlin 1990). In einer eigenen Untersuchung konnten wir dies bestätigen. Die Personen in den Familien mit chronisch entzündlichen Darmerkrankungen unterscheiden sich nicht von Personen der Kontrollgruppen (Jantschek et al. 1989).

In einer weiteren Studie haben wir jugendliche Morbus-Crohn-Patienten (Durchschnittsalter 17,7 Jahre) sowie ihre Herkunftsfamilien über einen Zeitraum von über elf Jahren beobachtet und den Verlauf der Erkrankung sowie die familiären Veränderungen dokumentiert. Die Patienten wurden am Beginn und über die Jahre hinweg regelmäßig unter anderem bezüglich ihrer somatischen Befunde, Laborwerte, Aktivitätsindices dokumentiert. Als familiäre Untersuchungsmethoden erfolgten Familieninterviews sowie die Anwendung der Fragebogen- und Fremdbeurteilungsmethode des SYMLOG (Bales u. Cohen 1982) und FACES II (Olson et al. 1982). Bei den Anfangsuntersuchungen wurden Vergleiche mit Kontrollgruppen vorgenommen. Im Lauf der Jahre erfolgten die Erhebungen postalisch und per Fragebogen (Jantschek 1993). Auch bei dieser Langzeituntersuchung ließ sich eine Familienspezifität nicht sichern. In den dokumentierten Verläufen zeigte sich hinsichtlich der somatischen Krankheitsentwicklung ein ähnliches Bild, wie es in der gastroenterologischen Literatur beschrieben wird. Eine Vorhersage des jeweils individuellen Verlaufs erscheint unmöglich und prognostische Faktoren gibt es bisher nicht. Die einzelnen Verläufe korrelierten ebenfalls nicht mit der familiären Entwicklung. Damit war auch hier eine Spezifität nicht nachvollziehbar. Trotz teilweise fataler Krankheitsverläufe ließen sich in den dokumentierten Beobachtungen ganz unterschiedliche und recht erfolgreiche Anpassungsfähigkeiten der Familien erkennen. Ohne dies wissenschaftlich absichern zu können, wurde deutlich, dass die Copingfähigkeiten der Familien variabel und gut an die Krankheitsverläufe angepasst waren.

- Fallbeispiel 29
  Die Erkrankung begann bei dem Jungen im Alter von 14 Jahren mit Blutungen aus dem Darm aufgrund einer schweren ulzerösen Dickdarmerkrankung. Er wurde damals mit Salazosulfapyridin, dem spezifischen Medikament für diese Erkrankung, behandelt. Zwei Jahre später musste er in eine chirurgische Klinik aufgenommen werden, weil sich aus dem linken Dickdarm Fisteln entleerten und im Bauchraum zu einem Abszess geführt hatten. Deshalb wurde der linke Dickdarm vollständig entfernt. Wir sahen diesen Patienten erstmals mit 20 Jahren in unserer Spezialsprechstunde für entzündliche Darmerkrankungen, einen jungen Mann mit einer Körpergröße von 176 cm, einem Gewicht von 41 kg, hochgradig abgemagert! Es bestand eine Blutarmut, aus einer Fistel in der Bauchwand entleerten sich Eiter und Stuhl. Bei der Dickdarmspiegelung zeigte sich eine hochgradige Entzündung im gesamten Dickdarm und auch im anschließenden Dünndarm.
  Zu diesem Zeitpunkt fand das erste Familiengespräch statt. Neben genügend Zeit und Raum für medizinische Fragen und Sachinformationen wurden Meinungen, Gedanken und Gefühle zur Krankheitsentwicklung und deren Bedeutung für alle Betroffenen zusammengetragen. Der Versuch, die Fistel mit einem speziellen Fistelkleber zu verschließen, gelang nicht. Am Darmausgang musste ein großer Abszess ausgeräumt werden. Daher entschloss man sich, eine frühe Ausleitung des Darms aus der Bauchwand vorzunehmen, um den stark entzündeten Darm entfernen zu können. Nach dieser Operation, bei der der aufsteigende Dickdarm ausgeleitet wurde, kam es einige Tage später zu einem kompletten Platzbauch. Der Patient war derart verunsichert und depressiv resigniert, dass er sich weigerte, eine erneute Operation vornehmen zu lassen und lieber sterben wollte. Durch die intensive und gute Zusammenarbeit mit den Eltern zur Unterstützung des Kranken war es letztendlich möglich, die Notoperation durchführen zu können. Dabei fand sich eine so schwere Entzündung des Bauchfells, dass nach fast vollständiger Entfernung des Dickdarms der Bauch offen bleiben musste, um insgesamt sieben Mal mit Flüssigkeit sauber gespült zu wer-

den. Erst danach erfolgte der Verschluss der Bauchdecke. Die Behandlungsdauer zog sich über insgesamt sechs Monate hin, anschließend wurde der Patient in die ambulante Betreuung übernommen.
Innerhalb dieser Zeit traten erneute Komplikationen auf, weil sich im Rahmen der Grunderkrankung und der begleitenden Kortison-Therapie eine hochgradige Osteoporose mit schwersten Rückenschmerzen eingestellt hatte. Deshalb musste in einem anderen Krankenhaus eine stationäre Behandlung erfolgen und der junge Mann wurde mit einem Korsett versorgt. Neun Monate später fand eine Nachuntersuchung mit einem weiteren Familiengespräch statt. Zu diesem Zeitpunkt war das Gewicht gestiegen auf nunmehr 56 kg. Es bestand der künstliche Darmausgang, Fisteln am Darmausgang waren ebenfalls noch vorhanden. Die psychosoziale Entwicklung war trotz des komplizierten Verlaufs gut. Die lange unterbrochene Ausbildung konnte fortgesetzt und erfolgreich beendet werden. Im zweiten Gespräch zeigte sich dann auch ganz deutlich, welche Entwicklung trotz der Komplikationen und der jetzt noch bestehenden Behinderung (Ileostoma, Analfistel und Korsett) möglich waren. Der Sohn, der vorher die Fisteln über ein Jahr verschwiegen hatte, übernahm jetzt selbst die Verantwortung für die Krankheit und das Ileostoma. Alle akzeptierten diesen Reifeprozess, der neue Rollenfindungen für den Patienten und die Eltern einleitete. Offenheit im Umgang mit beschämenden und ängstigenden Themen wurde von allen als entlastend empfunden und trug zur Steigerung von Kompetenz im Umgang mit der Krankheit bei. Leider heilten die perianalen Fisteln nicht ganz ab, immer wieder bildeten sich Rezidive. Der Patient kam von sich aus wieder und war damit einverstanden, die notwendige Maßnahme der vollständigen Entfernung des Enddarms vornehmen zu lassen. Es trat nun das Phänomen auf, dass nunmehr er die völlig verzweifelte Mutter von der Notwendigkeit der Operation überzeugen musste. Die weiteren Kontrollen zeigten keine neuerlichen Komplikationen. Der inzwischen 30-jährige Mann hat mit seinem Ileostoma die Ausbildung zum Versicherungskaufmann abgeschlossen.

Die Kasuistik sowie die Ergebnisse unserer Familienuntersuchungen sind Belege für eine positive Adaptation des Betroffenen und seiner Familie.

Rolland (1987) spricht von einem neuen System, das an der Schnittstelle zwischen chronischer Erkrankung und dem normalen familiären Lebenszyklus entsteht. Dabei ist es notwendig, eine gemeinsame Sprache zu finden, die Brücken zwischen der Welt der Erkrankung, dem Individuum und der Familienentwicklung herstellt. Dazu gehören auch transgenerationale Aspekte, Krankheit, Verlusterleben und Krisen, die in die Fäden der Krankheit, der Familie und des Individuums eingewoben sind.

Diese transgenerationalen Aspekte von Krankheitserfahrung haben wir deutlich an einem anderen Beispiel sehen können. Der Patient kam im Alter von 13 Jahren mit einem Morbus Crohn zu uns. Inzwischen haben wir ihn über zwölf Jahre weiter beobachten können.

- Fallbeispiel 30

  Bei diesem Jungen traten im Alter von 13 Jahren erste Krankheitszeichen mit Durchfällen und einer blutenden Schleimhautverletzung am After auf. Bei den notwendigen Untersuchungen (Darmspiegelung und Röntgenuntersuchung des Darms) fanden sich geschwürige Entzündungen im Dickdarm und im angrenzenden Dünndarm. Wie üblich erfolgte die notwendige Behandlung mit Kortison und dem speziellen Medikament 5-Aminosalicylsäure. Danach entwickelte sich zunächst ein erfreulicher Verlauf und die physiologische Altersentwicklung war auch nicht wesentlich beeinträchtigt.

  Zunächst gab die psychosoziale Entwicklung keinen Anlass zur Sorge, nach erfolgreichem Schulabschluss wurde eine Berufsausbildung begonnen. Im Gespräch mit der Familie stellte sich diese gebunden, von starker Struktur und relativer Geschlossenheit dar, in der gemeinsamen Überzeugung, dass so am ehesten die Gewähr bestehe, alle Lebensveränderungen bewältigen zu können, auch die, die durch eine Krankheitskrise verändert wurden. Offenheit und Bereitschaft, zusätzlich Hilfe von außen anzunehmen, beschrieben die Entwicklungspotenz dieser Familie.

  Im weiteren Verlauf gab es mehrere Schübe der Erkrankung und gleichzeitig auf der psychischen Seite einen sozialen Rückzug, der letztendlich in der Diagnose einer schizophrenen Entwicklung des Jugendlichen mündete, so dass die berufliche Tätigkeit beendet werden musste. Er wurde wegen dieser Erkrankung berentet und lebt derzeit allein, hat jedoch Kontakt zu den Eltern.

  Im Rahmen der psychischen Erkrankung entstand das Phänomen, dass die vorhandenen Körpersymptome völlig anders erlebt wurden, sehr ängstlich, hypochondrisch und teilweise auch in wahnhafter Form.

Dies führte dazu, dass es auch für die Behandler schwierig wurde, die Schwere der Darmerkrankung einzuschätzen, da eine deutliche Diskrepanz zwischen den gefundenen Entzündungszeichen und den vorgetragenen Beschwerden bestand. Dieses Phänomen ist bei gleichzeitiger psychischer oder psychiatrischer Erkrankung nicht selten und führte bei diesem Patienten zu einer ganz erheblichen Belastung für die Eltern, die dies kaum ertragen konnten. Die Anpassungsmechanismen stießen an die Grenzen und die Ressourcen waren aufgebraucht. Es handelte sich hier um eine Kleinfamilie mit lediglich einem Kind, weitere Verwandte in der näheren Umgebung konnten zur Unterstützung nicht herangezogen werden.

Das Beispiel zeigt auch, wie unterschiedlich die Anforderungen an die Ressourcen innerhalb einer Familie und wie different Anpassungsmechanismen sein müssen, wenn es sich um chronische körperliche Erkrankungen oder psychische Erkrankungen handelt. Bewährte Mechanismen können nicht ohne weiteres auf neue und andere Krankheiten angewendet werden.

In unserer Bewertung zeigte diese Familie unterschiedliche Adaptationsmodelle, die wir jedoch als sinnvoll und funktional verstanden. Zu diesem Thema haben sich Wood et al. (1989) geäußert. In ihren Untersuchungen zu Familienmodellen und Klassifikationen, zum Beispiel dem von Olson et al. (1983), heben sie hervor, dass die Adaptabilität in diesem Modell eine relative Funktion oder Dysfunktion impliziert. Daher suchen solche Modelle eine Dysfunktion oder Psychopathologie und sind damit eng in der Nosologie des Medizinmodells verhaftet. Nach Ansicht von Wood handelt es sich dabei jedoch um einen logischen Irrtum bei der Annahme, eine Familie sei dysfunktional oder pathologisch, weil ein Familienmitglied krank ist. Jeder Versuch, eine Familie zu klassifizieren auf der Basis von Verhaltensweisen, die mit Dysfunktion korreliert sind, würde diesen Irrtum verstärken. Unsere Ergebnisse unterstützen diese Betrachtung, indem wir keinerlei Korrelation zu Krankheitsschwere und Familieninteraktion herstellen konnten. Vielmehr nimmt die Erkrankung ihren Verlauf aufgrund unbekannter Einflüsse. Die Familien sind sehr gut in der Lage, sich jeweils zu adaptieren. Veränderte Verhaltensweisen und Familiendynamiken in schweren Belastungssituationen sind somit nur ein Ausdruck des Versuchs, mit solchen Situationen zurechtzukommen.

Therapieüberlegungen beziehen sich in der Regel auf die individuelle Behandlung des betroffenen Patienten. In einer ressourcenorientierten Medizin ist es nötig, die Familien unserer Patienten als potentielle Helfer mit einzubeziehen. Der Ausspruch von Richardson aus dem Jahr 1945, »patients have families«, wird besonders gern im Krankenhaus vergessen.

Funktionelle abdominelle Beschwerden (Somatoforme Störungen)

- Fallbeispiel 31
  Bereits seit einem Jahr klagte die 17-jährige Patientin über heftige Leibschmerzen und Übelkeit. Sie nahmen an Intensität im Zusammenhang mit Forderungssituationen in der Schule zu und veranlassten Susanne schließlich, den Schulbesuch aufzugeben, um die Beschwerden zu vermeiden. Diese Schulverweigerung wurde weder von Eltern noch von Lehrern verstanden, da die Patientin als gute Schülerin in ihrem Jahrgang anerkannt war. Zunehmende soziale Isolierung und depressive Entwicklung machten therapeutische Maßnahmen erforderlich. Im Gespräch mit der Familie (Eltern und drei Schwestern) stand dem stummen, lähmenden Symptom der Schulverweigerung eine dynamische Familie gegenüber, die bereit war, nach Lösungswegen aus der für alle beklemmenden Krise zu suchen. Die in der Skulptur durch die Schwester aufgezwungene anstrengende Körperhaltung erlebte die Patientin als ihr eigenes Gelähmtsein, ein Gefühl, das sie dann selbst verändern wollte. Sie stand auf und »hatte es satt«, brachte erstmals klar ihre Meinung zum Ausdruck. Susanne konnte die Schule wieder besuchen, eine Berufsausbildung beenden, heiraten und Mutter werden.

Hier wurde die therapeutische Technik der Familienskulptur angewendet, bei der die Personen Teile einer Figur bilden. Diese Form einer analogen Darstellung von Beziehungen in Familien entspricht in ihrer Aussagekraft gegenständlichen Kunstwerken, die uns in ihrer Unmittelbarkeit und Naivität berühren. Bei der Gestaltung einer Skulptur mit den Familienmitgliedern bitten wir eine Person, sich der übrigen wie formbarer Puppen zu bedienen, um sie in unterschiedlichen Positionen zueinander in Beziehung zu setzen. Es entstehen damit zunächst statische Kunstwerke, die jederzeit veränderbar und formbar in ihrer Gestalt und im Raum sind. Der unschätzbare Vorteil liegt im unmittelbaren, symbolhaften und wortlosen Erleben für jeden Beteiligten (v. Schlippe u. Schweitzer 1996).

Nach Liebmann et al. (1976) finden sich bis 1976 in der Literatur keine speziellen Berichte über Familientherapie in der Behandlung des psychogenen abdominellen Schmerzes bei Kindern. In der Arbeitsgruppe wurde ein integriertes Behandlungsprogramm entwickelt, bei dem Kinderärzte und Familienpsychotherapeuten eng zusammenarbeiteten. Die Kinder (zehn Patienten mit einem Alter von 6 bis 14 Jahren und ihre Familien) hatten Bauchschmerzen, verbunden mit Übelkeit, Erbrechen und Durchfällen. Ziele der Behandlung waren: Verringerung der Symptomatik mit nachfolgender Reduktion der Arztbesuche beim Kinderarzt, Beendigung der Abhängigkeit von Medikamenten, Aufbau einer normalen körperlichen Aktivität und normaler Beziehungen zu Gleichaltrigen, Regelmäßiger Schulbesuch und Änderungen dysfunktionaler Familienbeziehungen, die die abdominellen Beschwerden mit unterhalten haben.

Es handelte sich um ambulante Familientherapien, einmal pro Woche über fünf bis elf Monate. Die Patienten wurden danach im Verhalten und verbal expressiver. In sechs von zehn Fällen kamen andere Probleme zu Tage und die Eltern setzten danach eine Paartherapie fort. Damit zeigte sich dieses integrierte psychiatrisch-pädiatrische und familienorientierte Behandlungsprogramm als effizient und erfolgreich zur Behandlung und Verhütung immer wieder auftretender psychogener Bauchschmerzen. Es ist hervorzuheben, dass dieses familienorientierte Behandlungsprogramm nur deshalb erfolgreich sein konnte, weil die Kooperation zwischen Kinderärzten, Familienpsychotherapeuten, den Patienten und ihren Familien funktionierte. Es ist anzunehmen, dass ohne diese enge Kooperation Erkennung und Behandlung der zugrunde liegenden Probleme nicht möglich gewesen wären und die Gefahr auch weiterhin bestehender rigider Familienstrukturen wie auch ein eingeschränktes Problemlösungsverhalten fortbestanden hätte.

In solchen familienorientierten, familienmedizinischen Ansätzen vertreten Angehörige unterschiedlicher Berufsgruppen gemeinsam mit dem Kranken und dessen Familie gleichberechtigt ihre Fachkompetenz und gestalten somit ein individuell optimal ausgerichtetes Gesundungsmodell.

Woodmann et al. (1998) heben hervor, dass psychische oder psychiatrische Auffälligkeiten bei Patienten mit funktionellen abdominellen Beschwerden (Irritable Bowel Syndrome = IBS) assoziiert sind. In ihren Untersuchungen bei Patienten mit Irritable Bowel Syndrome interviewten sie die erstgradigen Verwandten im Hinblick auf funktionelle Bauchbeschwerden oder psychische Symptome. Auch im Vergleich zu einer Kontrollgruppe traten funktionelle abdominelle Beschwerden bei den Angehörigen nicht häufiger auf, allerdings bei der IBS-Angehörigengruppe mehr psychische Auffälligkeiten. Dies könnte ein Hinweis auf familiäre Verhaltens- und Verarbeitungsmuster bei Bauchschmerzen sein.

Wood et al. (1989) untersuchten 40 Familien von Kindern mit Morbus Crohn, Colitis ulcerosa und funktionellen wiederkehrenden abdominellen Schmerzen (Recurrent Abdominal Pain Syndrome = RAP). Familienaufgaben, Interaktionsabläufe bei einem Essen und einem Interview stellten die Grundlage der Beobachtung dar. Hervorstechendes Ergebnis war, dass die »psychosomatischen Familienprofile« mit Verstricktheit, Rigidität, Überfürsorglichkeit, Konfliktvermeidung, schlechter Konfliktlösung, Triangulation und elterlicher Dysfunktion bei den RAP-Familien am höchsten waren. Bei Crohn- und Colitis-Familien lagen die Ratings deutlich niedriger. Die Autoren meinen, so genannte adaptive und nicht-adaptative (maladaptive) Familien unterscheiden zu können. Die adaptive Form gehe mit externalisierenden Verhaltensweisen einher: Dazu zählen sie Kampfgeist und Ausgeglichenheit, ebenso jedoch die gesunden Familienverhaltensweisen und unterstützende Geschwister. Demgegenüber grenzten sie den internalisierenden Stil mit Depression, Angst, sozialem Rückzug, Somatisierung und erhöhter Krankheitsaktivität ab. Dies führte dann zu Belastungen der Geschwister und der Gesamtfamilie. Diese Einschätzungen sind im Hinblick auf die Möglichkeiten bei der Unterstützung und dem Erkennen von vorhandenen Ressourcen der betroffene Familien zu beachten. Chronische Erkrankungen können die Adaptationsmöglichkeit der Familien überfordern. Dies ist jedoch nicht die Regel.

Familiäre Aspekte bei Lebertransplantationen

Im Rahmen der zunehmenden Zahl von Lebendlebertransplantationen gibt es bemerkenswerte familiäre Aspekte, die einer genaueren Betrachtung Wert sind. Besteht bei einem Kind oder einem Jugendlichen (natürlich auch bei Erwachsenen) die Notwendigkeit einer Lebertransplantation, weil die eigene Leber aufgrund verschiedener Erkrankungen ihre Funktion nicht mehr wahrnehmen kann, kommen in zunehmendem Maß Verwandte als Spender in Frage. Oft sind diese bereit, einen Teil ihrer Leber, ohne Gefahr negativer Auswirkungen beim Spender, für eine Leberlebendtransplantation zur Verfügung zu stellen. Verständlicherweise entstehen dadurch Prozesse, die die einzelnen Personen sowie das gesamte familiäre System beeinflussen. Die Verwandten müssen sich zu einer medizinischen Untersuchung zur Einschätzung der Verträglichkeit einer Leberspende bereit erklären und sich darüber hinaus den Risiken einer Operation aussetzen. Auch wenn selten Komplikationen auftreten, so ergeben sich doch beeindruckend eine ganze Reihe von individuellen und familiären Belastungsproblemen. Lacaille et al. (1999) heben hervor, dass es sich dabei in der Hauptsache um ethische Probleme bei Familienspendern handelt. Sie weisen auf die freiwillige Verletzung von gesunden Personen hin. Sie berichten über 37 verwandte Spender, bei denen in zwei Fällen Komplikationen in der Nachbeobachtungszeit bis über vier Jahre auftraten. In ihrer Untersuchung lebten nach vier Jahren noch über 90 Prozent der operierten Kinder. Im Mittelpunkt einer weiteren Arbeit von Tarbel und Kosmach (1998) stand die Erfassung der elterliche Belastung nach Lebertransplantation. 41 Mütter und 20 Väter wurden vor und zwei Monate nach dem Eingriff im Hinblick auf psychische Gesundheit, elterlichen Stress und Lebensqualität untersucht. 31 der Eltern klagten in einem Symptomfragebogen über erhöhte psychische Belastungen, wobei die Väter größere Belastungen angaben. Die Eltern berichteten über niedrigere Vitalität, obwohl sie sich als besser körperlich funktionierend erlebten.

Nach Meinung der Autoren haben diese erhöhten Belastungswerte der Eltern Auswirkungen auf die Adaptation der Kinder in Bezug auf die Transplantation. Sie unterstreichen die Notwendigkeit psychologischer Untersuchungen beider Eltern innerhalb der perioperativen Zeit. Damit könnte eine Frühidentifikation von gefährdeten Familien erreicht werden, ebenso eine mögliche Entwicklung von Interventionen zur Reduktion oder Verhinderung psychologischer Belastung.

In einer kürzlichen Untersuchung berichteten Schulz et al. (2001) über die Unterschiede zwischen der Spende aus der eigenen Familie und einer Fremdspende. Die Familien, bei denen das Kind eine fremde Leber (so genannte Kadaverleber) bekommen hatte, wiesen eine niedrigere Lebenszufriedenheit und mehr Erschöpfungssymptome auf. Alle Kinder, die eine Leber bekommen hatten, waren sozial gut integriert. Belastungen für die Familie durch die Erkrankung des Kindes bestanden in der Beeinträchtigung sozialer Kontakte, in Ehekrisen und in problematischen Geschwisterbeziehungen. Die Leberlebendspende brachte folgende Besonderheiten mit sich: 20 Prozent der Spender glaubten, eine Belastung durch Dankbarkeitserwartungen zu sehen, die jeweiligen Partner der Spender unterstützten die Entscheidung zur Spende in hohem Maß (80%). Auch diese Ergebnisse unterstreichen, dass die Familien lebertransplantierter Kinder, insbesondere die Geschwisterkinder und die Partner der Lebendspender, zumindest im prä- und postoperativen Zeitraum psychologisch zu betreuen sind (Schulz et al. 2001).

Bei der weiteren Entwicklung der Transplantierten ist nach Meinung von Robertson (1999) die individuelle Beurteilung der Betroffenen deutlich von der der Familie unterschieden. Die Transplantatempfänger selbst trauen sich mehr zu, während bei den Familien die Gefahr besteht, die Betroffenen in Watte zu packen. Es erscheint daher sinnvoll, die Familien mit einzubeziehen, um die Entwicklung der Kinder aus medizinisch bedingten Abhängigkeiten zu einem eigenständigen und unabhängigeren Verhalten zu fördern.

Fazit

Familienmedizinische Aspekte beinhalten bei gastroenterologischen Erkrankungen eine Reihe von Besonderheiten. Die Fakten sprechen dafür, gerade bei betroffenen Kindern und Jugendlichen die Familie mit einzubeziehen. Im Rahmen moderner Medizintechniken, wie Lebendtransplantationen oder genetischen Untersuchungen, erscheint es notwendig, mit der Familie gemeinsam über Aspekte zu sprechen, die über medizinische Fragen hinausgehen und ebenso eine ethische wie auch präventive Dimension für den Kranken und seine Angehörigen berücksichtigen, zum Erhalt körperlicher und seelischer Gesundheit und der Lebensqualität.

Kontaktadressen

Deutsche Morbus Crohn/Colitis ulcerosa Vereinigung e.V. (DCCV)
Paracelsusstrasse 15
51375 Leverkusen
Tel.: 0214-876080, Fax: 0214-8760888
E-Mail: info@dccv.de
http://www.dccv.de

NAKOS Nationale Kontakt- und Informationsstelle zur Anregung und Unterstützung von Selbsthilfegruppen
Albrecht-Achilles-Str. 65
10709 Berlin
Tel.: 030-8914019, Fax: 030-8934014

Informationen zur Beratung bei Lebertransplantationen:
http://www.living-donor-essen.de

Bei den lokalen Gesundheitsämtern existiert vielerorts eine Liste der vorhandenen Selbsthilfegruppen unter dem Begriff KISS.

Literatur

Achilles, I. (1995): » ... und um mich kümmert sich keiner«. Die Situation der Geschwister behinderter Kinder. München.

Altmeyer, S.; Kröger, F.; McDaniel, S. (2002): Systemische Familienmedizin. In: Wirsching, M. (Hg.), Lehrbuch der Paar- und Familientherapie. Heidelberg.

Antonovsky, A. (1979): Health, Stress and Coping: New Perspectives on Mental and Physical Well-Being. San Francisco.

Antonovsky, A.; Sourani, T. (1988): Family sense of coherence and family adaptation. Journal of Marriage and the Family 50: 79–92.

Arolt, V.; Driessen, M.; Bangert-Verleger, A.; Neubauer, H.; Schürmann, A.; Seibert, W. (1995): Psychische Störungen bei internistischen und chirurgischen Krankenhauspatienten: Prävalenz und Behandlungsbedarf. Nervenarzt 66: 670–677.

Audrain, J.; Rimer, B.; Cella, D.; Garber, J.; Peshkin, B. N.; Ellis, J.; Schildkraut, J.; Stefanek M.; Vogel, V.; Lerman, C. (1998): Genetic counseling and testing for breast-ovarian cancer susceptibility: what do women want? J. Clin. Oncol. 16: 133–138.

Bakan, D. (1969): The Duality of Human Existence. Chicago.

Balck, F.; Berth, H. (2002): Die Bedeutung der Familie beim Ungang mit heriditären Krebserkrankungen – Ein Überblick zu Forschungsergebnissen am Beispiel des erblichen Darmkrebs. Kontext 33 (1).

Bales, R. F.; Cohen, S. B. (1982): SYMLOG. Ein System für die mehrstufige Beobachtung von Gruppen. Stuttgart.

Bandura, A. (1977): Self-efficacy: Toward a unifying theory of behavioral change. Psychological Review 84: 191–215.

Basler, H. D. (2001): Chronische Kopf- und Rückenschmerzen. Psychologisches Trainingsprogramm. Göttingen.

Battmann, W. (1989): Verhaltensökonomie: Grundannahmen und eine Anwendung im Fall des kooperativen Handelns. Frankfurt a. M.

Bearison, D. J. (1993): Keiner spricht mit mir darüber. Krebskranke Kinder berichten von ihren Erfahrungen. München.

Bearison, D. J.; Pacifici, C. (1984): Psychological studies of children who have cancer. Journal of Applied Developmental Psychology 5: 263–280.

Bieber, C.; Bludau, H. B.; Blumenstiel, K.; Hochlehnert, A.; Richter, A.; Rudolf, A.; Wild, B.; Wilke, S.; Eich, W. (2002): Erfassung der Effekte partnerschaftlicher Beteiligung an der Therapieentscheidung bei der Behandlung chronischer Schmerzpatienten. Psychotherapeutische Medizin 52: 80–81.

Bloch, D. (2000): Systemische Familienmedizin: Rückblick auf eine kurze Geschichte. In: Kröger, F.; Hendrischke, A.; McDaniel, S. (Hg.), Familie, System und Gesundheit. Heidelberg, S. 17–48.

Broderick, C. B.; Schrader, S. S. (1981): The history of professional marriage and family therapy. In: Gorman, A. S.; Kniskern, D. P. (Hg.), Handbook of Family Therapy. New York.

Bryant, R. A. (1993): Memory for pain and affect in chronic pain patients. Pain 54: 347–351.

Buddeberg, C. (1992): Brustkrebs – Psychische Verarbeitung und somatischer Verlauf. Stuttgart.

Bullinger, M. (1997): Gesundheitsbezogene Lebensqualität und subjektive Gesundheit. Psychotherapie, Psychosomatik, Medizinische Psychologie 47: 76–91.

Cadman, D.; Boyle, M.; Offord, D. (1988): The Ontario Child Health Study: Social adjustment and mental health of siblings of children with chronic health problems. Journal of Developmental and Behavioral Pediatrics: 117–121.

Campbell, T. L. (2000): Familien und Gesundheit – Zum Stand der Forschung. In: Kröger, F.; Hendrischke, A.; McDaniel, S. (Hg.), Familie, System und Gesundheit. Heidelberg.

Campbell, T. L.; Patterson, J. M. (1995): The effectiveness of family interventions in the treatment of physical illness. Journal of Marital and Family Therapy 4: 545–583.

Carmichael, L. (1976): The family in medicine, process or entity? Journal of Family Practice 3: 562–563.

Cierpka, M. (1989): Das Problem der Spezifität in der Familientheorie. System Familie 2: 197–216.

Codori, A. M.; Slavney, P. R.; Young, C.; Miglioretti, D. L. (1997): Predictors of psychological adjustment to genetic testing for Huntingtons disease. Health-Psychology 16: 36–50.

Cohen, M. (1999): Families coping with childhood chronic illness: a research review. Families, Systems & Health 17(2): 149–164.

Combrinck-Graham, L. (1985): A developmental model for family systems. Family Process 24: 139–150.

Crohn, B. B.; Ginzburg, L.; Oppenheimer, G. D. (1932): Regional ileitis: A pathologic and clinical entity. J. Am. Med. Assoc. 99: 1323–1329.

Danne Th.; Schütz, W. v.; Deiss, D.; Kordonouri O (2001): Präventive Maßnahmen gegen Diabetes mellitus Typ 1? Kinder- und Jugendarzt 8: 649–653.

Deutsche Diabetesgesellschaft (1997): Qualitätsrichtlinien und Qualitätskontrolle für Behandlungseinrichtungen für Typ-1-Diabetiker. Diabetes und Stoffwechsel 6: 42–44.

Doherty, W. J.; Baird, M. (1983): Family Therapy and Family Medicine: Towards the Primary Care of Families. New York.

Doherty, W. J.; Baird, M. (Hg.) (1987): Family-centered Medical Care: A Clinical Case-book. New York.

Doherty, W.; Baird, M. (1995): Steps of collaborative care. 1st Annual Conference of the Collaborative Family Healthcare Coalition CFHCC, persönliche Mitteilung, Washington, DC.

Eberding, A.; Schlippe A. v. (2001): Gesundheit und Migration: Konzepte der Beratung und Behandlung von Migranten. In: Marschalck, P.; Wiedl, K. H. (Hg.), Migration – Krankheit und Gesundheit. Aspekte von mental health und public health in der Versorgung von Migranten – IMIS-Schriften Nr. 10. Osnabrück: S. 261–282.

Egle, U. T.; Derra, C.; Nix, W. A.; Schwab, R. (1999): Spezielle Schmerztherapie. Stuttgart.

Egle, U. T.; Hoffmann, S. O. (1993): Der Schmerzkranke. Stuttgart.

Engel, G. L. (1977): The need for a new medical model: A challenge for biomedicine. Science 196 (4286): 129–136.

Engström, I. (1991): Parental distress an social interaction in families of children with infalmmatory bowel disease. J. Am. Acad. Child Adolesc. Psychiatr. 30: 904–912.

Engström, I. (1999): Inflammatory bowel disease in children and adolescents: Mental health and family functioning. J. Pediatr. Gastroenterol. Nutrition 28: 528–533.

Erickson, S. J.; Steiner, H. (1999): Somatization as an indicator of trauma adaptation in long-term pediatric cancer survivors. Clinical Child Psychology and Psychiatrie 4 (3): 292–293.

Faller, H. (1997): Genetische Testung bei familiärem Brustkrebs – Psychosoziale Forschung und zukünftige Strategien. Zeitschrift für Medizinische Psychologie 3–4: 109–116.

Feinstein, A.; Youl, B.; Ron, M. (1992): Acute optic neuritis. A cognitive and magnetic resonance imaging study. Brain 115: 1403–1415.

Feurle, G. E. (1986): Berücksichtigung epidemiologischer Erkenntnisse bei der Therapie des Morbus Crohn. Dtsch. Med. Wochenschr. 111: 835–838.

Frankel, P.; Wamboldt, M. (1998): Chronic childhood illness and maternal mental health – Why should we care? Journal of Asthma 35 (8): 621–630.

Gerson, M. J.; Schonholtz, J.; Grega, C. H.; Barr, D. R. (1998): The importance of the family context in inflammatory bowel disease. Mt. Sinai J. Med. 65(5): 398–403.

Giesemann, B. (2001): Familiäre Muster im Umgang mit Asthma bei Kindern und Jugendlichen. Osnabrück: Unveröffentlichte Diplomarbeit am FB Psychologie und Gesundheitswiss. der Universität.

Gödde, E. (1999): Strategien für die genetische Beratung und Untersuchung von Familien mit erblichen Tumorerkrankungen. Medizinische Klinik 94 (Suppl III) 7–11.

Goldbeck, L.; Braun, J.; Storck, M.; Tönnessen, D.; Weyhreter, H.; Debatin, K.-M.

(2001): Adaptation von Eltern an eine chronische Erkrankung ihres Kindes nach der Diagnosestellung. Psychother. Psychosom. med. Psychol. 51: 62–67.

Gonzales, S.; Steinglass, P.; Reiss, D. (1989): Putting the Illness in Its Place: Discussion Groups for families with Chronic Medical Illness. Fam. Proc. 28.

Hasenbring, M.; Hallner, D.; Klasen, B. (2001): Psychologische Mechanismen im Prozeß der Schmerzchronifizierung. Schmerz 15: 442–447.

Hasenbring, M.; Krämer, J.; Zenz, M. (2002): http: //www. rueckenschmerzzentrum. de.

Hegemann, T.; Asen, E.; Tomson, P. (2000): Familienmedizin für die Praxis. Stuttgart/New York.

Hendrischke, A. (1998): Angst, Selbstaufmerksamkeit und Körpererleben bei Männern mit Erektionsstörungen psychischer Genese. Ergebnisse aus einer psychosomatischen ED – Sprechstunde. Dissertation, Medizinische Fakultät der RWTH Aachen.

Hendrischke, A.; Kröger, F. (1997): Systemische Familienmedizin – ein Modell für Kooperation im Gesundheitswesen. Deutsches Ärzteblatt 94 (6): A 294–296.

Hendrischke, A.; Kröger, F. (1998): Die interdisziplinäre Versorgung von ›high utilizern‹ im Bereich der Primärmedizin – ein kooperatives Task-Force Modell. Unveröff. Forschungsantrag, RWTH Aachen.

Hendrischke, A.; Kröger, F. (2000): Kooperation im Krankenhaus. In: Kröger, F.; Hendrischke, A.; McDaniel, S. (Hg.), Familie, System und Gesundheit – Systemische Konzepte für ein soziales Gesundheitswesen. Heidelberg, S. 207–221.

Hendrischke, A.; Skopnik, H. (1996): Das Aachener Stufenmodell in der pädiatrisch-psychosomatischen Diagnostik und Therapie bei Kindern mit chronischen Bauchschmerzen und ihren Familien. Unveröff. Vortragsmanuskript, 21. Westdeutsches Psychotherapieseminar, Aachen.

Hendrischke, A.; Blatt-Bodewig, M.; Thissen, C.; Weller, B.; Bachmeyer, K.; Detert, E.; Schmidt-Keller, B. (2001): Multimodale Kooperation in der Behandlung einer Depression – ein familiensystemischer Ansatz. Psychotherapie im Dialog 2 (4): 457–469.

Herzog, T. H.; Franz, M. (2000): Leitlinien Psychotherapeutische Medizin und Psychosomatik: Konsiliar- und Liaisondienst in der Psychosomatischen und Psychotherapeutischen Medizin (psmCL) in Krankenhäusern der Akutversorgung. Online-Version der Arbeitsgemeinschaft der Wissenschaftlichen Medizinischen Fachgesellschaften AWMF, Düsseldorf.

Hildebrandt, J.; Pfingsten, M.; Franz, C.; Saur, P.; Seeger, D. (1996): Das Göttinger Rücken Intensiv Programm (GRIP) – ein multimodales Behandlungsprogramm für Patienten mit chronischen Rückenschmerzen, Teil 1. Ergebnisse im Überblick. Schmerz 10: 190–203.

Hinze, D. H. (1991): Väter behinderter Kinder – Ihre besonderen Schwierigkeiten und Chancen. Beiträge zur Frühförderung interdisziplinär, Band 1: Familienorientierte Frühförderung. München.

House, J. S.; Landis, K. R.; Umberson, D. (1988): Social relationship and health. Science 241: 540–545.

Hürter, P.; Lange, K. (2001): Kinder und Jugendliche mit Diabetes. Berlin/Heidelberg/New York.

Huse, E.; Larbig, W.; Birbaumer, N.; Flor, H. (2001): Kortikale Reorganisation und Schmerz. Empirische Befunde und therapeutische Implikationen am Beispiel des Phantomschmerzes. Der Schmerz 15: 131–137.

Jackson, D. D.; Yalom, I. (1966): Family research on the problem of ulcerative colitis. Arch. Gen. Psychiat. 15: 410–418.

Jantschek, G. (1993): Jugendliche Morbus Crohn-Kranke und ihre Familien. Frankfurt a. M.

Jantschek, G.; Jantschek, I.; Wietersheim J. v.; Drewes, C.; Drossard, U.; Kröger, F.; Petzold, E.; Becker, S. (1989): Familienuntersuchungen bei chronisch entzündlichen Darmkrankheiten. In: Speidel, H.; Strauß, B. (Hg.), Zukunftsaufgaben der psychosomatischen Medizin. Berlin/Heidelberg.

Johann, B. (1996): Die interdisziplinäre psychosomatisch-chirurgische Transplantationskonferenz – Erfahrungen und Ergebnisse. Unveröff. Vortragsmanuskript, 2. Arbeitsgruppentreffen der Deutschen Sektion der Collaborative Family Healthcare Coalition CFHCC, Rheinische Landes- und Hochschulkliniken Essen.

Johann, B.; Erim, Y. (2002): Psychosomatische Betreuung von Transplantationspatienten. Psychother. Psychosom. med. Psychol. 51: 438–446.

Joraschky, P. (1993): Familiendynamische und systemische Ansätze zum Schmerzverständnis. In: Egle, U. T.; Hoffmann, S. O. (Hg.), Der Schmerzkranke. Stuttgart, S. 121–129.

Juul, J. (2000): Grenzen, Nähe, Respekt. Hamburg.

Kantor, D.; Lehr, W. (1997): Inside the Family. San Francisco.

Katon, W. (1995): Collaborative care: Patient satisfaction, outcomes and medical cost offset. Fam. Syst. Medicine. 13 (3/4): 351–365.

Katz, J.; Melzack, R. (1990): Pain ›memories‹ in phantom limbs: review and clinical observations. Pain 43: 319–336.

Kazak, A. E. (1992): The social context of coping with childhood illness: family systems and social Support. In: La Greca, A. M.; Siegel, L. J.; Wallander, J. L.; Walker, C. E. (Hg.), Stress and Coping in Child Health. New York, S. 262–278.

Keller, M. (2000): Gendiagnostik von hereditären Tumordispositionserkrankungen: Psychosoziale Aspekte. Zeitschrift für Psychosomatische Medizin 46: 80–97.

Kilian, H. (1989): Einige Anmerkungen zu Frühförderung und -therapie aus systemischer Sicht. Prax. Kinderpsychol. Kinderpsychiat. 38: 277–282.

Klischan, A.; Toeller, M. (1994): Lebenseinstellung jugendlicher Diabetiker. Diabetes und Stoffwechsel 3: 385–390.

Knecht, S.; Ringelstein E.-B. (1999): Neuronale Plastizität am Beispiel des somatosensorischen Systems. Nervenarzt 70: 889.

Knost, B.; Flor, H.; Birbaumer, N. (1999): Schmerzverhalten, Partnerreaktionen und somatosensorisch evozierte Potentiale chronischer Schmerzpatienten bei akuten Schmerztests. Zeitschrift für Klinische Psychologie 28: 242–247.

Könning, J.; Szczepanski, R.; Schlippe, A. v. (1997): Die Betreuung asthmakranker Kinder im sozialen Kontext. Stuttgart.

Könning, J.; Thiele-Wöbse, S. (1997): Kognitive Hilfen zur Krankheitsbewältigung. In: Könning, J.; Szczepanski, R.; Schlippe, A. v. (Hg.), Die Betreuung asthmakranker Kinder im sozialen Kontext. Stuttgart, S. 107–117.

Koocher, G.; O'Malley, J. E. (1981): The Damocles Syndrome: Psychological Consequences of Surviving Childhood Cancer. New York.

Kriz, J. (1997a): Psychisch-kommunikative Prozesse als Umgebungsbedingungen für Asthma bronchiale. In: Könning, J.; Szczepanski, R.; Schlippe, A. v. (Hg.), Die Betreuung asthmakranker Kinder im sozialen Kontext. Stuttgart: S. 213–231.

Kriz, J. (1997b): Systemtheorie. Eine Einführung für Psychotherapeuten, Psychologen und Mediziner. Wien.

Kröger, F. (1994): Familiäre Interaktion bei Suchtkranken. Eine empirische Studie zum Interaktionsverhalten in alkoholkranken und Essstörungsfamilien. Frankfurt.

Kröger, F.; Altmeyer, S. (2000): Von der Familiensomatik zur systemischen Familienmedizin. Familiendynamik 3: 268–292.

Kröger, F.; Schlippe, A. v. (2002): Susan McDaniel in Gespräch mit Friedebert Kröger und Arist von Schlippe. Psychotherapie im Dialog 1.

Kröger, F.; Hendrischke, A.; Schweitzer, J.; Herzog, W. (1998): Psychotherapie in der Systemischen Familienmedizin. Psychotherapeut 43: 352–359.

Kröger, F.; Hendrischke, A.; McDaniel, S. (Hg.) (2000): Familie, System und Gesundheit. Systemische Konzepte für ein soziales Gesundheitswesen. Heidelberg.

Krupp, L. B.; Alvarez, L. A.; LaRocca, N. G.; Scheinberg, L. C. (1988): Fatigue in multiple sclerosis. Arch. Neurol. 45: 435–437.

Lacaille, F.; Belghiti, J.; Sauvat, F.; Michel, J. L.; Farges, O.; Rengeval, A.; Sarnacki, S.; Sayegh, N.; Jan, D.; Revillon, Y. (1999): Liver transplantation with a living related donor in the child. Gastroenterol. Clin. Biol. 23(6–7): 710–6.

Lambeck, S. (1992): Diagnoseeröffmung bei Eltern behinderter Kinder. Göttingen.

Lange, K. (2001): Diabetesschulung in der Pädiatrie. Psychomed 1 (13): 11–18.

Lerman, C.; Croyle R. T. (1996): Emotional and Behavioral Responses to Genetic Testing for susceptibility to cancer. Oncology 10 (2): 1914–199.

Levine, C.; Zuckerman, C. (1999): The trouble with families: Toward an ethic of accomodation. Annuals of Internal Medicine 130: 148–152.

Liebmann, R.; Honig, P.; Berger, H. (1976): An Integrated Treatment Program for Psychogenic Pain. Fam. Process. 15 (4): 397–405.
Ludewig, K. (1992): Systemische Therapie. Grundlagen klinischer Theorie und Praxis. Stuttgart.
Luhmann, N. (1988): Selbstreferentielle Systeme. In: Simon, F. (Hg.), Lebende Systeme. Berlin/Heidelberg, S. 47–53.
Madsen, W. C. (1992): Problematic Treatment: Interaction of Patient, Spouse and Physician Beliefs in Medical Noncompliance. Family Systems Medicine 10 (4).
Manne, S. L.; Du Hamel, K.; Gallelli, K.; Sorgen, K.; Redd, W. H. (1998): Posttraumatic stress disorder among mothers of pediatric cancer survivors: diagnosis, comorbidity, and utility of the PTSD Checklist as a screening instrument. Journal of Pediatric Psychology 23 (6): 357–366.
Manteufel, A.; Schiepek, G. (1998): Systeme spielen. Selbstorganisation und Kompetenzentwicklung in sozialen Systemen. Göttingen.
Masuhr, K. F.; Neumann, M. (1992): Neurologie. 2. Aufl. Stuttgart.
McDaniel, S.; Hepworth, J. (2000): Kooperation mit Patienten, ihren Familien und dem Behandlungsteam – Ein neuer Ansatz im Umgang mit Macht und Abhängigkeit. In: Kröger, F.; Hendrischke, A.; McDaniel, S. (Hg.), Familie, System und Gesundheit. Heidelberg.
McDaniel, S.; Hepworth, J.; Doherty, W. (1995): Medizinische Familientherapie mit ungewollt kinderlosen Paaren. Kontext 26 (2): 99–126.
McDaniel, S.; Hepworth, J.; Doherty, W. J. (1997): Familientherapie in der Medizin. Heidelberg.
McIvor, G. P.; Riklan, M.; Reznikoff, M. (1984): Depression in multiple sclerosis as a function of length and severity of illness, age, remissions and perceived social report. J. Clin. Psychol. 40: 1028–33.
Medallee, J. (1978): Principles and Applications. Baltimore.
Melzack, R. (1999): From the gate to the neuromatrix. Pain Aug. (Suppl 6): 121–126.
Melzack, R., Wall, P. D. (1965): Pain mechanisms: a new theory. Science 150: 971–980.
Michaelis, R.; Niemann, G. (1999): Entwicklungsneurologie und Neuropädiatrie: Grundlagen und diagnostische Strategien. Stuttgart: Thieme.
Minuchin, S.; Baker, L.; Rosman, B. L.; Liebman, R.; Milman, L.; Todd, T. C. (1975): A conceptual model of psychosomatic illness in children. Family organization and family therapy. Arch. Gen. Psychiat. 32: 1031–1038.
Minuchin, S.; Rosman, B. L.; Baker, L. (1978): Psychosomatic families. Anorexia in context. Harvard University Press. Cambridge, Mass.
Minuchin, S.; Rosman, B.; Baker, L. (1983): Psychosomatische Krankheiten in der Familie. Stuttgart.
Neumeyer, T. (1991): Typ-1-Diabetes bei Kindern: Das Verhalten von Eltern und Ärzten im Kontext »Unsicherheit«. In: Roth, R.; Borkenstein, M. (Hg.),

Psychosoziale Aspekte in der Betreuung von Kindern und Jugendlichen mit Diabetes. Basel, S. 123–126.

Nickel, R.; Egle, U. T. (1999): Therapie somatoformer Schmerzstörung. Manual zur psychodynamisch-interaktionelle Gruppentherapie. Stuttgart.

Niggemann, B. (1991): Nehmen Todesfälle durch Asthma bronchiale zu? Atemwegs- und Lungenerkrankungen, Zeitschrift für Diagnostik und Therapie 17(N9): 435.

Noeker, M. (2002): Praxis behavioral-systemischer Familienberatung bei Tumor- und Leukämie-Erkrankungen im Kindes- und Jugendalter. PiD 1/2002.

Northouse, L. L.; Mood, D.; Templin, T.; Mellon, S.; George, T. (2000): Couples Pattern of adjustment to colon cancer. Social Science & Medicine 50: 271–284.

Ollefs, B. (1998): Qualitative Analyse der Aussagen asthmabetroffener Kinder und Jugendlicher zur gesundheitsbezogenen Lebensqualität. Osnabrück: Unveröffentlichte Diplomarbeit am FB Psychologie und Gesundheitswiss. der Universität.

Olson, D. H.; Bell, R.; Portner, J. (1982): FACES II – Family adaptability and cohesion evaluation scales. University of Minnesota. St. Paul.

Olson, D.; Russel, C. S.; Sprenkle, D. H. (1983): Circumplex Model of Marital and Family Systems: VI Theoretical Update. Fam. Proc. 22: 69–83.

Omer, H. (2001): Gewaltfreier Widerstand: Elterlicher Umgang mit kindlicher Destruktion. Systhema. Zeitschrift des Instituts für Familientherapie e. V. Weinheim, S. 119–136.

Omer, H.; Schlippe, A. v. (2002): Autorität ohne Gewalt. Coaching für Eltern mit auffälligen Kindern. Elterliche Präsenz als systemisches Konzept. Göttingen.

Patterson, J. M. (1991): Family resilience to the challenge of a child's disability. Paediatric Anuals 20: 491–499.

Patterson, J. M.; Garwick, A. W.; Bennett, F. C.; Blum, R. W. (1997): Social Support in Families of Children with Chronic Conditions: Supportive and Nonsupportive Behaviors. Developmental and Behavioral Pediatrics 18: 383–391.

Paulley, J. W. (1974): Psychological management of Crohn's disease. Practitioner 213: 59–64.

Perlitz, V.; Petzold, U.; Petzold, E. R. (1999): Schmerzsyndrome – Schmerzkrankheiten. In: Studt, H.-H.; Petzold, E. R. (Hg.), Psychotherapeutische Medizin. Psychoanalyse, Psychosomatik, Psychotherapie. Berlin: 264–272.

Petermann, F.; Walter, H.-J.; Köhl, Ch.; Biberger, A. (1993): Asthma-Verhaltenstraining mit Kindern und Jugendlichen. München.

Petzold, E. (1979): Familienkonfrontationstherapie bei Anorexia nervosa. Göttingen.

Petzold, E. R. (1983): Anorexia nervosa. In: Luban-Plozza (Hg.), Der Zugang zum psychosomatischen Denken. Heidelberg.
Petzold, E. R.; Reindell, A. (1980): Klinische Psychosomatik. Heidelberg.
Peyser, J. M.; Edwards, K. R.; Poser, C. M. (1980): Psychological profiles in patients with multiple sclerosis. Arch. Neurol. 37: 577–9.
Poeck, K. (1994): Neurologie. Berlin/Heidelberg/New York.
Ransom, D. (1984): Random notes: Patients have families. Family Systems Medicine 2: 109–113.
Reich, G.; Riehl-Emde, A. (2001): Familientherapie. Psychotherapeut 46: 355–367.
Retzer, A. (1994): Compliance, Krankheitstheorien und familiäre Interaktion. Familiendynamik 19 (2).
Richardson, H. B. (1945): Patients have Families. New York.
Riedesser, P.; Schulte-Markwort, M. (1999): Kinder körperlich kranker Eltern. Deutsches Ärzteblatt 96: A–2353–2357 [Heft 38].
Robertson, G. (1999): Individuals' perception of their quality of life following a liver transplant: an exploratory study. J. Adv. Nurs. 30 (2): 497–505.
Rolland, J. (1984): Toward a psychosocial typology of chronic and lifethreating illness. Family Systems Medicine 2: 245–262.
Rolland, J. (1987): Chronic Illness and the LifeCycle: A Conceptual Framework. Fam. Process 26 (2): 203–221.
Rolland, J. (1994): Families, Illness & Disability – An Integrative Treatment Model. New York.
Rolland, J. (1999): Families and genetic fate: a millenial challenge. Families, Systems & Health 17: 123–132.
Rolland, J. (2000): Krankheit und Behinderung in der Familie – Modell für ein integratives Behandlungskonzept. In: Kröger, F.; Hendrischke, A.; McDaniel, S. (Hg.). Familie, System und Gesundheit. Heidelberg.
Rowat, K. M. (1985): Assessing the »chronic pain family«. Int. J. Fam. Ther. 7: 284–296.
Ruoß, M. (1999): Der spezielle kognitive Stil von Schmerzpatienten unterstützt die Schmerzchronifizierung. Schmerz 13: 31–42.
Russell, S. (1985): Social implications of multiple sclerosis: Final report to the National Health Research and Development Program. Ottawa.
Schiepek, G. (1999): Die Grundlagen der Systemischen Therapie. Göttingen.
Schlippe, A. v. (1999): Sprachliche Umwelten chronischer Erkrankungen. Ein Beitrag zur Systemischen Familienmedizin. Systhema 13 (1): 50–61.
Schlippe, A. v. (2001): »Talking about asthma«: The semantic environments of physical disease – A narrative contribution to systemic family medicine. Families, Systems & Health 19(3): 251–262.
Schlippe, A. v.; Schweitzer, J. (1996): Lehrbuch der systemischen Therapie und Beratung. Göttingen.
Schlippe, A. v.; Theiling, S. (1997): Familienorientierte Arbeit im Kontext chro-

nischer Krankheit. In: Könning, J.; Szczepanski, R.; Schlippe, A. v. (Hg.), Die Betreuung asthmakranker Kinder im sozialen Kontext. Stuttgart, S. 129–140.

Schlippe, A. v.; Theiling, S. (2000): Systemische Familienmedizin in der Pädiatrie. In: Kröger, F.; Hendrischke, A. (Hg.), Familie, System und Gesundheit – Systemische Konzepte für ein soziales Gesundheitswesen. Heidelberg, S. 130–164.

Schlippe, A. v.; Theiling, S. (2002): Chronische Erkrankung des Kindes- und Jugendalters. Ein Beitrag zur systemischen Familienmedizin. In: Wirsching, M. (Hg.), Lehrbuch der Paar- und Familientherapie. Berlin/Heidelberg/New York.

Schlippe, A. v.; Fortmann, J.; Theiling, S. (1994): Die Bewältigung chronischer Krankheit im Kontext sozialer Systeme. In: Könning, J.; Szczepanski, R.; Schlippe, A. v.: Betreuung asthmakranker Kinder im sozialen Kontext. Stuttgart, S. 45–60.

Schlippe, A. v.; Fortmann, J.; Theiling, S. (1997): Chronische Krankheit im Kontext sozialer Systeme. In: Könning, J.; Szczepanski, R.; Schlippe, A. v. (Hg.), Die Betreuung asthmakranker Kinder im sozialen Kontext. Stuttgart, S. 47–62.

Schlippe, A. v.; Lob-Corzilius, T. (1993): Chronische Krankheit im Kontext der Familie. Familiendynamik 18 (1): 37–55.

Schlippe, A. v.; Theiling S.; Lob-Corzilius, T.; Szczepanski, R. (2001): The »Luftiku(r)s«: Innovative Family Focused Training of Children with Asthma in Germany. Families, Systems & Health 19(3): 263–284.

Schroeder, J.; Hiller-Ketterer, I.; Häcker, W.; Klemm, M.; Böpple, E. (1996): Liebe Klasse, ich habe Krebs! Pädagogische Begleitung lebensbedrohlich erkrankter Kinder und Jugendlicher. Tübingen.

Schüffel, W.; Brucks, U.; Johnen, K.; Köllner, V.; Lamprecht, F.; Schnyder, U. (Hg.) (1998): Handbuch der Salutogenese: Konzept und Praxis. Wiesbaden.

Schulz, K. H.; Hofmann, C.; Sander, K.; Edsen, S.; Burdelski, M.; Koch, U.; Rogiers, X. (2001): Lebendspende vs. Fremdspende – eine katamnestische Studie lebertransplantierter Kinder und ihrer Familien. Psychother. Psychosom. Med. Psychol. 12: 452–464.

Schweitzer, J. (1998): Gelingende Kooperation. Systemische Weiterbildung in Gesundheits- und Sozialberufen. Weinheim.

Schweitzer, J. (2000): Bedingungen gelingender Kooperation im Gesundheitswesen. In: Kröger, F.; Hendrischke, A.; McDaniel, S. (Hg.), Familie, System und Gesundheit. Heidelberg, S. 167–183.

Schwenkmezger, P.; Schmidt, L. (Hg.) (1994): Lehrbuch der Gesundheitspsychologie. Stuttgart.

Seaburn, D. B.; Lorenz, A. D.; Gunn, W. B.; Gawinski, B. A.; Mauksch, L. B. (1996): Models of Collaboration. A guide for mental health professionells working with health care practitioners. New York.

Seiffge-Krenke, I. (1996): Chronisch kranke Jugendliche und ihre Familien. Stuttgart.
Selvini Palazzoli, M.; Boscolo, L.; Cecchin, G.; Prata, G. (1977): Paradoxon und Gegenparadoxon. Stuttgart.
Silver, E. J.; Westbrook, L. E.; Stein, R. (1998): Relationship of Parental Psychological Distress to Consequences of Chronic Health Conditions in Children. Journal of Pediatric Psychology 23(1): 5–15.
Simon, F. (1995): Die andere Seite der Gesundheit. Heidelberg.
Slavin, L. A.; O'Malley, J. E.; Koocher, G. P.; Foster, D. J. (1982): Communication of the cancer diagnosis to pediatric patients; impact of long-term adjustment. Am. J. Psychiatry 139: 179–183.
Sontag, S. (1981): Krankheit als Metapher. Frankfurt a. M.
Stadler, H. (2000): Körperbehinderungen. In: Borchert, J. (Hg.), Handbuch der sonderpädagogischen Psychologie. Göttingen.
Steiner-Grossmann, P. (2000): The Approach to the Inflammatory Bowel Disease Family. In: Kirsner, J. B. (Hg.), Inflammatory Bowel Disease. 5. Aufl. Philadelphia, S. 781–784.
Steinglass, P. (1998): Multiple family discussion groups for patients with chronic medical illness. Families, Systems & Health 16: 55–70.
Stierlin, H. (1990): Zwischen Sprachwagnis und Sprachwirrnis. Familiendynamik 15 (3): 266–275.
Tarbel, S. E.; Kosmach, B. (1998): Parenteral psychosocial outcomes in pediatric liver and/or intestinal transplantation: pretransplantation and the early postoperative period. Liver. Transpl. Surg. 4(5): 378–87.
Teufel, M.; Meyer-Hohnsloser, H.; Mörcke, E. M.; Stubig, U.; Niessen, K. H. (1988b): Nachuntersuchungen bei 60 Kindern mit Colitis ulcerosa und Morbus Crohn. Monatsschr. Kinderheilk. 136: 160–165.
Teufel, M.; Mörcke, E. M.; Stubig, U.; Niessen, K. H. (1988a): Was wird aus Kindern mit Morbus Crohn und Colitis ulcerosa? Eine Verlaufsstudie an 43 Patienten. Sozialpädiat. 6: 166–169.
Theiling, S. (1995): Eine familienmedizinische Perspektive im Kontext chronischer Erkrankungen im Kindes- und Jugendalter im Kinderkrankenhaus. Systhema 2: 20–34.
Theiling, S. (1999): Gesundheitsbezogene Lebensqualität bei asthmabetroffenen Kindern und Jugendlichen sowie ihren Familien. Osnabrück.
Theiling, S. (2000): Gesundheitsbezogene Lebensqualität bei asthmabetroffenen Kindern und Jugendlichen sowie ihren Familien. Osnabrück.
Theiling, S. (2002): In zwei Welten von chronischer Erkrankung – als Psychologe zwischen Kinderklinik und Psychologischer Praxis. PiD 1.
Theiling, S.; Kaiser-Höhne, G.; Schleibaum, R.; Werschmann, C.; Werning, A.; Beckmann, D.; Muck, K.; Szczepanski, R. (1994): Interdisziplinäre familienmedizinische Diabetesbetreuung. Der Kinderarzt 25, 3430: 191–198.
Theiling, S.; Schlippe, A. v.; Szczepanski, R. (2001): »Der Luftiku(r)s« – Asth-

ma-Schulung nach systemisch-familienmedizinischem Konzept. Psychomed 13/1: 4–10.

Theiling, S.; Szczepanski, R.; Schlippe, A. v.; Lob-Corzilius, T. (1997): Interdisziplinarität. In: Könning, J.; Szczepanski, R.; Schlippe, A. v. (Hg.), Die Betreuung asthmakranker Kinder im sozialen Kontext. Stuttgart, S. 155–165.

Thiel, R. (1995): Wer will was vom Psychologen auf der Kinder-Krebsstation? Systhema 2: 35–63.

Topp, F.; Hartmann, M.; Kronmüller K.-T.; Zipfel, S.; Herzog, W. (2000): Familienmedizinische Perspektiven im internistisch-stationären Versorgungskontext. In: Kröger, F.; Hendrischke, A.; McDaniel, S. (Hg.), Familie, System und Gesundheit. Heidelberg.

Turk, D. C.; Kerns, R. D. (Hg.) (1985): Health, Illness and Families: A Life-span Perspective. New York.

Violon, A.; Giurgea, D. (1984): Familial models for chronic pain. Pain 18: 199–203.

Volz, J.; Sych, F. (2001): Verzahnung ambulant/stationär: Konsilarztmodell bietet Vorteile. Deutsches Ärzteblatt 98 (23): A 1532–1533.

Wallander, J. L.; Varni, J. W. (1989): Family resources as resistance factors for psychological maladjustment in chronically ill and handicapped children. Journal of Pediatric Psychology 14: 157–173.

Wälte, D.; Kröger, F.; Petzold, E. R. (1996): Simultandiagnostik in der Psychosomatik. Psychotherapeut 41: 36–44.

Wambold, M. Z.; Levin, L. (1995): Utility of Multiple Family Psychoeducal Groups for medical ill children and adulescents. Families, Systems & Health 13 (2).

Weakland, J. (1977): »Family Somatics« - a neglected edge. Family process 16: 263–272.

Weihs, K.; Fisher, L.; Baird, M. (2002): Families, Health and Behavior. A Section of the Commissioned Report by the Committee on Health and Behavior: Research, Practice, and Policy. Families, Systems & Health 20 (1): 7–46.

Werner, A. (2001): Psychosoziale Nachsorge bei Krebspatienten - Grundzüge eines integrativen Versorgungskonzeptes. Unveröff. Vortragsmanuskript. 1. Saarländisches Symposium für Psychosoziale Onkologie, Saarbrücken.

Wirsching, M. (1986): Familiendynamik und Familientherapie psychosomatischer Krankheiten. In: Uexküll, T. v. (Hg.), Psychosomatische Medizin. 3. Aufl. München/Wien/Baltimore.

Wirsching, M.; Stierlin, H. (1982): Krankheit und Familie. Stuttgart.

Wood, B.; Watkins, J. B.; Boyle, J. T.; Nogueira, J.; Zimand, E.; Carroll, L. (1989): The »Psychosomatic Family« Model: An Empirical and Theoretical Analysis. Fam. Proc. 399–417.

Woodman, C. L.; Breen, K.; Noyes, R.; Moss, C.; Fagerholm, R.; Yagla, S. J.; Summers, R. (1998): The relationship between irritable bowel syndrome and psychiatric illness. A family study. Psychosomatics 39 (1): 45–54.

Wright, L.; Watson, W.; Bell, J. (1996): Beliefs: The Heart of Healing in Families and Illness. New York.

Zipfel, S. (2001): Habilitationsschrift: Die Bedeutung psychosozialer Faktoren für Verlauf und Prognose bei Patienten mit Herztransplantation.

Die Autorinnen und Autoren

Susanne Altmeyer, Dr. med., Klinik für Psychosomatik und Psychotherapeutische Medizin am Universitätsklinikum Aachen.

Lyra Anton, Dipl.-Psych., Physiotherapeutin, Katholische Beratungsstelle für Eltern, Kinder und Jugendliche Alsdorf.

Askan Hendrischke, Dr. med., Klinik für Psychosomatik und Psychotherapeutische Medizin des Ostalb-Klinikums Aalen.

Günter Jantschek, Priv.-Doz. Dr. med., Klinik für Psychosomatik und Psychotherapie der Universität Lübeck.

Ingrid Jantschek, Dr. med., Klinik für Psychosomatik und Psychotherapie der Universität Lübeck.

Peter Joraschky, Prof. Dr. med., Klinik für Psychosomatik und Psychotherapie an der Universitätsklinik Dresden.

Friedebert Kröger, Prof. Dr. med., Klinik für Psychosomatik und Psychotherapeutische Medizin des Diakoniekrankenhauses Schwäbisch Hall.

Barbara Ollefs, Dipl.-Psych., Kinderhospital Osnabrück.

Arist von Schlippe, Priv.-Doz. Dr. phil. Dipl.-Psych., Fachbereich Psychologie und Gesundheitswissenschaften der Universität Osnabrück.

Michael Schwab, Dr. med. Dipl.-Psych., Abteilung für Allgemeine Klinische und Psychosomatische Medizin, Medizinische Universitätsklinik und Poliklinik Heidelberg.

Annette Sundermeier, Dipl.-Psych., Klinik für Psychosomatik und Psychotherapie an der Universitätsklinik Dresden.

Stefan Theiling, Dr. phil. Dipl. Psych., Fachbereich Psychologie und Gesundheitswissenschaften Universität Osnabrück.

Ulrike Tietze, Dr. med., Klinik für Psychosomatik und Psychotherapeutische Medizin des Universitätsklinikums Aachen.

Martin von Wachter, Dr. med., Klinik für Psychosomatik und Psychotherapeutische Medizin des Ostalb-Klinikums Aalen.